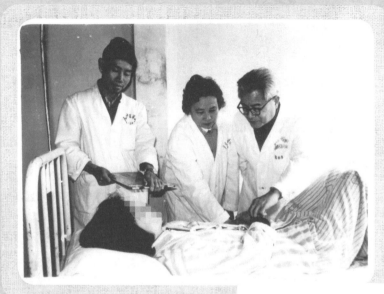

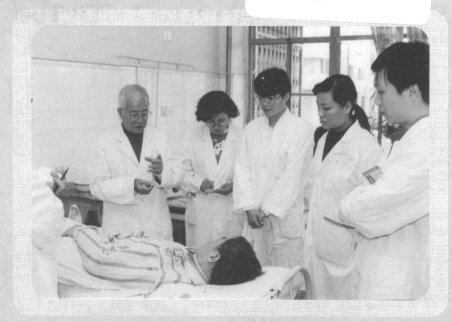

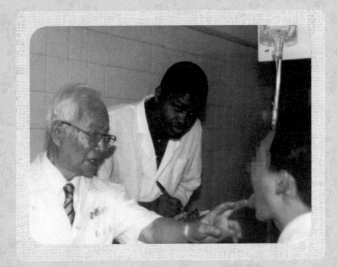

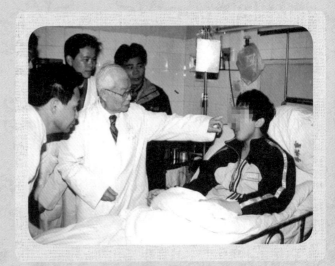

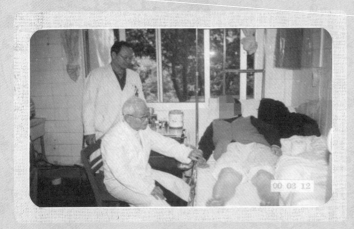

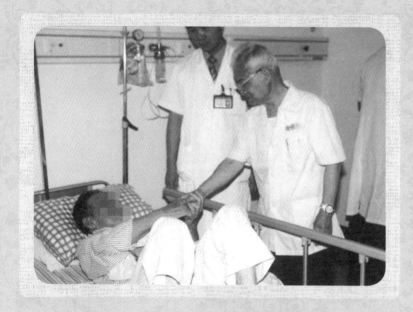

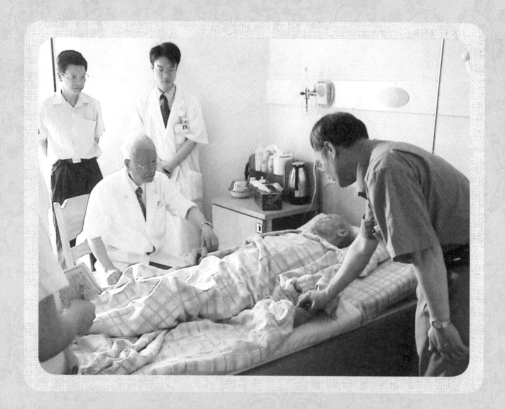

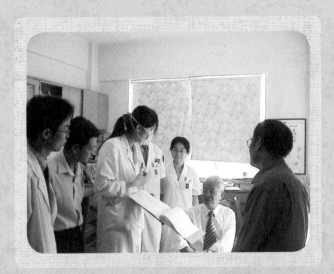

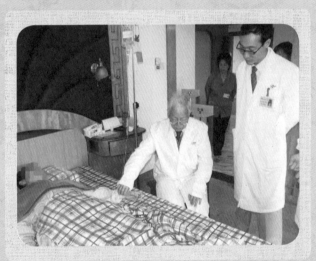

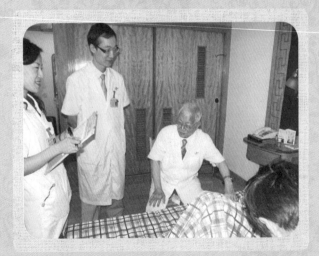

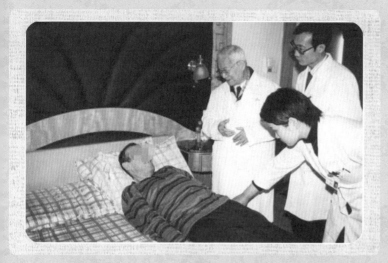

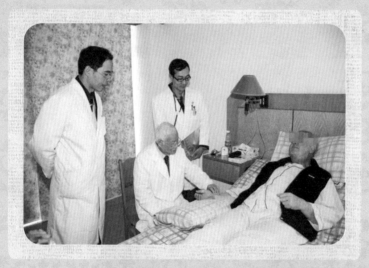

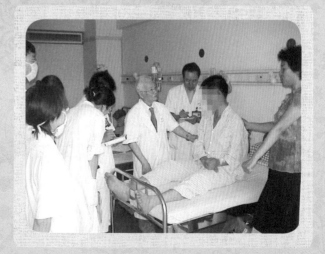

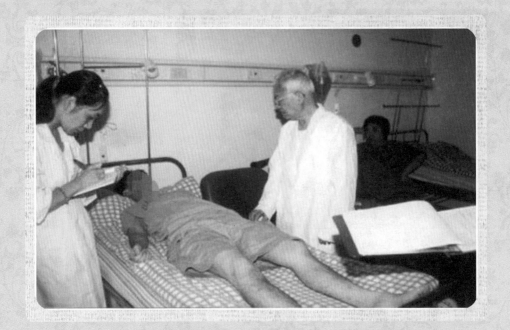

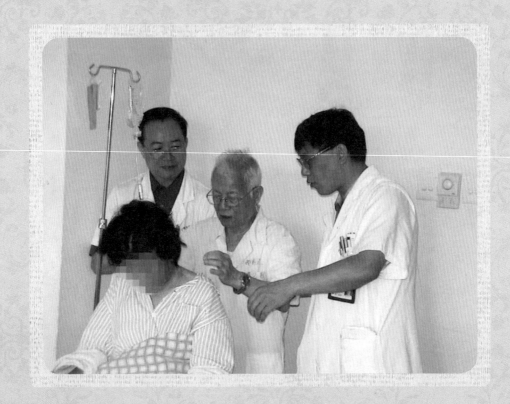

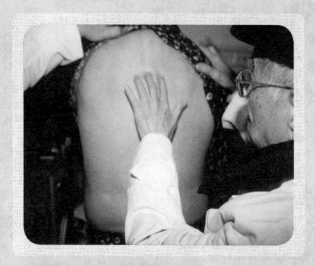

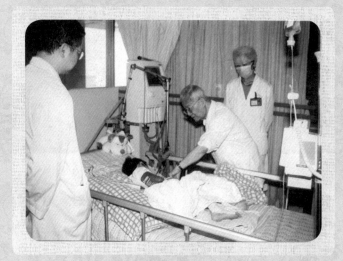

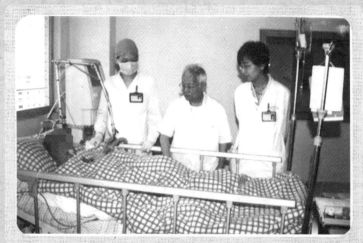

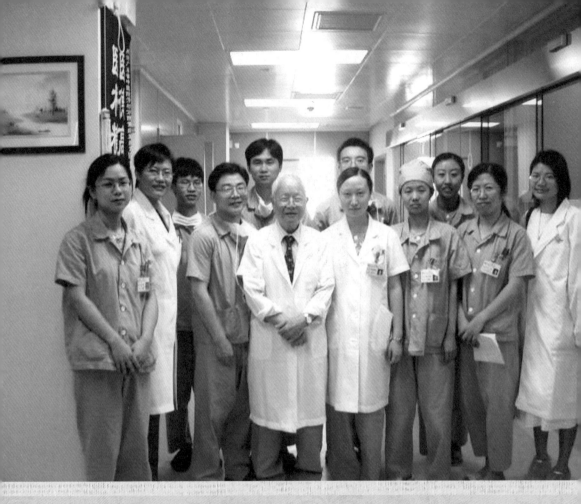

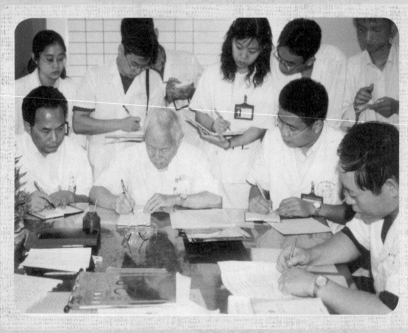

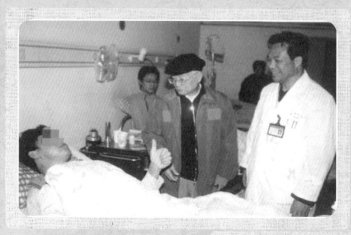

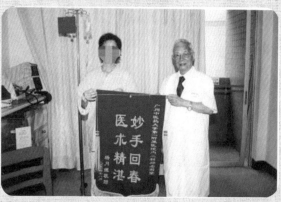

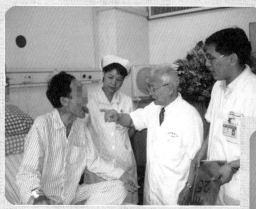

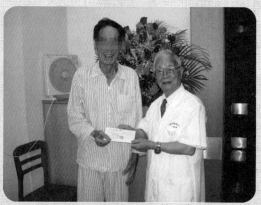

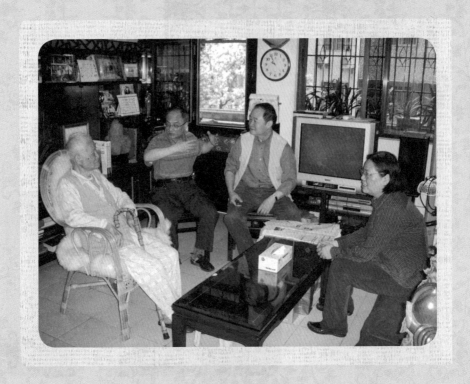

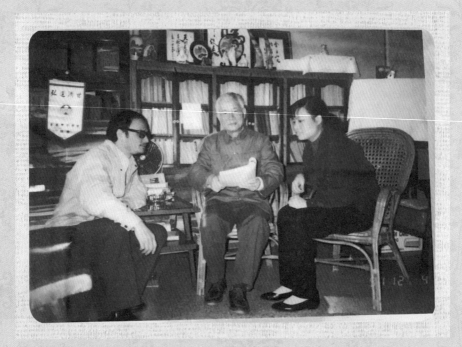

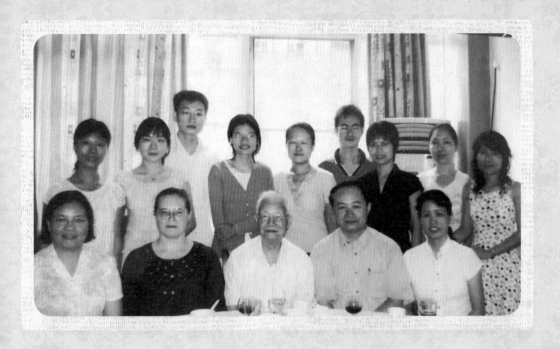

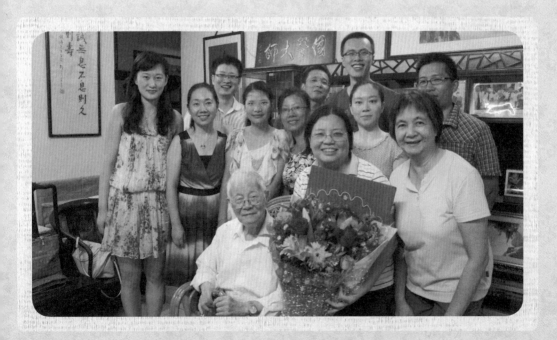

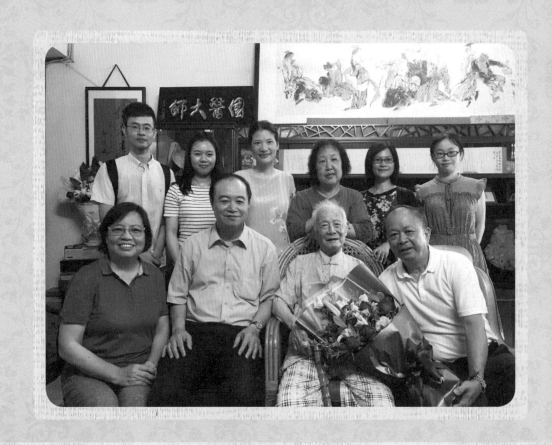

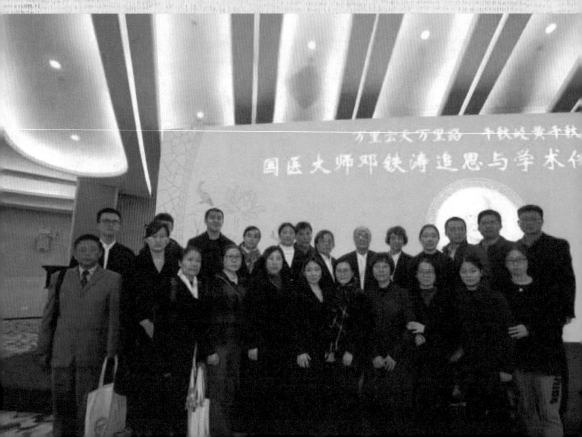

国医大师邓铁涛学术传承研究系列

总主编　徐庆锋　朱拉伊　邱仕君

邓铁涛

医案集

邓铁涛　著

国医大师邓铁涛师承团队　整理

SPM 南方出版传媒

广东科技出版社 | 全国优秀出版社

·广州·

图书在版编目（CIP）数据

邓铁涛医案集 / 邓铁涛著；国医大师邓铁涛师承团队整
理. —广州：广东科技出版社，2020.5 （2023.11重印）
（国医大师邓铁涛学术传承研究系列）
ISBN 978-7-5359-7374-0

Ⅰ.①邓…　Ⅱ.①邓…②国…　Ⅲ.①医案—汇编—中
国—现代　Ⅳ.①R249.7

中国版本图书馆CIP数据核字（2019）第288556号

邓铁涛医案集
Deng Tietao Yi'an Ji

出 版 人：朱文清
责任编辑：邓　彦　曾永琳
封面设计：友间文化
封面画像：晁　谷
责任校对：冯思婧　李云柯
责任印制：彭海波
出版发行：广东科技出版社
　　　　　（广州市环市东路水荫路11号　邮政编码：510075）
销售热线：020-37607413
https：//www.gdstp.com.cn
E-mail：gdkjbw@nfcb.com.cn
经　　销：广东新华发行集团股份有限公司
印　　刷：广州市彩源印刷有限公司
　　　　　（广州市黄埔区百合三路8号　邮政编码：510700）
规　　格：787mm×1 092mm　1/16　印张26.5　插页6　字数400千
版　　次：2020年5月第1版
　　　　　2023年11月第6次印刷
定　　价：138.00元

《国医大师邓铁涛学术传承研究系列》

总主编

徐庆锋　朱拉伊　邱仕君

《国医大师邓铁涛学术传承研究系列·邓铁涛医案集》
编委会

◇ 主　编：邱仕君　　刘小斌　　邓中光
　　副主编：刘成丽　　饶　媛　　龙文醒
　　编　委：余洁英　　孙海娇　　程　宾
　　　　　　陈凯佳　　黄子天　　陈坚雄
　　　　　　李乃奇　　董晓斌

基金项目

广东新南方中医研究院项目（编号：201801）
"国医大师邓铁涛师承团队建设"

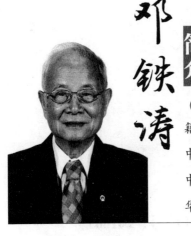

邓铁涛 简介

（1916—2019）

籍贯广东开平。中国共产党党员。现代著名中医学家、教育家、中医发展战略家，广州中医药大学终身教授，博士研究生导师，中华中医药学会终身理事。

历任广东中医药专门学校教导主任、广州中医学院副院长、广州中医药大学邓铁涛研究所所长。曾担任中华人民共和国卫生部第一届药品评审委员会委员，中国人民政治协商会议广东省委员会第四、第五届委员，国家中医药管理局顾问，广东省、广州市科委顾问，广东省中医药学会终身理事、广东省中西医结合学会终身理事。

1932年就读于广东中医药专门学校，1938年正式从事中医诊疗工作。1962年、1978年，广东省人民政府两次授予他"广东省名老中医"称号；1990年成为首批享受国务院政府特殊津贴专家；1991年任首届全国继承老中医药专家学术经验指导老师；2001年香港浸会大学授予他名誉博士学位；2005年任国家重点基础研究发展计划（973计划）"中医基础理论整理与创新研究项目"专家组组长兼首席科学家；2007年成为首批国家级非物质文化遗产"中医诊法"的代表性传承人；2009年被人力资源和社会保障部、卫生部、国家中医药管理局评为"国医大师"。

邓铁涛临床擅长诊治心血管疾病，如冠心病、高血压；神经肌肉疾病，如重症肌无力；消化系统疾病，如胃病、慢性肝炎、肝硬化及其他疑难杂症。学术上融古贯今，提出一系列对现代中医学发展富有影响的理论学说，包括五脏相关学说、痰瘀相关理论、脾胃学说继承与发扬、中医诊法与教材建设、寒温融合中医热病理论、岭南地域医学研究等。他倡导中医的科学发展观是"四大经典是根，各家学说是本，临床实践是生命线，仁心仁术乃医之灵魂，发掘宝库与新技术革命相结合是自主创新的大方向"。邓铁涛重视铸造"医魂"，把弘扬中华文化、振兴中医事业的热忱传给一代代中医学子；他倡导名师带高徒，以"集体带，带集体"的形式加强临床医生的再教育，为抢救中医学术矢志不渝；他大力支持经方班的普及教育，影响力达海内外，为弘扬中医学授业传道不遗余力；他为中医的前途命运牵肠挂肚，为捍卫中医奔走呐喊。邓铁涛一生都与祖国中医药事业紧紧地结合在一起，五次上书中央，每每在中医发展的关键时刻建言献策，为中医药事业的发展做出了巨大的贡献。

获得省部级以上科研奖励10余项。1992年"脾虚重症肌无力的临床和实验研究"获国家科技进步二等奖。1993年获广东省南粤杰出教师特等奖。2003年获中华中医药学会"中医药抗击'非典'特殊贡献奖"。2004年"中医近代史研究"获广东省科学技术奖励二等奖。2006年获中华中医药学会"首届中医药传承特别贡献奖"。2008年获世界中医药学会联合会"王定一杯中医药国际贡献奖"。2009年获"中华中医药学会终身成就奖"，"中医五脏相关理论基础与应用"获广东省科学技术奖励一等奖。2012年获国家中医药管理局"中国中医药年鉴"工作特别贡献奖。2017年获首届北京中医药大学岐黄奖。

公开发表学术论文250多篇，出版学术专著43种，其中主编教材7部，点校中医古籍3部。代表性论著有《学说探讨与临证》《耕耘集》《邓铁涛医集》《邓铁涛医学文集》等，主编《中医学新编（第二版）》《实用中医诊断学》《中医近代史》，参编《简明中医辞典》《中医大辞典》《中国大百科全书·中国传统医学卷》等。

（2019年3月陈坚雄整理，邓中光审订）

铁涛理想　百年中医

——《国医大师邓铁涛学术传承研究系列》序言

　　二十世纪至今是中医跌宕起伏的时期。民国时期中西医碰撞异常激烈，西医传入我国发展迅速，中医受到挤压奋起抗争。新中国成立后党和政府重视中医，中医事业在探索中前进。邓铁涛教授亲历近百年来中医的风云跌宕，终生奋战在中医临床、科研、教育一线，他的一生是为中医学发展呕心沥血的一生。"老骥伏枥，志在千里。烈士暮年，壮心不已。"2011年，邓铁涛教授95岁高龄写下"铁涛理想"："一、有自己的观点和理论体系；二、有创新性的学术成果；三、有经得起考验的社会效益；四、有一支可以持续发展的队伍"。

　　邓中光、刘小斌、邱仕君，师事邓铁涛教授数十年，幸蒙邓铁涛教授耳提面命，得其亲炙，常感邓铁涛教授学术涵养之宏博高深，更深知传承"铁涛理想"责无旁贷。2017年底，由邓中光、刘小斌、邱仕君担纲，依托广东新南方中医研究院组建了国医大师邓铁涛师承团队工作室，开展各项研究，以全面整理、传承与弘扬邓铁涛教授学术思想、临床经验和研究成果为己任，为造福民众、振兴中医做出应有贡献。

　　2019年1月10日清晨，邓铁涛教授永远地离开了我们。邓铁涛教授虽然远去，但他的精神永志，风范长存，学术日新。邓铁涛教授对中医理论、临床、教育乃至中医发展等方面提出的具有学术分量与社会影响的论点，给我们留下了宝贵的精神财富，在其200多篇论文与40多部著作中多有体现。

　　"莫为之前，虽美而不彰；莫为之后，虽盛而不传。"在中医历史上，后人将前人的论著加以润色、总结，从而使其便于学习、流传的例子比比皆是。如清代唐大烈编《吴医汇讲》收录叶天士《温证论治》，注曰："叶天士，名桂，号香岩，世居阊门外下塘。所著《温证论治》二十则，乃先生游于洞庭山，门人顾景文随之，舟中以当时所语，信笔录记，一时未加修饰，是以辞多佶屈，语亦稍乱，读者不免晦目。烈不揣冒昧，窃以语句少为条达，前后少为移掇，惟使晦者明之。至先生立论之要旨，未敢稍更一字也。"通过唐大烈的重新编次及刊刻，叶天士《温证论治》得以流传并对后世产生深远影响。

邓铁涛教授学术生涯长达70年，其学术资料分布于不同时期、不同场合的论文、著作、讲稿、书法等各种资料中，若不通读邓铁涛教授学术资料，读者难以对邓铁涛教授学术思想有全面、系统的认识。有鉴于此，将邓铁涛教授学术资料加以全面收集、整理、归纳，便于读者研读邓铁涛教授学术思想，显得十分必要。本项目一部三册即为此而编。

第一册为《邓铁涛医论集》。本册在全面研读邓铁涛教授学术资料的基础上，凝练了邓铁涛教授最具代表性的15篇医论，每篇医论论述一个专题，将邓铁涛教授涉及该专题的文献进行汇编整理，以使邓铁涛教授的学术理论体系与成果得到系统归纳及展示。本册所有文献均为邓铁涛教授原著，编者未敢擅加己论；所收录的文献均遵原文面貌，未予改动，并标注文献出处。

第二册为《邓铁涛医话集》。本册汇集邓铁涛教授历年医话57篇，主要来自《耕云医话》及《邓铁涛新医话》，以邓铁涛教授介绍其临床经验为主，也广泛涉及医政管理、中医教育等问题，字里行间洋溢着邓铁涛教授对中医药事业的执着与热爱。

第三册为《邓铁涛医案集》。本册收录邓铁涛教授医案221则，按疾病分为72种，于每种疾病医案之后加按语与评析，归纳邓铁涛教授的临床经验。

本丛书通过医论、医话、医案互相建构，互为参照，共同成为邓铁涛学术思想与临床经验的主体内容，方便读者学习和参考。也以此弘扬邓铁涛教授学术经验，彰显中医学术之美。

"为天地立心，为生民立命，为往圣继绝学，为万世开太平。"也以此丛书展示弟子后学传承弘扬之努力耕耘，体现自古以来我国知识分子的志向和传统，为进一步深化邓铁涛教授学术经验研究提供基础和线索。

这是一部致敬国医大师的丛书，也是一部传承国医大师的学术之作。铁涛理想，百年中医。一个人的历史记录着一个时代。

国医大师邓铁涛师承团队

2019年6月

代序
医案

邓铁涛

"医案"是中医学术的重要内容之一。历代医案文献对中医学的发展起到重要的作用。撰写医案是中医学的优良传统，是中医的特色，应该继续发扬。曾经，有人认为按西医模式，临床总结要有多少病例，要设立对照，进行统计学处理，才有意义，从而否定中医之个案总结。但国外医学最近又重视疾病的个性化。

我国之有"医案"可追溯至汉代司马迁之《史记·扁鹊仓公列传》所载淳于意的25例医案，当时称为"诊籍"。医案中记录患者的姓名、地址、职业以及病理、辨证、治疗、预后等。可见中医之医案早在公元前一二百年已诞生了。二千多年来，历代名医医案约有280多种，这是中医药宝库中的瑰宝。名医医案，相当于临床医学之教材，代代相传，培养后来人。例如叶天士在整理《临证指南医案》一书的过程中，既培养了华岫云等一批弟子，又培养了后来的吴鞠通、王孟英等温病学大家，直至现代仍为中医必读之书。我用中药治疗阑尾炎，主要靠读了姜佐景总结其老师曹颖甫的《经方实验录》。实践证明仲景的大黄牡丹皮汤治肠痈疗效卓著。

近二三十年来，又有人说中医的临床经验重复性差，却不知中医之精髓在于"辨证论治"，既然讲辨证，则四诊之法必须熟练掌握，辨证思维能熟练运用，而辨证思维之运用又必须有深厚的中医理论功底，能针对疾病的个性给予论治处理，最后才能谈重复。中医学者不仅要能重复，而且要会触类旁通，对从未接触过的疾病，也能循中医学之理论进行辨证论治。这才是学习前人医案的目的与要求。中医学有自己的理论体系，离开中医的理论体系，仅以一方一药辨病治疗是无法取效的，想要重复亦难矣！

中医药学之发展，不是依靠实验室之实验研究，主要靠在中医系统理论指导下，反复进行临床研究，而病案就是临床研究的资料或总结报告。无数的临证实践验证了前人的理论，又发展成新学说。如张仲景《伤寒论》开治外感病之先河，李东垣则发扬"内伤发热"之理。仲景处于传染病流行之时期，李东垣处于战乱年代，两者相隔上千年，除了中医学理论与经验一脉相承之外，在特定的环境下不断地进行临床实践，才能创造出他们的学术理论的。今天滥用抗生素，使本来是外感发热的病证，因药的副作用又转变成"内伤发热"者亦属不少！这又要靠当今之士去进行临床研究以提出新的理论了。"甘温除大热"要进行实验研究，使之在理论上进一步提高，就首先要进行大量的临床研究，以超越于七百年前之李东垣。

我认为中医之现代化，一定要进行实验研究，但不能简单借用西医现成的方法，而应在中医理论的指导下与新科技相结合，创造中医药学的实验新方法，走自己的路，使中医药实现飞跃的发展。

中医学理论来源于实践，从实践中得到无数的信息，集中信息进行研究，再上升为理论，这些理论又通过实践的验证，逐步加以丰富和完善，这是几千年来行之有效的方法。中医要现代化，必须建基于临床实践之上。中医药学要飞跃发展，当前正需要成千上万个真正的中医临床家，需要无数的临床实验录、临床总结，作为飞跃发展的基石，作为与新科技结合研究的素材。

基于上述浅见，我接受同行的建议，搜集一些医疗实践的素材，写一些没有水分的医案，也收录了学生的医案或由学生整理的医案，以提高自己的认识，并希望得到同道们的指正。

（该文发表于2001年01月15日《新中医》第一期）

目录 CONTENTS

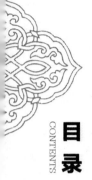

目录

CONTENTS

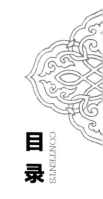

重症肌无力

一、医案

例1. 娄某，男，15岁，1971年12月7日初诊。

患者于3个月前感冒发热后，突然出现左眼睑下垂，早上轻，晚上重；继则眼球运动不灵活，上、下、内、外运动范围缩小。约经月余，右眼睑亦下垂，并有复视现象。经某医院检查，X线片示胸腺无增大。用新斯的明试验确诊为"重症肌无力"。经抗胆碱酯酶药物治疗无效而来就诊。

诊见：眼睑下垂，眼球运动不灵活、运动范围缩小，复视，身体其他部位肌肉未见累及，饮食、睡眠、呼吸、二便、肢体活动均正常，仅体力较差，舌嫩无苔而有裂纹，脉弱。

辨证：证属脾肾两虚，脾虚为主。

治法：以补脾为主，兼予补肾。

处方：黄芪10克，升麻9克，白术12克，菟丝子9克，党参15克，桑寄生18克，当归12克，石菖蒲9克，柴胡9克，首乌9克，橘红5克，紫河车15克，大枣4枚。

每日服1剂。另每日开水送服六味地黄丸18克，并配合针刺脾俞、肾俞、足三里等穴。

二诊：1972年3月2日。经上述治疗三个月后，病情稍有好转，原晨起后约半小时即出现眼睑下垂，现眼睑下垂出现时间稍推迟，余症同前。上方黄芪倍量，每周服6剂，每天1剂。另每周服下方1剂。

处方：党参9克，茯苓9克，白术9克，炙甘草6克，当归6克，熟地15

克，黄芪12克，白芍9克，五味子9克，肉桂心1.5克，麦冬9克，川芎6克。

补中益气丸12克，另吞服。

上法治疗月余，症状明显好转，晨起眼睑正常，可维持至下午三时左右，两眼球活动范围增大，复视现象消失。

三诊：1972年6月6日。服前方药3个月，除左眼球向上活动稍差外，其余基本正常。舌嫩苔少有裂纹，脉虚。治守前法。

处方：黄芪60克，白术12克，党参15克，当归12克，柴胡9克，升麻9克，枸杞子9克，大枣4枚，阿胶3克，橘红3克，紫河车粉6克（冲服）。每周6剂，每日1剂。

另每周服下方1剂。处方：枸杞子9克，茯苓12克，山药12克，丹皮9克，山萸肉9克，熟地12克，生地12克，巴戟天6克。

四诊：1973年3月。服药治疗半年多，两眼球活动及眼裂大小相同，早晚无异。嘱服上方药2个月以巩固疗效。

追踪观察13年，无复发。

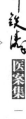

例2. 淡某，女，2岁。

患儿于1990年8月15日左眼睑出现下垂，6天后右眼睑亦下垂。第7天在湖北宜昌地区医院检查，新斯的明试验阳性。1990年9月2日在湖北医学院检查，头颅CT、X线片未发现异常。诊断为眼肌型重症肌无力。予泼尼松、溴吡斯的明治疗。1990年9月20日出现吞咽、咀嚼困难，哭声嘶哑，行走乏力易跌。1990年9月24日在湖北医学院住院治疗，诊断为全身型重症肌无力。后转湖北省中医院住院1个月余，病情有所好转，但眼睑仍下垂；晨起未服西药时活动、吃饭仍较困难，有时甚至颈软头倾。一直用泼尼松（每日5mg）、溴吡斯的明（每次20mg、每天3次）维持治疗。

1991年3月1日家长来信，要求函诊治疗。遂予强肌健力饮，酌加枸杞子、首乌、鸡血藤，并嘱每天1剂，复渣共煎3次，日服3次。经上述治疗1个月后，患儿肌力增强，症状明显好转，双眼裂平视可增大至0.8～1.0cm，但午后稍差，泼尼松已停服，溴吡斯的明减至每日20mg。2

个月后,患儿眼裂渐趋正常,尤其晨起在未服西药前,下地走路、玩耍、吃早餐都如常人。脸有华色,二便正常,惟活动剧烈时仍显疲乏之象,继续服药治疗。1991年9月17日开始停用一切西药,症状完全消失,生活如常。1992年初停服中药3个月,此期间曾患感冒、泄泻、痢疾,均未诱发肌无力。为防复发,其家长遵嘱继续令服上方巩固疗效,追踪至今,无复发。

例3. 林某,男,7岁,1996年8月6日就诊。

家长代诉患儿双眼睑下垂、复视1个月余,伴眼球活动受限,诊见:纳差,汗多,便烂,舌淡红、苔薄,脉细。西医诊断:重症肌无力(眼肌型)。中医诊断:睑废(脾胃虚损),治以健脾益损。

处方:五爪龙45克,黄芪、千斤拔、糯稻根各30克,何首乌20克,太子参18克,白术12克,当归头、枸杞子各10克,柴胡、升麻各6克,陈皮、甘草各3克。

以此为基本方,治疗2个月,症状减轻,发作周期延长,时有双眼睑交替下垂,复视、易汗、便烂。

兼顾补血养肝,消食助脾运,守方加用太子参至30克,千斤拔至50克,去升麻、柴胡、枸杞子,加鸡血藤、首乌、山茱萸、山药、鸡内金、白术、浮小麦、桔梗。

服药6个月余,症状减轻,左眼睑下垂,面色黄,淮头黄润,唇色稍暗,舌红,苔中心稍浊,舌边少苔,脉虚数,右脉兼弦。此脾运得复、肝血不足之象,调整方药,减鸡内金、浮小麦、山药消食助运止汗之药,加四物汤、黄精等补血之品,以此为基本方,治疗近1年,基本痊愈。

例4. 岑某某,女,3岁,因右眼睑下垂1个月于1999年12月29日初诊。

患儿1999年11月无明显诱因出现眼睑下垂,朝轻暮重,斜视。四肢活动及吞咽饮食尚可,兼见胃纳差,脐周隐痛,食后腹胀,脸色无华,脉细舌淡。检查:右眼睑下垂,睑裂4毫米,右眼球活动受限;左眼睑裂9毫米，左眼球活动迟滞，面部表情呆滞。新斯的明试验阳性。

西医诊断：眼肌型重症肌无力，中医诊断为脾胃虚损之睑废症。

治疗方法，强肌健力口服液每次10毫升，每日3次，连服3个月，眼睑下垂及斜视症状体征消失，追踪1年多，病情稳定，属临床治愈病例。

例5．熊某，女，3岁，2000年5月初诊。

患者1999年出现眼睑下垂，确诊为重症肌无力，服用溴吡斯的明后症状有所好转。2000年4月症状出现反复，遂来我院就诊。

诊见：双眼睑下垂，斜视，头向右侧歪，舌淡胖、苔白，脉虚。目前服溴吡斯的明30mg/次，每日3次。

处方：太子参30克，五爪龙50克，千斤拔30克，升麻10克，柴胡10克，白术15克，山药12克，首乌15克，枸杞子10克，山萸肉10克，陈皮2克，甘草3克。

2000年7月：来信诉服药27剂，左眼睑仍下垂，斜视，头部时向右侧歪，汗多，大便先硬后烂，食欲不振，舌淡红、苔白，脉滑。依上方，太子参增至50克，去山萸肉、陈皮，加紫河车6克，肉苁蓉6克，佛手3克。

2000年9月：服药22剂，左眼睑下垂，偶有斜视，汗多，食欲增加。一诊方加黄芪20克，五爪龙增至60克。

2000年10月：服药30剂，病情明显好转，眼睛基本正常，疲劳时左眼尚有轻度下垂，头偶有向右歪，盗汗，纳可。上方黄芪增至25克，山药增至15克，去陈皮，加橘络2克，肉苁蓉6克。

2000年12月：服药60剂，眼睛恢复正常，头时有轻度右偏，易感冒，盗汗，四肢较冷，食欲不佳。

处方：太子参30克，黄芪30克，五爪龙60克，千斤拔60克，升麻10克，柴胡10克，山药15克，白术12克，橘络3克，枸杞子10克，浮小麦30克，糯稻根30克，山萸肉10克，鹿角胶5克（烊化），首乌15克，甘草5克。

2001年2月：眼睛恢复正常，汗多，易感冒，时有腹泻，纳差。上方党参12克易太子参，紫河车6克易鹿角胶，去浮小麦、糯稻根。

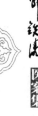

上方服用半年，2001年7月溴吡斯的明减为30mg/次，每日2次，眼睛正常且稳定，汗多，动则尤甚，易感冒，咳嗽，腹泻，纳差。

处方：黄芪20克，防风6克，白术25克，五爪龙60克，太子参30克，千斤拔60克，浮小麦30克，首乌18克，山萸肉10克，苍耳子6克，橘络3克，甘草3克。

2001年10月：上方连服60剂，胃纳好转，仍易感冒，多汗。

处方：黄芪15克，防风6克，白术20克，太子参45克，五爪龙60克，千斤拔60克，升麻6克，柴胡6克，浮小麦30克，糯稻根30克，山萸肉10克，首乌12克，橘络3克，甘草3克。

以上方为主，坚持服药半年余，溴吡斯的明30mg/次，减为每日1次，眼睛正常，易感冒及汗多等症好转，随访至2004年仍在继续服药。

例6. 蔡某，男，7岁，2001年5月初诊。

患者2001年3月出现左眼睑下垂，在当地医院诊断为重症肌无力，予新斯的明静滴，泼尼松和溴吡斯的明口服治疗后病情好转。现症见形体瘦弱，表情呆滞，左眼睑轻度下垂，汗多，余无不适。目前泼尼松5mg/次，每日1次，溴吡斯的明60mg/次，每日1次，维持治疗。

处方：黄芪30克，党参15克，白术12克，陈皮2克，升麻10克，柴胡6克，当归6克，首乌12克，枸杞子10克，山萸肉10克，玄参6克，甘草3克。

二诊：2001年6月。服药15剂，症如前述，无明显变化，患者欲减少西药用量。上方加黄芪增至40克，首乌增至15克，关沙苑10克易当归。嘱其先减1/4粒泼尼松，维持2周，如无反复，再继续减量。

三诊：2001年7月。上方服用30剂，症状无明显变化，患者由于睫毛内翻，常易流泪，欲作手术纠正，泼尼松减为2.5mg/次，每日1次。守上方加太子参30克。嘱其不要着急手术，可予氯霉素眼药水滴眼。

四诊：2001年10月。上方服药60剂，左眼睑轻下垂，泼尼松已停服1个月，未有不适。虑北方冬天寒冷，上方黄芪增至45克，党参增至20克，首乌增至18克。

五诊：2002年1月。上方服用90剂，患者精神好转，形体略胖，左眼睑下垂好转。停服溴吡斯的明。

处方：黄芪60克，党参50克，白术18克，升麻10克，柴胡10克，陈皮3克，首乌20克，枸杞子10克，关沙苑10克，黄精15克，当归6克，玄参6克，甘草3克。

六诊：2002年3月。上方服用60剂，患者精神好，面色红润，无眼睑下垂，体重增加，汗多。

处方：黄芪45克，党参20克，白术12克，升麻10克，柴胡10克，陈皮3克，首乌15克，枸杞子10克，太子参20克，山萸肉10克，浮小麦30克，甘草3克。

七诊：2002年4月。患者病情稳定，无不适，欲将中药加工成丸剂。

处方：黄芪30克，党参15克，白术10克，升麻6克，柴胡6克，陈皮3克，首乌15克，枸杞子10克，太子参20克，肉苁蓉6克，巴戟6克，浮小麦30克，甘草3克。

后患者来信告知，已将上方加工成丸剂，嘱其坚持服药2年，以防病情反复。

例7. 游某，女，28岁。1997年10月初诊。

患者1997年7月务农时出现头晕，左边咀嚼不如右边有力，患者未曾在意，至8月开始出现左眼睑下垂，沈阳某医院诊为重症肌无力，脑CT、胸腺CT、甲功检查均无异常，予口服溴吡斯的明片（剂量不详），病情未见好转，经人介绍写信求治。症见：左眼睑下垂，左眼不能睁开，视物蒙胧，朝轻暮重，头晕，汗多，怕热，无吞咽困难等。

处方：黄芪90克，党参60克，白术30克，升麻10克，柴胡10克，陈皮3克，首乌30克，山萸肉12克，枸杞子12克，巴戟12克，归头12克，甘草3克。每日1剂，三煎日三服。

二诊：1997年11月。服药30剂，左眼睑仍下垂，已能够睁开，四肢畏寒，头晕，汗出，尿频。仍守上方。

三诊：1998年1月。服药30余剂，左眼睑下垂好转，期间因停药5天，又有复发，时有复视，视物蒙胧，眼球活动受限，阴雨天尤甚，畏寒好转，无尿频。上方黄芪增至100克，其余如前。

四诊：1998年4月。服药60余剂，左眼睑轻度下垂，视物不清，向上看尤甚，头晕好转，在阳光下或抬头向上看时头部仍有不适。上方加锁阳10克，当归10克易当归头。

五诊：1998年6月。服药50余剂，左眼睑仍下垂，晨起视物稍清晰，四肢关节畏寒、酸痛，小便黄，大便常。

处方：黄芪100克，党参60克，白术30克，升麻10克，柴胡10克，陈皮3克，首乌30克，沙苑蒺藜12克，巴戟12克，狗脊15克，川断15克，刺蒺藜10克，甘草3克。

以后以上方随症加减治疗，或去狗脊、川断，加关沙苑、菟丝子，至2001年2月患者来信告知眼睛完全恢复正常，因家中经济困难，已去珠海打工。

例8. 胡某，男，55岁，2000年5月2日初诊。

左眼睑无力8个月。无明显诱因出现左侧眼睑无力，视力受影响，斜视时视物不清尤甚，舌淡、苔白厚，脉数，有高血压病史。在外院诊断为重症肌无力，一直用泼尼松每日20mg治疗。中医诊断：睑废（脾胃虚损）。

处方：黄芪60克，五爪龙、党参、薏苡仁各30克，白术20克，首乌15克，枸杞子12克，升麻、柴胡、当归各10克，陈皮、甘草各3克。

二诊：服药6剂，出现头晕、胸闷，血压150/90mmHg。患者原有高血压病史，头晕胸闷为气虚阳浮所致，用药后血压升高，与升麻、柴胡提升助阳有关，黄芪不可去，守原方去升麻、柴胡，加桔梗3克轻用以代之。

三诊：服药14剂，头晕胸闷症状减轻，诸症稍缓解，血压130/80mmHg，但有时波动至150/90mmHg，守上方，加大黄芪用量至100克，配以菊花10克，以益气清肝熄风而降压。

四诊：服药14剂，血压平稳，维持在130/80mmHg左右，眼睑仍觉轻度重坠、胀痛，斜视时视物模糊，饮食及二便正常，调整治法用药，泼尼松减为日5mg，加大桔梗用量以升清载药上行，益以清肝养血之品。

处方：五爪龙、黄芪各60克，太子参40克，鸡血藤24克，白术18克，首乌、薏苡仁各15克，桔梗、桑椹子各10克，菊花6克，陈皮、甘草各3克。

五诊：服药15剂，眼睑胀痛消失，左眼睑轻度坠胀，斜视时仍觉轻度模糊，说话多、情绪激动时加重，休息较好时缓解，饮食及二便正常，病在左侧，根据中医左血右气的理论，加四物汤加强补血之力。

六诊：服药40剂，症状又见减轻，但仍未愈，左眼视物模糊，复视，守方加大黄芪量至120～150克，并加桑寄生、菟丝子、杜仲等补肾药。

七诊：服药14剂，症状改善明显，乃停用激素，守方治疗，服药180剂，症状完全消失，生活如常。总计共治疗14个月，服药共500余剂而愈。

例9. 敖某，男，10岁，湖南湘潭市人。

患者于1970年4月（患者当时1岁多）右上眼睑边缘出现一颗小红疹点，两天后红疹自然消退，继而出现右眼睑下垂，致使右眼不能睁开，经当地某医院用新斯的明试验确诊为重症肌无力。几天后左眼睑亦下垂。曾用加兰他敏、新斯的明注射治疗，略有疗效。后因周身长疮，1970年底停用西药。1971年春夏自然好转，眼睑抬举恢复如初。1971年秋后，眼睑再度下垂，没再注射新斯的明，改用口服溴吡斯的明至1974年底，无明显疗效。1975年至1978年间曾间断服用中药治疗；亦未能取得较显的疗效。1979年1月下旬前来就诊。

诊见：双眼睑下垂至瞳孔上缘。严重时遮盖瞳孔，须抬头仰面而视，眼睑下垂晨轻晚重，视力下降至0.6，眼球外展、内旋运动受限，倦怠，跑步易摔跤，易患感冒，时觉头晕，食欲欠佳，遗尿，智力差于同龄儿童，面色㿠白，舌胖色黯。苔白，舌心少苔，脉右寸略浮，左寸及双尺俱弱。

处方：用黄芪、党参、白术、陈皮、柴胡、升麻、当归、甘草等药组成基本方,加首乌、枸杞子、淫羊藿、仙茅。每日1剂,复渣煎煮,日服3次。

1979年至1980年间,基本以上方或去淫羊藿、仙茅,或选加山萸肉、熟地、桔梗、桑螵蛸、菟丝子、肉苁蓉等一至二味加减治疗。

1980年2月面诊时,右眼恢复正常,左眼睑仍下垂至瞳孔上缘,左眼球内外旋转较前灵活,幅度增大,但尚受限。遗尿减少。

1980年5月下旬患者来信说双眼裂均为10毫米,呈双眼皮。1981年至83年间因家庭经济困难,服药时断时续,但病情趋于稳定,只是左眼睑时有轻度下垂。1984年3月来信说,经体检视力已从0.6恢复至左眼1.2,右眼1.0,双眼睑已恢复正常。至1986年未见复发。

例10. 温某,女,25岁。

患者因"四肢全身无力,复视,视物模糊四个月"于1989年4月7日入院。

起病前4个月前因反复患"流行性结膜炎",渐觉全身乏力,行走易跌到,上下公共汽车困难,伴视物模糊、复视,症状以午后及夜晚尤重,偶有咀嚼乏力,无吞咽困难及呼吸困难。3月13日本院肌电图检查,注射新斯的明前肌疲劳试验左三角肌平均衰减20.3%,左小指展肌平均衰减13.3%,注射新斯的明后1小时复查,左三角肌平均衰减13%,左小指展肌平均衰减11%,肌疲劳试验和新斯的明试验均阳性。入院诊断为重症肌无力(成人Ⅱ-A型)。

中医证见四肢全身乏力,视物模糊,咀嚼乏力,舌淡红,边有齿印,苔薄白,脉细弱。诊断为脾胃虚损,辨证为脾胃气虚,法宜健脾益气,予强肌健力饮,方中黄芪加至120克。

治疗112天,全身乏力、视物模糊及复视等俱消失。复查肌电图,肌疲劳试验左三角肌衰减10.5%,左小指展肌平均衰减5%,肌疲劳试验阴性,肌电图检查结果与临床观察结果相一致。于7月27日出院,出院后继续以强肌健力饮巩固治疗,可正常上班工作。

例11. 张某，男，70岁。

因"眼睑下垂伴上肢无力9个月"，于2000年9月11日就诊。患者于2000年初发现眼睑下垂，复视，继而上肢无力，两臂上举困难，梳头、漱口、洗脸动作困难，颈部不适，某西医院诊断为重症肌无力，给予溴吡斯的明每次60mg，每日3次，服后腹痛，便溏，汗多，胃纳差，小便多，患者自觉西药副作用大，且效果不佳，故转诊我院要求中医治疗。

诊见：眼睑下垂右眼睑裂4毫米，左睑裂6毫米，眼睑及上肢肌疲劳试验阳性，上肢肌力Ⅲ级。新斯的明试验阳性。舌质淡红，苔少，脉细弱。

诊断：中医诊断属痿证，辨证分型脾胃虚损。西医诊断为重症肌无力，成人Ⅱ-A型。

治法：健脾益损，强肌健力。

处方：给予强肌健力口服液，每次2支，每日3次。

服强肌健力口服液10天后，患者眼睑下垂疲劳减轻，睑裂接近正常时间延长，唯觉眼部前额部有发紧发沉的感觉，遇疲劳或傍晚时眼睑会出现下垂，但已无复视。双上肢活动较前轻松，肌力接近Ⅳ级。

服药1个月后，眼睑下垂消失，双眼睑裂正常10毫米，眼球活动无受限，四肢活动自如，肌力Ⅴ级，正常。原有之其他胃肠症状消失，停用溴比斯的明，追踪2个月，未见病情反复，为巩固疗效，随访至2004年仍然服用强肌健力口服液。属临床治愈病例。

例12. 沈某，女，18岁。

因"吞咽困难，构音不清4个月"于1989年7月14日入院。

患者于1989年3月起出现吞咽困难，每次用餐需时1~2小时，时有饮水反呛，继见讲话带鼻音，自感发音困难，甚则讲话断断续续。近来四肢无力，颈软抬头无力，活动后为甚，面部表情呆滞，舌淡红，苔白，脉细弱。1989年6月1日本院肌电图结果：肌疲劳试验左眼轮匝肌平均衰减14.3%，左三角肌平均衰减15%，左腓肠肌平均衰减12.8%。入院诊断：重症肌无力（成人Ⅱ-B型），中医辨证为脾胃气虚，法当益气健脾，予强肌健力饮，黄芪用至90克，病情日渐好转，黄芪用量减至60克，最后45克。

住院43天，吞咽困难、构音不清均消失。仅时感乏力。1989年8月23日复查肌电图：肌疲劳试验左眼轮匝肌和左腓肠肌均无衰减，左三角肌平均衰减4%，疲劳试验阴性，于8月25日出院。出院后继续服强肌健力饮巩固治疗。大学毕业后在某医院工作。

例13. 刘某，女。

因"肢体易疲劳4年"于1996年11月24日就诊。患者有重症肌无力病史，时值产后，腰酸，吞咽困难，眠差，体倦，肢体乏力，舌嫩苔白，脉细。

中医诊断：痿症，脾胃虚损，损及五脏，兼产后肝肾不足之证；西医诊断：重症肌无力（全身型）。治以健脾益损，兼补肝肾。

处方：五爪龙60克，太子参、千斤拔各30克，何首乌20克，鸡内金12克，茯苓、白术各15克，旱莲草、女贞子、当归头各10克，柴胡、升麻各6克，甘草3克，每日1剂。

20剂后，症状减轻，守方加减，继续治疗，半年后，原服溴吡斯的明每日3次，每次30mg，渐减量至停用，症状消失，此期间，在两个阶段患者因兼证不同而治法相应调整。

5月至8月间，患者因乏力疲倦，吞咽困难，舌嫩红，苔浊，脉细尺弱，时令当夏，湿阻之象，加用薏苡仁轻灵渗湿，并注意养血，加用首乌、鸡血藤以养肝血，肝旺而疏泻功能转健，不治湿而湿浊得化。

11月间，患者症状减轻，但易于感冒，舌胖嫩，舌前少苔、根部浊，脉细。时值秋冬，主燥主寒，气虚卫外不固，故去薏仁，加大太子参用量至50克，加山药、石斛养阴益肾，加豨莶草轻疏外邪，临证治其兼症而获良效。

例14. 刘某，男，26岁，工人。1998年3月初诊。

患者于半年前感冒后，渐觉全身乏力，行走易跌倒，上下车亦困难，伴复视，病情逐渐加重，朝轻暮重。近1个月来出现咀嚼无力，无吞咽及呼吸困难。舌淡边有齿印，苔薄白，脉细弱。肌疲劳试验及新斯的明试验均呈阳性。西医诊断：重症肌无力（全身型）；中医诊断：痿证，证属脾胃虚损型。治宜健脾补气。

处方：黄芪、五爪龙各30克，党参15克，升麻10克，白术、当归各12克，橘红、柴胡、炙甘草各6克。

共服7剂，每日1剂，水煎2次后将2次药液混合，分2次服。配合针灸治疗，取穴以阳明经为主，选伏兔、足三里、阳陵泉、丰隆，采用温针灸，配合针睛明、太阳，平补平泻，每日1次，10日为1个疗程。

二诊：自觉症状改善，咽干。以上方为基础，黄芪用至60克，加麦冬15克以养胃阴。

后在上方基础上黄芪增至120克，连续服药半年余，全身无力及复视消失，咀嚼正常，肌疲劳试验阴性。出院后继续服中药巩固疗效，恢复正常上班。

例15. 黄某，女，30岁，2000年1月24日初诊。

主诉：四肢无力伴吞咽困难半年。

患者于1999年7月出现眼睑下垂，晨轻暮重，后出现四肢无力，吞咽困难，讲话吐字不清。西医确诊为"重症肌无力"，予溴吡斯的明治疗，经治疗后眼睑下垂症状缓解，但吞咽困难、四肢无力症状未能改善，逐步加重，出现饮水反呛，呼吸气短，不能胜任工作劳动和家务，特前来我院寻求中医中药治疗。

就诊时除见上述症状外，面色少华，精神萎靡，头晕气短，懒言，肌疲劳试验阳性，新斯的明试验阳性，舌质淡红，苔薄白，脉细弱。

中医诊断：痿证，脾胃虚损型。西医诊断：重症肌无力，成人Ⅱ-B型。

治法：补脾益损，强肌健力。

处方：给予强肌健力口服液，每次2支，每日3次。

并嘱待病情好转后逐渐减停溴吡斯的明。

服用强肌健力口服液2个月后，全身症状明显改善，吞咽顺利，肢体有力，自觉精神好转，体力增加，可以料理家务，溴吡斯的明量从原来每日360mg，减至每日180mg。半年后已能工作，9个月后溴比斯的明停服，唯遇工作劳累时为防止肌无力症状出现偶然服之。随访至2004年，仍然继续服用强肌健力口服液巩固疗效。属临床显效病例。

例16. 万某某，男，18岁。

患者于1976年双眼脸出现下垂，眼球活动受限，经当地某医院检查确诊为重症肌无力。后日渐加重，出现四肢无力，行走困难，吞咽困难，曾出现呼吸危象，经抢救有所好转。1977年底至1978年初病情加重，发展至卧床难远，吃饭吞咽不下，须每天注射四、五针甲基硫酸新斯的明才能吃饭，最严重时一天须注射七八针，于五月下旬来信要求函治。处方：黄芪、党参、白术、当归、柴胡、升麻、枸杞子、陈皮、紫河车、甘草。

患者服药18剂后，西药片剂及针剂均可减量。针剂甚至可不用，能下地行走.可不须用上述针药而能吃饭。

1978年至1982年，一直以上方为基础方，选加熟地黄、桔梗、山萸肉、桑椹、首乌、黄精之中二三味加减化裁。

1978年冬体力渐增，咀嚼吞咽改善。吃饭无困难，西药量逐渐减少，但症状时有反复。

1979年5月来信说已停用西药，体力恢复至能干轻活，但眼睑尚下垂，眼球活动仍受限。1980年底眼睑下垂渐见好转，有时能维持睁眼一天而眼睑不下垂。1981年下半年基本治愈，走上工作岗位。1982年间因工作忙，服药不时间断甚至半年没服药，但病情未见反复。1984年阎某某（医生，此君曾在患者住院期间在该院当进修医生）来信说万某病已治愈。上班3年，早已停止一切治疗。1986年7月来信说身体健康，病无复发。

例17. 谢某，女，45岁。1996年1月20日初诊。

患者1995年5月起开始出现眼睑下垂，在当地医院确诊为重症肌无力，渐发展至四肢无力等全身症状，同年9月行胸腺切除术，11月病情加重，出现吞咽困难、构音不清等症状，目前泼尼松每日47.5mg维持治疗，症状未见好转，遂求治于中医。初诊症见神疲，眼睑下垂，咽喉不适，吞咽困难，构音不清，四肢抬举无力，极易疲劳，常需卧床休息，手脚有麻木感，纳差，月经量少，大便时溏时硬，舌暗红、苔少，脉虚浮。证属脾胃虚损，治以健脾益气。

处方：太子参90克，黄芪30克，五爪龙60克，千斤拔60克，升麻10克，柴胡10克，玄参12克，山药30克，橘络3克，山萸肉12克，首乌30克，枸杞子12克，肉苁蓉12克，甘草3克。每日1剂，同时嘱其服泼尼松，用量以每月2.5mg递减。

二诊：1996年3月。服用1个月余，患者来信告知精神好转，四肢较前有力，胃口转好，但易腹胀，且时有胃痛，小腹胀痛（附件炎），大便软，小便正常，舌红、苔薄白，脉弦略滑（请当地中医望舌切脉）。

处方：太子参100克，黄芪30克，党参30克，升麻10克，柴胡10克，山药30克，佛手5克，川连3克，首乌30克，枸杞子12克，山萸肉12，甘草3克。

三诊：1996年6月。上方服用月余，精神体力均明显增强，可上街步行2～3个小时，不需要经常卧床休息，时有头晕，咽喉部仍有梗阻感，食后腹胀，寐欠安，舌红、苔薄白，脉细弦。

处方：黄芪45克，太子参100克，升麻10克，柴胡10克，山药30克，枸杞子12克，熟枣仁20克，桔梗10克，葛根15克，肉苁蓉12克，首乌30克，枳壳5克，甘草3克。

四诊：1996年8月。患者吞咽困难有所缓解，四肢肌力增强，生活能够自理，纳差，时有头晕，大便时溏时硬，舌红、苔薄白，脉无力。期间出现牙痛，经治疗好转，泼尼松已减为每日10mg。

处方：黄芪45克，太子参100克，升麻10克，柴胡10克，首乌30克，枳壳3克，当归头6克，旱莲草12克，甘草3克，白术10克，山药24克，女贞子10克，麦芽30克。

嘱其服药后如有上火症状，可用西洋参10克或生晒参10克取代黄芪。

五诊：1996年12月。患者期间因停服药一段时间，病情出现反复，10月7日因呼吸困难入住当地医院，行气管切开治疗后危象缓解，泼尼松增至60mg/次，每日1次，溴吡斯的明60mg/次，每日1次。症见吞咽困难，咽部梗阻感，说话费力，构音不清，四肢无力，汗出恶寒，纳差，食后易胀，嗳气，耳鸣，时有胸闷，舌红边有齿印，苔薄白，脉细弱。

处方：黄芪130克，太子参50克，柴胡10克，升麻10克，归头15克，首乌30克，白术30克，佛手片5克，甘草3克，巴戟15克，枸杞子12克，狗脊30克。

嘱其泼尼松按目前剂量连续服用3个月后再逐渐减少用量。

此后以上方为主随症加减治疗，病情稳定后黄芪减量为90克，至2000年9月，患者精神、体力、气色均大为好转，但仍有四肢乏力，易疲劳，腰酸痛等症，泼尼松已减为每次3/4片，每日1次，溴吡斯的明60mg/次，每日1次，嘱患者坚持服用中药。2001年7月患者来信述因症状稳定停服中药半年，病情出现反复，随访至2004年仍在治疗中。

例18. 胡某，女，23岁，未婚，护士。

患者自诉：周身软弱无力，吞咽困难。上眼睑下垂、复视9个月，关节疼痛4年"，于1987年患类风湿关节炎。1990年12月上旬自觉四肢无力，极易疲劳，不能梳头穿衣，下蹲无力站起，咀嚼无力。于12月25日在新疆库尔勒市273医院神经内科住院治疗。检查新斯的明试验两次均为阳性，肌肉疲劳试验阳性，肌力3～4级；胸部CT未见胸腺瘤，心、肝、脾、肾B超检查均未见异常，T3、T4检查正常。诊断为：①全身型重症肌无力；②类风湿性关节炎（缓解期）。口服新斯的明，每天3次，每次15mg及中药煎剂（药物未详）等。治疗3个月，肌力仅有轻度增强。来信要求函诊治疗。

信中附有该院中医诊查之舌象与脉象：舌红少苔，脉尺沉寸弱。辨证为气阴两虚，脾肾不足，予强肌健力饮，选加紫河车、石斛、生地、枸杞子、首乌、茯苓、山萸肉等二三味随症加减。每日1剂，服药20天后，能自己梳头，下蹲能立起；仍服溴吡斯的明每日3次，每次1片。

服药4个月后生活完全自理，溴吡斯的明减量一半。1992年4月患者已恢复上班，溴吡斯的明只服原来的1/3量。7月31日起已完全停服溴吡斯的明，上班半年，病无反复，生活如常人。嘱其继续服中药巩固治疗。

例19. 吴某，女，57岁，1994年9月初诊。

患者于1990年3月起出现四肢无力，咀嚼及吞咽困难，饮水反呛，经治疗后好转。半年后复发，出现双眼睑下垂，复视，在北京某医院诊为重症肌无力，以激素治疗后好转，药量减少后病情又出现反复，曾行血浆置换疗法，疗效不佳。经人介绍写信求治，初诊症见：右眼睑下垂，不能睁开，轻度复视，咀嚼无力，吞咽困难，身体消瘦，四肢无力，动则疲惫，头重头痛，口鼻干燥，纳差。目前以溴吡斯的明60mg/次，每日3次维持治疗。

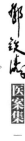

处方：黄芪90克，太子参30克，升麻12克，柴胡12克，橘红6克，白术30克，玄参12克，山萸肉12克，首乌30克，肉苁蓉12克，石斛15克，甘草3克。

二诊：1994年10月。服药十余剂，精神好转，眼睑下垂稍好转，咀嚼吞咽稍有改善，食欲增加，大便2次/日。上方去玄参、甘草，加巴戟12克，鸡血藤30克。

三诊：1994年11月。服药20剂，眼睑下垂渐有好转，胃纳转佳，仍有四肢无力，行走困难，咀嚼及吞咽欠顺利，构音不清，朝轻暮重，头重，无头痛，口眼干燥。

处方：黄芪120克，党参80克，升麻12克，柴胡12克，白术30克，橘红10克，首乌45克，山萸肉15克，肉苁蓉12克，巴戟12克，枸杞子15克，甘草3克。

四诊：1994年12月。服药30剂，精神状态较好，眼睑下垂，咀嚼无力，吞咽不顺，身疲力乏，坐立不能超过半小时，侧躺呼吸困难，口眼鼻干燥，耳鸣，舌苔白厚。上方党参增至90克，去山萸肉、肉苁蓉加鹿角胶

6克、茯苓15克、薏苡仁30克。

五诊：1995年1月。服药30剂，眼睑轻度下垂，咀嚼吞咽明显好转，四肢较前稍有力，口眼鼻干燥，口、舌溃烂，坐时腰椎两侧疼痛，站立及行动时好转，胸部时有胀痛，胃纳不佳，小便色深。

处方：生晒参10克，黄芪100克，太子参60克，升麻12克，柴胡12克，山药30克，橘红6克，白术15克，山萸肉12克，首乌30克，肉苁蓉12克，玄参12克，甘草3克，川连3克。

六诊：1995年2月。服药20剂（期间因感冒曾停服中药），眼睑下垂好转，咀嚼及吞咽大有改善，构音清楚，精神较差，四肢无力，稍动则累，头痛，口舌溃烂，鼻干时有鼻衄，纳差，大便正常。

处方：西洋参5克，生晒参5克，太子参60克，黄芪12克，升麻12克，柴胡12克，木香6克（后下），川连3克，山药30克，首乌30克，山萸肉12克，牛蒡子12克，橘络6克，菊花12克，甘草3克。

七诊：1995年5月。服药40余剂，口舌溃烂好转，眼睑及吞咽基本恢复正常，神疲易乏，四肢无力，口、鼻、眼干燥，汗多，四肢及腹背部出现大量皮下出血点，干燥，瘙痒，食欲不佳。患者因行血浆置换疗法，染有丙肝。溴吡斯的明减为30mg，每日3次。

处方：西洋参5克，生晒参5克，太子参90克，黄芪12克，升麻12克，柴胡12克，山药30克，楮实子15克，川连3克，首乌30克，山萸肉12克，丹参12克，橘红5克，甘草3克。

八诊：1995年6月。服药20剂，神疲，四肢仍无力，汗多，纳差，四肢及腹背部仍有皮下出血点，余无不适。

处方：西洋参10克，太子参100克，黄芪10克，升麻12克，柴胡12克，山药50克，楮实子15克，川连3克，首乌30克，山萸肉15克，郁金12克，砂仁（后下）3克，甘草3克。

九诊：1995年9月。患者因丙肝住院，予干扰素治疗，期间停服中药及溴吡斯的明2个多月，重症肌无力病情基本稳定，未有反复，现精神较好，腰背酸痛，嘴唇及手掌鲜红，纳差，小便黄，照片示脊椎骨质增生。

守上方以佛手3克易砂仁。

十诊：1995年11月。服药30余剂，精神好转，汗多，晨起觉疲乏，肩背肌肉疼痛，下午常有头痛头晕，双下肢易累，口鼻干燥，时有鼻衄，小便色黄，舌有裂纹。

处方：西洋参10克，太子参60克，党参20克，黄芪10克，升麻10克，柴胡10克，山药60克，玄参10克，山萸肉12克，生地10克，首乌30克，橘络3克，甘草3克，锁阳12克。

十一诊：1996年1月。服药30剂，头痛减轻，口鼻干燥好转，肩背肌肉疼痛减轻，胃纳转佳，仍有身疲，仰躺时胸闷，侧躺时气短，睡眠不佳，服药后自觉脸部燥热，小便色黄，日服三次中药则小便色黑。

处方：西洋参10克，太子参90克，党参10克，黄芪10克，升麻10克，柴胡10克，山药60克，橘络3克，山萸肉12克，首乌30克，女贞子15克，旱莲草12克，苁蓉12克，甘草3克。

十二诊：1996年3月。服药30剂，肢体易疲乏，心悸，汗多，夜间口干，唇红。

处方：西洋参10克，太子参100克，党参12克，黄芪12克，升麻10克，柴胡10克，浮小麦30克，首乌30克，橘红5克，山萸肉12克，肉苁蓉12克，女贞子12克，银柴胡10克，甘草3克。

十三诊：1996年5月。服药30剂，四肢消瘦易疲，汗多，双下肢肿胀，鼻衄及小便色黑好转，大便日2～3次，质稀。

处方：西洋参6克，黄芪30克，太子参100克，升麻10克，柴胡10克，山药30克，泽泻10克，陈皮3克，首乌30克，肉苁蓉12克，丹参10克，血余炭6克，甘草3克。

十四诊：1996年7月。服药30剂，精神好，胃纳转佳，可以做轻微家务，手指关节和肩关节疼痛，左臂不能高抬，汗多，心悸。

处方：生晒参6克，西洋参6克，太子参100克，黄芪30克，升麻12克，柴胡12克，首乌30克，鸡血藤30克，肉苁蓉12克，山萸肉12克，橘红6克，浮小麦30克，山药30克，甘草3克。

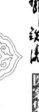

十五诊：1997年1月。以上方为主治疗半年，精神疲乏，心悸好转，五官干燥，畏寒，胃纳一般。

处方：黄芪120克，党参60克，升麻10克，柴胡10克，白术30克，当归头12克，陈皮3克，山萸肉12克，巴戟12克，肉苁蓉12克，锁阳12克，首乌30克，甘草3克。

十六诊：1997年9月。服药半年，双下肢易累，神疲，双眼易流泪，五官干燥，口唇红，后背疼痛，眠差，难以入睡，厌油腻及酸性食物。

处方：太子参60克，黄芪45克，党参30克，山药30克，石斛12克，升麻10克，柴胡10克，麦芽30克，大枣4枚，熟枣仁20克，狗脊30克，女贞子30克，甘草3克。

十七诊：1998年4月。上方服用60剂，因感冒发热持续1月，期间停服中药，病情出现反复，精神萎靡不振，不愿睁眼，疲倦，后背及双下肢尤甚，无吞咽困难等，五官干燥，纳差，眠差。

处方：黄芪60克，党参30克，太子参60克，山药30克，升麻12克，柴胡12克，山萸肉12克，首乌30克，麦芽30克，大枣三枚，白芍20克，佛手6克，肉苁蓉12克，桑寄生30克，甘草3克。

以上方为主，黄芪逐渐增至120克，或加巴戟12克，紫河车10克，服用1年半，病情基本稳定，除常觉疲倦外，无其他明显不适。1999年11月患者因乳腺手术住院及感冒等原因，停用中药达4个月之久，病情未见反复，精神状态尚可，能处理日常家务。

例20. 张某，女，66岁，1996年2月初诊。

1995年6月下旬晨练时突然出现双腿无力，骑自行车困难，后逐渐发展为双上肢无力，不能抬举，行走困难，眼睑下垂，复视。在当地医院诊断为重症肌无力，CT示轻度脑梗死，经治疗后眼睑下垂有所好转，但仍四肢无力，不能抬举，行走困难，生活不能完全自理，时有呼吸困难，朝轻暮重，腹胀、硬。以溴吡斯的明每日1片维持治疗，如停服西药3天，则全身瘫软无力，生活完全失去自理。经人介绍写信求治。

处方：黄芪90克，党参60克，白术30克，升麻10克，陈皮3克，柴胡10克，枸杞子15克，山萸肉12克，当归头12克，川芎10克，首乌30克，甘草3克。

每日1剂，三煎，每日三服。

二诊：1996年3月。服药20剂后，患者呼吸困难及腹胀硬好转，眼睛视物清晰，四肢无力好转，可以向上抬举及上下楼梯，腰酸，大便日2～3次，质软不成形。上方黄芪增至120克，加五味子10克。

三诊：1996年5月。患者4月6日因感冒发热，停服中药，病情出现反复，走路无力，行动困难，经治疗后感冒痊愈，从24日始复服中药，10余剂后，病情逐渐恢复，可以行走、上下楼梯及做简单的运动，腹胀好转，大便日解2～3次，质稀溏。上方去五味子，加防风6克，巴戟12克。

四诊：1996年9月。服药30余剂，同时进行按摩，患者自觉精神好转，上下楼梯较前自如，能做简单的家务，腹胀明显好转，纳眠可。上方以淫羊藿10克易防风。

五诊：1996年11月。服药30余剂，四肢无力明显好转，可以向上抬举，生活基本自理，久则觉腰腿沉重，纳眠可。守上方，黄芪加至150克，枸杞子加至15克。

六诊：1997年3月。上方服用近半年，四肢较有力，能干基本家务活，无腹胀，纳眠可，大小便正常。

处方：黄芪150克，党参60克，白术30克，升麻12克，柴胡12克，当归头12克，陈皮3克，首乌30克，山萸肉12克，巴戟12克，锁阳12克，黄精30克，甘草3克。

七诊：1997年10月。上方服用半年，眼睑下垂好转，能步行2个小时，上下楼自如，不需用扶手，生活自理，操持日常家务，大便时有稀溏。守上方，以肉苁蓉12克易巴戟、黄精，黄芪减为120克。

以上方为主加减治疗3年，轮换用补肾药，或去锁阳，加巴戟，或加狗脊、川断，或加杜仲，或加紫河车，或加鹿角胶，或加关沙苑，暑季酌加佩兰。患者病情稳定，后发现高血压，配合降压药，病情未见影响，时

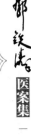
邓铁涛医案集

有感冒，病情也未见反复。

例21. 王某，女，56岁，1996年9月初诊。

患者1994年底出现右眼睑下垂，后逐渐发展为咀嚼无力，全身乏力，四肢麻木，1996年渐至吞咽及呼吸困难，在天津某医院诊为重症肌无力，经治疗后咀嚼及吞咽基本正常。现主要症状为身疲，四肢无力，泼尼松每日2片，溴吡斯的明每日1片维持。

处方：黄芪60克，党参30克，白术15克，陈皮10克，升麻10克，柴胡10克，当归头15克，肉苁蓉15克，枸杞子12克，淫羊藿10克，甘草3克。

二诊：1996年10月。患者述在服药之前由于天气变化及劳累所致，病情又有加重，泼尼松增至每日8片，服药30剂，现症见：全身乏力，咀嚼困难，说话吃力，右脸部麻木。上方去肉苁蓉加首乌30克、茯苓20克，黄芪增至90克。

三诊：1996年12月。服药30剂，症状无明显改善，泼尼松减至每日3片。上方黄芪增至120克，党参增至60克，去茯苓、淫羊藿加肉苁蓉、巴戟各12克。

四诊：1997年2月。服药30剂，全身乏力稍好转，右眼睑下垂，无力睁开，双眼视物时易流泪，无复视等，右脸部肌肉紧张。停服泼尼松。守上方加山药60克。

五诊：1997年4月。患者病情有所加重，考虑为泼尼松减量太快，症见：右眼睑下垂，双眼易疲，视物不能超过1分钟，全身乏力，行动困难，咀嚼无力，右脸部肌肉麻木。泼尼松增至每日8片，空腹血糖8.1mmol/L，增服消渴丸。

处方：黄芪120克，党参60克，太子参30克，升麻12克，柴胡12克，山药60克，首乌30克，山萸肉15克，枸杞子12克，肉苁蓉12克，巴戟12克，橘络5克，甘草3克。

六诊：1997年6月。服上方30剂（缺橘络），症状无明显变化，脸部肌肉仍有麻木感。上方党参增至80克，去太子参、枸杞子、巴戟、橘络加防风10克、川芎10克、蒺藜12克、豨莶草15克。

七诊：1997年7月。服药20余剂，右眼睑下垂稍好转，朝轻暮重，余症如前。泼尼松减至每日4片。

处方：黄芪150克，党参60克，太子参30克，升麻10克，柴胡10克，山药30克，首乌30克，山萸肉12克，枸杞子12克，桔梗10克，葛根15克，白术15克，陈皮3克。

八诊：1997年8月。服药20剂，右眼睑下垂好转，早晨能进行轻微活动锻炼，四肢无力及右脸麻木感稍好转，胃纳转佳，眠好，仍有咀嚼困难。溴吡斯的明维持每日1片。上方山萸肉加至15克，去枸杞子加当归头10克，甘草3克，嘱泼尼松以每月半片递减。

九诊：1997年10月。服药30剂，咀嚼困难好转，可以做少量家务，四肢易疲，右膝关节疼痛不能行走，大便日解3～5次，照片示右膝关节骨质增生。

处方：黄芪150克，党参80克，白术30克，陈皮3克，当归头15克，升麻12克，柴胡12克，首乌30克，肉苁蓉12克，山萸肉12克，锁阳12克，甘草3克。

十诊：1997年11月。服药20剂，右眼睑轻度下垂，四肢无力好转右膝关节疼痛，大便日2～3次。上方去山萸肉加鸡血藤、狗脊、川断各30克。

1999年7月患者来信述以上方治疗1年余，诸症好转，病情稳定。

例22．李某，男，14岁。1997年2月初诊。

患者1996年7月无明显诱因下出现双眼睑下垂、复视等症状，在外院确诊为重症肌无力，经口服新斯的明，肌内注射加兰他敏，针灸等治疗后病情好转。同年12月23日突然高烧后出现咀嚼无力，吞咽困难，饮水反呛，构音不清等症，CT检查示胸腺瘤增生，热退后，饮水反呛好转，但仍有眼睑下垂，复视，咀嚼无力，吞咽困难，颈项酸软，双上肢无力抬举等症状，予新斯的明维持治疗，同时服用中药（具体不详），病情未见明显好转，患者休学在家。1997年2月来信求治。

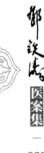

处方：黄芪60克，党参30克，升麻10克，柴胡10克，当归头10克，白术15克，陈皮3克，甘草3克，巴戟10克，枸杞子10克，首乌20克。

上药用清水四碗煎至半碗，二煎时二碗半水煎至半碗，三煎时三碗水煎至半碗，分早、午、晚三次服用。

二诊：1997年4月。服药70剂，眼睑下垂明显好转，偶有复视，咀嚼及吞咽困难均有减轻，双上肢仍觉无力。上方加太子参30克，玄参10克，以肉苁蓉10克易巴戟，黄芪增至90克，首乌增至30克。

三诊：1997年6月。服药50剂，眼睑轻度下垂，吞咽正常，双上肢无力较前好转，偶复视及咀嚼困难，时有发音不清，新斯的明减为1片，日1次，仍守上方，以巴戟10克易枸杞子，白术增至20克，嘱其西药勿减太快，仍用新斯的明每次1片，每日2次。

四诊：1997年10月。服药90余剂，眼睑轻度下垂，偶有复视，面部表情呆滞，无其他不适，新斯的明减为每次1/2片，每日2次，患者已恢复上学。

处方：生黄芪120克，太子参50克，当归头12克，升麻10克，柴胡10克陈皮3克，白术15克，巴戟10克，枸杞子12克，首乌18克，生甘草3克。

五诊：1998年1月。服药70余剂，患者已停服新斯的明片，病情未见反复，上学四月余，未出现不适，仍有眼睑轻度下垂，面部表情呆滞。

处方：黄芪120克，党参50克，升麻12克，柴胡12克，白术20克，陈皮3克，首乌30克，山萸肉12克，巴戟12克，茯苓12克，枸杞子12克，甘草3克。

此后以上方为主加减治疗，或加鸡血藤，或加关沙苑等，病情一直稳定，未见反复。

例23. 郭某，女，28岁，1998年3月来信初诊。

患者1982年起开始出现四肢无力感觉，84年在上海华山医院确诊为重症肌无力，CT示：胸腺增生不明显。以溴吡斯的明治疗，至1987年症状好转后停服。1994年因闭经在当地医院行月经人工周期后病情出现反复，并逐渐加重。目前以泼尼松每日60mg，溴吡斯的明每日420mg维持。

现症见神疲身乏，双眼睑下垂，复视，面部表情呆滞，吞咽无力，咀嚼困难，构音不清，四肢无力，行走易跌倒，经休息后不能较快恢复，颈软无力，腰软无力支撑，胸闷，心动过缓，闭经，自觉烦热，口干，舌淡胖、有齿印，苔薄白，脉细弱。

处方：黄芪60克，党参45克，太子参30克，升麻10克，柴胡10克，白术30克，陈皮3克，当归头10克，首乌30克，枸杞子12克，薏苡仁20克，甘草3克，五爪龙30克，千斤拔30克。

另服强肌健力胶囊每日3次，每次4粒。

二诊：1998年4月。病者诉服上药30剂，构音不清较前好转，心动过缓较少发生，口干，余症如前，病情时有反复，舌淡胖嫩、边齿印、苔薄白，脉细弱。

处方：黄芪90克，党参60克，白术30克，升麻10克，柴胡10克，陈皮3克，当归头10克，首乌30克，枸杞子12克，薏苡仁30克，巴戟12克，甘草3克。

以后每月患者以信函形式求诊，以上方以主，随症加减，至1998年11月已完全停用泼尼松，溴吡斯的明药量如前，患者自觉精神好转，吞咽及说话也有改善，但四肢仍然乏力，行走及上下楼梯时尤甚，时欲跌倒，面色无华，眼圈黑，闭经，舌淡胖、苔白腻，脉缓。仍以补中益气汤加减，上方以山萸肉12克、鹿角胶6克易枸杞子、薏苡仁，黄芪增至120克，升麻、柴胡、当归头俱增至12克。

此后照此方加减治疗2年，逐渐减少黄芪用量至80克。2001年12月，患者来信告知，已完全停用溴吡斯的明片，坚持工作已1年，四肢较有力，能上下楼梯，但仍觉腰背无力，继续服药以巩固疗效。

例24. 陈某，男，66岁，2001年2月初诊。

患者1999年7月无明显诱因下出现双眼睑下垂，复视，在当地医院诊断为重症肌无力，服用溴吡斯的明（每日16～20片）、泼尼松及重症灵胶囊，病情未见好转，逐渐出现咀嚼无力，胸闷气短，双眼无力睁开，复视，斜视等症状，经人介绍写信求治，目前溴吡斯的明每日14片，泼尼松

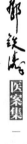
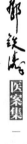

024

每日8片维持治疗。

处方：黄芪60克，党参60克，白术30克，升麻10克，柴胡10克，陈皮3克，首乌30克，枸杞子12克，山萸肉12克，关沙苑12克，巴戟12克，当归10克，甘草3克。

二诊：2001年3月。服药13剂，前症如前，饮水反呛，脚轻度浮肿。上方黄芪增至90克，当归改用当归头10克，去关沙苑、巴戟，加肉苁蓉12克。

三诊：2001年5月。服药30剂，精神稍好转，右眼睑下垂好转，复视，斜视，饮水反呛，四肢无力，咀嚼无力，脚重度浮肿，腹泻。

处方：黄芪100克，党参60克，白术30克，陈皮3克，升麻10克，柴胡10克，茯苓15克，薏苡仁30克，首乌30克，川连3克，木香6克（后下），当归头12克，甘草3克。

四诊：2001年7月。服药30剂，腹泻好转，仍四肢无力，腹渐大，脚浮肿。

处方：黄芪100克，党参60克，白术30克，陈皮3克，升麻10克，柴胡10克，首乌30克，枸杞子12克，薏苡仁30克，巴戟12克，山萸肉12克，甘草3克。

五诊：2001年8月。服药20剂，症如上述，浮肿渐及小腿，四肢无力，行动困难。上方去巴戟、山萸肉、枸杞子，加锁阳12克、麻黄6克，茯苓皮20克。

六诊：2001年9月。服药30剂，咀嚼、吞咽及呼吸气短等症状好转，腰腿无力，双下肢浮肿，腹部渐涨大。

处方：黄芪100克，党参60克，白术30克，陈皮3克，升麻10克，柴胡10克，首乌30克，山萸肉12克，狗脊20克，川断12克，巴戟12克，防己12克，甘草3克。

嘱其逐渐减少西药用量。

七诊：2001年10月。服药30剂，咀嚼、吞咽及呼吸等正常，浮肿渐好转，仍四肢无力，西药减至泼尼松每日4片，溴吡斯的明每日12片，未出现不适状况。上方黄芪增至120克，去川断加紫河车12克。嘱其泼尼松不可减得太快,维持目前每日4片,待病情稳定后再考虑减量。

八诊:2001年11月。服药20剂,仍有四肢无力、手指麻木感,双下肢轻度浮肿。上方去防己、狗脊加枸杞子12克、肉苁蓉12克。

2001年12月患者来信述泼尼松减少至1/4片,病情基本稳定,唯四肢易感疲劳。目前仍在治疗中。

例25. 牛某,男,42岁,河南省博爱县人。2001年6月初诊。

患者1999年4月开始出现右眼睑下垂,后逐渐发展为左眼睑下垂,四肢无力,咀嚼困难,颈项酸软无力,在当地医院确诊为重症肌无力。同年11月在河南某院作CT示胸腺瘤,检查为恶性,行胸腺瘤切除术后,病情有所好转。1个月后,症状反复,出现四肢无力,行走困难,咀嚼及吞咽困难等,一直服用泼尼松(60mg,每日1次)、溴吡斯的明(每日600mg)维持治疗,病情未见好转,经人介绍写信求治。

处方:黄芪80克,党参30克,白术30克,陈皮3克,当归头12克,升麻10克,柴胡10克,首乌30克,玄参12克,枸杞子12克,山萸肉12克,甘草3克。

嘱其每日服1剂,三煎日三服,忌食生冷寒凉食品,目前西药照服,待病情好转后逐渐减量。

二诊:2001年7月。服药20余日后病情未见明显好转,舌淡、苔薄白,脉弱。上方以关沙苑12克、肉苁蓉12克易山萸肉,黄芪增至100克,党参增至45克。

三诊:2001年8月。服药20余剂后精神体力有所好转,余症如前,朝轻暮重,舌淡、苔薄白腻,脉浮数。上方以锁阳12克易肉苁蓉,加佩兰6克,党参加至50克。

四诊:2001年10月。服药30剂,四肢无力稍好转,可以行走60米,行久则腰痛,舌苔薄白,脉弱。

处方:黄芪100克,党参60克,白术30克,陈皮3克,升麻10克,柴胡10克,首乌30克,枸杞子12克,当归10克,肉苁蓉12克,山慈姑15克,玄参12克，甘草3克。

五诊：2001年11月。服药30剂，四肢肌力增强，可以行走1公里，时觉胸闷，下午颈项及四肢无力明显。舌淡苔微黄，脉弱。上方去山慈姑，党参加至80克。

六诊：2002年1月。精神好转，可以行走2千米，饭后汗出，时胃痛，舌苔薄白脉细弱。

处方：黄芪120克，党参90克，白术30克，升麻10克，柴胡10克，陈皮3克，玄参12克，当归12克，枸杞子12克，首乌30克，巴戟12克，甘草3克。

七诊：2002年4月。服药60余剂后，患者诉眼睑下垂好转，四肢较前有力，可以行走4公里，西药减为泼尼松10mg，每日1次，溴吡斯的明每日480mg，现患者仍在治疗中。

例26. 汪某，男，39岁，甘肃徽县人。2001年6月初诊。

患者3个月无明显诱因下出现左眼睑下垂，在某部队医院诊为重症肌无力，住院治疗1月余，病情有所好转，出院后以溴吡斯的明80mg，每日3次，泼尼松10mg，每日3次维持治疗，现症见右眼睑下垂，四肢无力，行动困难。患者欲中医治疗，信函求治。

处方：黄芪60克，党参45克，白术30克，升麻10克，柴胡10克，陈皮3克，枸杞子12克，首乌30克，山萸肉12克，玄参10克，当归10克，甘草3克。

每日服1剂，三煎日三服。

二诊：2001年10月。服药30余剂，肢体较前有力，可以行走500米左右的路和处理日常事务，仍有眼睑下垂，下体易出汗，小便量多。上方党参加至50克，去山萸肉加巴戟12克，余如前。

三诊：2001年12月。服药25剂，四肢肌力正常，右眼睑下垂，视物正常。

处方：黄芪90克，党参60克，白术30克，升麻10克，柴胡10克，陈皮3克，首乌30克，枸杞子12克，当归头10克，山萸肉12克，肉苁蓉12克，甘草3克。

四诊：2002年1月。眼睑下垂好转，无性功能，余无不适。

处方：黄芪100克，党参60克，白术30克，升麻10克，陈皮5克，首乌30克，枸杞子12克，当归头12克，仙茅12克，巴戟12克，紫河车12克，甘草3克。

五诊：2002年4月。右眼睑仍有轻度下垂，余无异常。

处方：黄芪100克，党参60克，白术30克，升麻10克，柴胡10克，陈皮6克，首乌30克，枸杞子12克，紫河车12克，肉苁蓉12克，山萸肉12克，甘草3克。

现患者仍继续服药，病情稳定。

例27. 唐某，女，41岁。2002年1月初诊。

患者2001年10月出现左眼睑下垂，后发展为四肢无力，呼吸困难，确诊为重症肌无力，予溴吡斯的明维持治疗，疗效不佳。遂求治于中医，诊见：左眼睑下垂，复视，四肢无力，说话费力，呼吸困难，腹胀，舌淡胖、苔黄腻，脉虚。

处方：黄芪80克，党参50克，五爪龙60克，千斤拔60克，升麻10克，柴胡10克，白术30克，陈皮3克，首乌30克，薏苡仁30克，关沙苑12克，玄参10克，枸杞子12克，甘草3克。

另服强肌健力口服液，每次2支，每日3次。

二诊：2002年2月。眼睑时有下垂，双眼沉重，无复视，双上肢无力，面部及上唇肌肉不适，腹胀好转，矢气，大便时有稀烂，眠差。

处方：黄芪100克，党参60克，五爪龙50克，千斤拔50克，升麻10克，柴胡10克，白术30克，陈皮3克，首乌30克，川连3克，砂仁3克（后下），山萸肉12克，巴戟12克，甘草3克。

三诊：2002年3月。面部表情呆滞，左眼睑稍下垂，双眼不能紧闭，轻度复视，说话费力，咀嚼困难，经期症状尤甚，腹胀减轻，大便正常，睡眠不佳。

处方：黄芪100克，党参60克，五爪龙50克，千斤拔50克，升麻10

克，柴胡10克，白术30克，佛手5克，首乌30克，枸杞子12克，紫河车12克，薏苡仁5克，玄参10克，甘草3克。

另以人参10克炖水分3次服。

四诊：2002年4月。仍有轻微复视，咀嚼无力，面部肌肉易疲，说话费力，月经期间病情未有加重。守上方，薏苡仁增至15克。

五诊：2002年5月。眼睑下垂好转，双眼时觉艰涩，有异物感，咀嚼及说话正常，睡眠好转，经期病情稳定。

目前病情稳定。

例28. 孙某，女，29岁，住院号44877。

因"语言构音不清，吞咽困难，四肢无力三年余"，于1987年9月18日入院，入院诊断为成人重症肌无力Ⅳ型（即迟发重症型），予强肌健力饮治疗。

10月31日因肺部感染出现肌无力危象，当时呼吸困难，痰涎壅盛，堵阻气道，无力咯出，双肺可闻大量湿性啰音，血常规白细胞11.0×10⁹/L，中性半细胞百分比为75%，杆状核细胞百分比为2%，由于呼吸道痰液阻塞，当晚窒息两次，经予吸痰，吸氧，保持呼吸道通畅，以大剂强肌健力饮（方中黄芪用至140克），并予猴枣散1支冲服，每日3次。同时给予新期的明1mg肌注，每日3次；阿托品0.5mg肌注，每日3次。新斯的明与阿托品使用3天后逐渐减为每日2次，一周后停用。地塞米松8mg静滴，先锋霉素Ⅴ号4g静滴，均每日1次，连续使用两周。经上述处理后，肺部感染逐渐得到控制，肌无力危象逐渐解除。

11月7日以后，病情趋于稳定，仍予强肌健力饮以巩固疗效，12月31日病情稳定，康复出院。追访10年，现仍健在。

例29. 李某某，女，51岁，住院号82152。

患者有重症肌无力病史8年，胸腺发现肿瘤3年，已两次住院。2000年3月25日因肺部感染，诱发危象，出现呼吸困难，吞咽困难第3次入院。入院后第2天，呼吸突然停止，经抢救气管插管后上夏美顿牌伽利略型新功能呼吸机，靠呼吸机维持呼吸，吞咽不下装置胃管靠鼻饲给药及其食物。西医诊断：①重症肌无力危象，②肺部感染，③胸腺肿瘤。

中医诊断：①痿证，脾胃虚损型。②大气下陷，脾肾虚损气脱。③痰浊蕴结纵隔肺门。治则：补脾益损，升阳举陷，理肺除痰散结。

由于病人无法吞咽，不能口服中药，从鼻饲入之营养餐及中药西药，胃肠不能适应，出现频繁腹泻、边灌边泻，脾胃极度虚损现象。从肌肉静脉先后使用的西药有新斯的明、地塞米松、甲基泼尼松龙、血清白蛋白、脂肪乳、氨基酸、能量合剂、黄芪注射液、丽参注射液，第二、第三代头孢类抗生素如先锋、舒普深、西力欣、罗氏芬、泰能等，病情稍有好转，自主呼吸恢复，脱离呼吸机，但仍然无法吞咽，保留胃管鼻饲，仍然需要吸氧。住院24天，花费数万元，本人因经济不支，无法久住医院，带着静脉滴管、氧管、鼻饲管、吸痰机（医院体恤病人免费借用）要求出院，回家悲观等候。

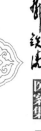

嘱其丈夫每天从鼻饲管鼻饲中药强肌健力口服液60mL（分3次），新鲜牛奶300mL（分6次），泼尼松30mg。就以此简单方法治疗，1周后竟然呼吸困难改善，可以除掉氧管不用吸氧，第二周开始逐渐恢复吞咽，第三周随即拔除胃管，自行吞咽饮食，体力逐渐恢复，5月可以坐立，6月可以行走，生活自理，前后共计服用强肌健力口服液1000余支，有阶段性疗效，属临床好转病例。

例30. 陈某，男，21岁，住院号136292。

患者因"四肢无力半年，吞咽困难，呼吸困难1周"于2001年2月23日入广州市某医院，诊断为重症肌无力危象，进行抢救，气管插管上呼吸机、插胃管，使用西药包括抗胆碱酯酶药、激素、抗生素、白蛋白等，4天花费5000元无且病情无起色，于2月28日转入广州中医药大学第一附属医院。

诊见：急性重病容，颈软头倾，眼睑下垂，轻度突眼，四肢无力，卧床不起，吞咽困难，声音嘶哑，发声不出，口唇颤动，口角流涎，腹泻烂便日5~7次，苔黄腻，脉浮数。检查：体温38.7℃，脉搏88次/分，呼吸23次/分，血压110/75mmHg，心率90次/分，律整，各瓣膜听诊区未闻及病理性杂音，双肺呼吸音减弱，腹软，无压痛及反跳痛，双肾区无叩击痛，双下肢无水肿，四肢肌力Ⅲ级。胸透示右下肺感染，血白细胞19.9×10^9/L。

中医诊断：痿证（脾胃虚损，大气下陷）。

西医诊断：重症肌无力危象（重度激进型），肺部感染

治疗方案：①中药强肌健力口服液3支（每支10mL），每日3次，鼻饲入药。②中药制剂黄芪注射液每天20mL静脉滴注以益气健脾。③新斯的明注射液0.5mg于三餐前半小时肌肉注射，并告诉病人家属，注射该药后15分钟至半个小时，患者吞咽困难将改善，应抓紧时机吃饭或进食其他流质食物，只有通过正常饮食，脾胃之气方易恢复，打针之目的，是为了帮助病人维持三餐正常的饮食。④使用普通的国产消炎药如青霉素，红霉素、氯霉素联合等。⑤激素不可骤停，但也不大量使用，地塞米松每天只用5mg静脉滴注。⑥支持疗法，不用白蛋白等贵重药，只用普通能量合剂。⑦鱼腥草注射液10mL与生理盐水20mL混合雾化吸入，稀释痰液方便吸痰。

治疗结果：3月3日，患者已不发热。3月5日，患者吞咽困难改善，气促减轻，已能从口中进食，大便稍稀，予拔胃管，停止肌注新斯的明。3月9日，全身体力好转，微咳，咯吐少量白色泡沫痰，但已无须吸痰，声音嘶哑改善，能发出低微的声音，二便调。3月13日，停止吸氧。3月16日，可以下床行走。其后病情基本稳定，于3月21日出院，住院22天，费用8300元。追踪情况，现已能生活自理，从事轻体力工作。

例31. 文某，女，46岁，住院号136181。

患者因"呼吸困难，四肢无力，吞咽困难加重一周"入院。

缘患者4年前因反复咳嗽，到广州医院检查，CT示"胸腺肿瘤"，于1996年8月在该院行胸腺摘除术。术后不久出现呼吸困难，吞咽困难及四肢无力，2001年1月4日因肺部感染并发重症肌无力危象，再次回到原手术

医院住院，经气管插管抢救及其他药物治疗如大量抗生素、激素、白蛋白、球蛋白等，病情好转于2001年2月1日出院，住院22天，费用71000多元，患者家属难以承受。2月10日，患者又再出现呼吸困难，继而吞咽不下。2月23日返回原医院急诊治疗，准备又送重症监护室上呼吸机，患者及家属不愿意并签名责任自负。2月24日，患者转送入我院内科二区。入院时症见：呼吸困难，气息将息，四肢无力，体位被动，无法吞咽，伴心悸胸闷，腹泻，脉弱细数，舌体胖润色淡红，苔少。体查：体温37.1℃，脉搏120次/分，呼吸27次/分，血压140/80mmHg，心率120次/分，律整，各瓣膜听诊区未闻及病理性杂音，双肺呼吸音减弱，腹软，无压痛及反跳痛，双肾区无叩击痛，双下肢无水肿，四肢肌力Ⅲ级。胸透示右下肺感染，血白细胞计数为19.9×10^9/L。

中医诊断：痿证（脾胃虚损，大气下陷）。

西医诊断：重症肌无力危象（迟发重症型），胸腺瘤摘除术后。

查房后建议治疗方案基本同案一。但由于其是迟发重症型患者，又进行第二次危象抢救，其难度尤大。2月24日、2月25日使用下列药物治疗，新斯的明0.5mg于三餐前半小时肌肉注射，溴吡斯的明60mg，每6小时1次，强肌健力口服液每次2支，每日3次，泼尼松20mg，晨顿服，雷尼替丁150mg，每日2次以保护胃粘膜，美托洛尔25mg，每日1次，降压减慢心率。

2月26日患者仍呼吸困难，无法吞咽，气促胸闷、心悸，大便稀，日行4次，小便可，舌质淡红，苔薄白，脉细。停口服西药，改由静脉给药。查房后建议予参麦针益气养阴，中药治以益气健脾。方药如下：

五爪龙60克，太子参50克，牛大力30克，云茯苓12克，白术12克，桔梗10克，山药15克，芡实15克，甘草3克，石斛15克，石榴皮24克。水煎，每日1剂，分2次服。

3月1日患者精神可，呼吸困难，气促、吞咽困难有所减轻，腹泻日5～6次，服药饮食后即泻，舌质红苔薄，脉细。患者目前精神状况可，将新斯的明改为临时用，减轻其对胃肠影响。舒普深改为西力欣。腹泻加用思密达治疗。心悸用慢心律片口服。查房后建议，将强肌健力口服液改为每次3支，每日3次。中药如下：

黄芪100克，五爪龙60克，太子参40克，茯苓12克，白术12克，桔梗10克，山药15克，芡实15克，甘草3克，陈皮3克，石斛15克，石榴皮24克。水煎，每日1剂，分二次服。

3月5日，患者仍有呼吸、吞咽困难，胸闷气促，但腹泻明显减轻，日行2-3次。停用西力欣，改用青霉素，停用复方氨基酸，改用果糖加强支持治疗，中药守上方。

3月9日，患者精神可，呼吸平稳，无胸闷、气促，吞咽可，二便调，舌质淡红，苔薄白，脉细。查房后建议：患者病情已基本稳定，但本病病情复杂，来势凶险，切不可掉以轻心。上方去石榴皮，余同。

3月12日，患者病情基本稳定，虽动则气促，痰涎多，但可自行吞咽，舌质淡红，苔薄白，脉细。青霉素已用一周，改为红霉素加氯霉素抗感染。

3月16日，患者病情稳定，完全停止吸氧，寐稍差，余无明显不适，舌淡红，苔薄白，脉细。

3月19日，患者体力日好，可以下床，眠差，舌淡红，苔薄白，脉细。地塞米松的量由原10mg减至6mg，中药如下：

黄芪60克，五爪龙30克，党参30克，茯苓20克，白术15克，山药20克，山萸肉15克，山慈姑10克，薏苡仁30克，枳壳10克，生龙骨（先煎）30克，生牡蛎（先煎）30克，甘草3克，陈皮3克。水煎，每日1剂，分2次服。

3月26日，患者呼吸吞咽平顺，病情稳定，停用地塞米松，改为泼尼松35mg口服（上午服20mg，下午服15mg）。中药如下：

黄芪90克，五爪龙30克，太子参30克，茯苓15克，白术15克，千斤拔30克，牛大力30克，石斛15克，山萸肉15克，山慈姑10克，肉苁蓉15克，薏苡仁20克，甘草3克，陈皮3克。

3月29日，患者步行出院，前后住院33天，费用15130元，患者及其家属非常满意。

例32. 陈某，女，38岁，住院号146581。

患者8岁时出现眼睑下垂等症，诊断为重症肌无力，治疗1年后病情好转，之后一直未再服药。2002年3月初出现全身乏力、四肢酸痛、右眼睑下垂等症，经某医院检查，新斯的明试验阳性，治疗1个月，病情逐渐加重，于2002年4月8日转入广州中医药大学第一附属医院。1999年发现高血压病，一直服用硝苯地平控制血压，有家族高血压史。

入院时症见神倦，右眼睑下垂，复视，眼球活动尚灵活，吞咽困难，呼吸不畅，颈软无力，四肢乏力，肢力Ⅳ级，舌淡胖苔薄黄，脉沉细。

入院体查摘要：T36.6℃，P80次/分，R22次/分，BP140/80mmHg。慢性病面容，精神倦乏，自动体位，右眼睑下垂，眼球活动尚灵活，口腔有痰涎分泌物，颈软乏力，心率80次/分，心律整，心音低钝，各瓣膜区未闻病理性杂音，双肺呼吸音清，未闻干湿啰音，肝脾未触及，双肾区轻度叩击痛，四肢乏力，腱反射存在，舌质淡胖，苔薄黄，脉沉细。

中医诊断：痿证（脾胃虚损）；大气下陷。

西医诊断：重症肌无力（迟发重症型）；高血压病。

中医治以升阳举陷，益气健力，予补中益气汤加减。

处方：黄芪30克，五爪龙30克，牛大力30克，千斤拔30克，党参20克，白术15克，当归10克，升麻12克，柴胡8克，法夏12克，陈皮3克，甘草5克。

并给予强肌健力口服液每次1支，每日3次。西药继续按患者原先所用溴吡斯的明每次60mg，每8小时1次，及口服硝苯地平降压，并予静脉滴注黄芪注射液、川芎秦注射液以益气活血。

按此原则治疗约一月余，期间患者发现泌尿系感染，中药以珍珠草30克易陈皮，同时配合针灸合谷、丰隆、足三里等穴位治疗，4月18日患者出现感冒，加用抗生素以预防感染，泼尼松由5mg生理量逐渐加大量至每次50mg，每日1次，中药在上方基础上略有加减。

5月4日。患者症状好转，吞咽及呼吸较顺利，寐差多梦，舌质淡胖，苔浊，脉弦细。诊查：心肺未见明显异常，BP120/80mmHg。效不更方，继续按补脾益损，强肌健力原则治疗，中药用上方减去桑螵蛸，加上紫河车温肾补精，夜交藤、素馨花疏肝养心安神。

5月28日患者恶寒半天，呈阵发性，手指、双肩臂和双下肢小腿处麻木感，双下肢乏力，大便质稀烂，量中，日一行，舌淡红，寸脉浮，尺脉弱。特邀余会诊。重症肌无力为虚损病，患者用抗生素和激素等免疫抑制剂后，脾胃之气更伤，易感受外邪，故诊其脉寸脉浮，微有外感，尺脉弱，为肾虚之故也，应先祛除外感为先。中药处方：

黄芪150克，五爪龙50克，太子参30克，白术15克，茯苓15克，升麻10克，柴胡10克，陈皮3克，豨莶草10克，菟丝子10克，甘草3克，薏苡仁15克，当归头12克。

二诊：5月31日。服药3剂，外感愈后，应适当加强补肾。

处方：黄芪150克，五爪龙50克，党参30克，白术15克，茯苓15克，升麻10克，柴胡10克，巴戟15克，菟丝子15克，当归头15克，陈皮5克，甘草3克。

三诊：6月14日。服药半月，患者能下地行走，月经来潮，量少且淋漓不净，色黯红，伴下腹胀满不适，寐可，大便质稀烂，日二行，舌红苔薄，脉细数。重症肌无力患者对于珍珠层粉、龙骨、牡蛎等重镇药必须慎用。中药处方调整如下：

黄芪90克，五爪龙50克，太子参30克，白术15克，茯苓15克，熟地24克，首乌15克，肉苁蓉15克，益母草30克，薏苡仁30克，陈皮5克，甘草3克。

月经过后去除益母草，继续服用。

四诊：6月24日。患者病情好转，吞咽及呼吸困难明显减轻，但由于患者三日前洗澡时不慎摔倒，膝关节酸软乏力，坐立困难，寐差，纳可，二便调，舌黯红，苔薄黄，脉弦细。中药以上方加千斤拔30克，牛大力30克，夜交藤20克，熟枣仁15克。

五诊：7月16日。患者双膝乏力，头晕，寐差，月经约40日仍未来潮，观其鼻头明亮有光泽，提示病情好转，舌质红，苔薄黄略浊，寸口脉浮，提示患者稍有外感。

处方：黄芪90克，五爪龙50克，太子参30克，茯苓15克，白术15克，千斤拔30克，牛大力30克，浙贝母15克，薏苡仁30克，千层纸10克，甘草3克，陈皮3克。

月经过时不行，全身不适，可加路路通20克，益母草20克通经。

7月18日患者月经来潮，无明显不适，步行出院。随访半年，病情稳定，生活自理，泼尼松已减量为每日30mg。

例33．伍某，男，30岁，住院号148723。

缘患者于1996年无明显诱因出现双眼睑下垂，复视，四肢无力，吞咽困难，语言构音不清，经诊断为重症肌无力，长期口服西药泼尼松、溴吡斯的明以及中药治疗。今年6月2日因感冒发热，咳嗽痰涎，诱发呼吸困难，吞咽不下，四肢无力加重，2002年6月8日急诊入广州某大西医院重症监护室，经使用高能抗生素、激素、新斯的明、溴吡斯的明、丙种球蛋白等药物治疗，病情仍无好转，再使用环磷酰胺，病情急转直下，患者全身瘫软，呼吸将停，危在顷刻，遂同意转院，于2002年6月11日上午车床推入院。

诊见：神倦，呼吸气短，吞咽困难，痰涎壅盛，四肢无力，眼睑下垂，颈软无力抬起，痰多，上颚及咽部在散在白银薄膜，舌质淡胖，舌苔白腻，脉微细弱。实验室检查：白细胞计数为11.3×10^9/L。

中医诊断：①痿证（脾胃虚损）；②大气下陷。

西医诊断：①重症肌无力危象（迟发重症型）；②肺部感染。

根据经验，中医升阳益气，强肌健力，予补中益气汤加减，重用黄芪、五爪龙，并予强肌健力口服液每次2支，每日3次。西药继续按照原西医院激素量地塞米松每日10mg，溴吡斯的明每次60mg，每日4次。但抗生素改用普通红霉素与氯霉素各1g/d静滴。

治疗十余日，病情仍然没有好转，呼吸困难需要持续吸氧，吞咽困难无法饮食，咳嗽痰多色白，口唇四周有多处溃烂，上颚及咽部黏膜出现大片白色薄膜，可剥落，留下潮红基底，四肢无力卧床不起，频频腹泻水样

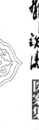

大便，舌苔白腻。双下肺可闻及干湿啰音。痰培养为白色念珠菌生长，大便涂片为发现真菌。连续两次检查仍为上述结果，考虑诱发重症肌无力危象之感染性质为真菌（白色念珠菌）感染，停用抗生素改用抗真菌药物治疗，病情仍未有起色，于6月17日特邀余会诊。

分析病情，白色念珠菌感染中医属于鹅口疮范畴，患者长期使用激素、抗生素，使用免疫抑制办法治疗，脾胃之气即元气大伤，元气伤则容易并发各种疑难病症，真菌（念珠菌）感染乃为其一。此为标实本虚之证，处方如下：黄芪90克，太子参30克，川萆薢15克，藿香12克，柴胡10克，升麻10克，白术12克，冬瓜仁30克，浙贝母10克，陈皮3克，甘草3克，珍珠草20克。

服药3剂，患者口唇四周多处溃烂已结痂，上颚及咽部黏膜白色薄膜消失，咳嗽减轻，痰涎减少，无腹泻，但仍有吞咽困难，四肢乏力，语言欠清利，双肺仍可闻及少许湿啰音。继续以上方治疗，并停用抗真菌药物，激素亦减量为泼尼松每日60mg（药效约相当于地塞米松8mg，原用量为10mg）。

6月25日，患者病情明显好转，停止吸氧，眼睑下垂，无复视，可进食软饭，语言较流利，可以自己下床行走，四肢肌力增强，痰少，无咳嗽，双肺呼吸音清，复查X光胸片，双下肺感染已吸收。

三日后步行出院，随访半年，生活自理并可从事轻工作，泼尼松减为20mg/日。

例34. 易某某，男，12岁，住院号158344。

2003年4月10日由湖南湘雅医院转入我院ICU，家长代诉患儿眼睑下垂两个月，四肢无力，不能吞咽、呼吸困难一个月。缘患儿于2003年2月初无明显诱因出现眼睑下垂，复视，朝轻暮重。3月5日突然病情加重，四肢无力，呼吸气促，吞咽困难，遂入住湖南湘雅二院，行头颅、胸腺CT检查未见异常，先后用甲强龙冲击疗法，并口服溴比斯的明、泼尼松、弥可宝、抗生素等药治疗，因病情逐渐加重，呼吸困难吞咽困难不能改善，于

3月8日行气管切开术使用呼吸肌辅助呼吸。经抢救后病情好转，但无法脱机拔管，遂于4月10日入住广州中医药大学第一附属医院。接诊时情况，呼吸困难、自主呼吸将停，口唇发绀，四肢全身无力，精神极差，气管切开套管口分泌物涌出，双肺闻及痰鸣音，血氧饱和度83%。中医诊断：大气下陷（脾胃气虚）西医诊断：重症肌无力危象；肺部感染；营养不良（中度）；气管切开术后。入院后即按ICU常规护理（特级护理），及其他药物对症处理。

4月13日，患儿开始发热，体温最高达39.5℃，白细胞29.1×10⁹/L，床边胸片右肺上叶不张，右肺上叶、左肺感染，痰液细菌培养"鲍曼不动杆菌"，考虑重症肌无力危象合并严重肺部感染，长时间气管切开通气困难以至肺不张，长时间不能进食导致严重营养不良，时体重仅17公斤。4月17日，患儿家属绝望，自行拔出呼吸肌接口离去。

4月18日，复查胸片示：右肺上叶及左肺不张，伴右中下肺代偿性气肿。笔者来到ICU看望患儿，并拿出5000元，说小儿生机蓬勃，也许还有生还之机。ICU主任当即重上呼吸机，鼻饲溴吡斯的明、强肌健力口服液每日60ml，中药以补中益气汤加减，处方：黄芪45克，五爪龙30克，太子参30克，白术15克，当归10克，升麻10克，柴胡10克，山萸肉10克，薏苡仁20克，紫河车5克，甘草5克，陈皮5克。

4月21日，病情好转，神志清楚，体温下降至37℃，痰涎分泌物减少。患儿用手写字问邓爷爷为什么要救他？笔者回答患儿两句话，一是学雷锋，二是希望孩子长大报效祖国。中药仍以上方加减，患儿病情渐趋稳定，并于5月7日顺利拔管。

5月12日，患儿危象情况基本得到控制，转入儿内科治疗。患儿虽度过了危险期，但体质非常虚弱，只有18千克，脾胃为后天之本，要让患儿吃饱饮足，不拘泥儿科会诊的意见（其意见是按照每公斤每天50mL入量，患儿体量17千克每天不超过800mL，包括补液鼻饲体在内），患儿体重轻是由于长期吞咽不下造成，要利用胃管，多鼻饲营养膳食，同时鼓励患儿自行吞咽。除能全力每天500mL外，可加医院营养室配制"力衡全临床营养膳"每次200ml，每日2次。中药仍以强肌健力口服液鼻饲，黄芪注射液静滴。由于患儿鼻饲进食量增加，体重在一周内增至21公斤，精神好，体力增，可下地行走。

5月19日查房证见：患儿举颈无力，构音较前转清，可以自行吞咽，眼球运动左转、上翻较差。行走自如，体重明显增加，10日左右增加5公斤。舌淡、苔稍腻，右寸脉浮滑，双尺脉弱。证属脾肾亏虚，拟方如下：

黄芪40克，党参20克，当归10克，白术12克，升麻6克，柴胡6克，桑寄生30克，薏苡仁20克，菟丝子12克，狗脊30克，五爪龙30克，楮实子12克，甘草5克。水煎服，每日1剂。

5月23日，拔除胃管，饮食恢复正常，重症肌无力危像基本消头。

5月29日查房，患儿呼吸吞咽顺畅，四肢有力，声音响亮，唯眼睑轻度下垂，而体重已增至24千克。舌淡、苔薄黄，脉弱。证属脾肾虚损，适当活动，避免剧烈运动，症状消失后仍需服药两年以巩固疗效；继续加强营养支持，每餐不要过饱。中药以健脾益肾为主，守上方加大五爪龙用量至50克。嘱可带药出院，患儿于6月9日出院，家属赠送锦旗书："最好医院，救命之恩"。随访至今，患者病情未再反复。

例35. 陆某某，男，50岁，住院号：171101。

2004年3月2日入院，患者两年前开始出现双眼睑下垂，伴有全身乏力，时有吞咽及呼吸困难，当时诊为重症肌无力，长期服用溴吡斯的明治疗，病情时有反复。一年前发现胸腺瘤，并在顺德市人民医院行手术治疗。2003年12月因甲状腺肿大伴甲亢在中山医行手术治疗，术后病情一度平稳。十天前开始出现吞咽及呼吸困难，2004年3月2日晨8时许，上症加重，遂急送入我院急诊科。在急诊科给予吸氧、吸痰及肌注新斯的明（共两次，总计1mg），后收入儿内科。入院证见：心慌、胸闷、呼吸浅促，痰多难咳，不能进食及说话，神志淡漠，口唇发绀，精神倦怠，四肢无力。两肺可闻及大量痰鸣音，舌淡红苔白腻，脉细数。查血分析示：白细胞计数为（WBC）：20.7×10^9/L；尿分析：红细胞（ERY）250/uL；镜检白细胞（++）；镜检红细胞（+++）；颗粒管型（0-1）/lp免疫全套：IgM2.72g/L（0.60-2.63），C-反应蛋白：66.6mg/L血糖（GLU）13.54mmol/L，余检查（-）。中医诊断：痿证（脾肾虚损、大气下陷）。西医诊断：重症肌无力危象；并胸腺瘤术后；并甲状腺部分切除术后。患者入院后呼吸困难症状渐加重，出现痰阻气窒、烦躁、口唇发绀加重等症状，急上呼吸机。已向患者家属交代了病情，目前患者宜转ICU专医专护治疗。但患者及家属拒绝，坚持本科诊治。鉴于此治疗上加强护理，注意气道管理，定时吸痰，保持呼吸道通畅，通过胃管鼻饲食物与药物。积极抗炎，加大溴吡斯的明用量，激素10mg/日，静脉滴注。加强对症支持治疗，维持水电解质平衡。

3月9日。患者神清，精神好转，今晨大便两次，质中等，小便正常，查体：呼吸有力，胸廓起伏好，两肺可闻及较多痰鸣音，眼裂增宽，瞳孔直径3mm，对光反射存在，球结膜水肿，四肢肌力V级，肌张力正常。血氧饱和度97%。胸片示：1.拟支炎；2.气管内插管。本病总属肾气亏虚，肾不纳气，中药功在补肾益气。方药如下：党参20克，茯苓15克，白术15克，巴戟15克，淫羊藿12克，狗脊30克，川断15克，锁阳10克，肉苁蓉12克。

上方煎药冲高丽参茶两包，分3次喂服。在医护通力合作下于3月10日成功脱机。

3月15日。患者呼吸平稳，言语流利，听诊双肺呼吸音清，自觉颈部不适，咽有梗阻感，血氧饱和度100%，舌胖大、苔厚浊，脉细涩。细菌鉴定：铜绿假单胞菌。地塞米松已用十余天，考虑用久效差，改为泼尼松每日两次口服，70mg/日。吞咽功能已无障碍，可拔除胃管。患者觉咽喉不适，但吞咽无梗阻，无呛咳，属气管插管损伤局部器官黏膜，气管拔管后一周咽喉不适症状可消失。中药以健脾益气为大法：党参20克，白术15克，茯苓30克，陈皮6克，橘红10克，巴戟20克，苏叶10克，砂仁6（后下）克，黄芪20克，甘草6克。

3月17日，患者精神较前佳，仍觉咽喉不适，吞咽欠顺畅，但无呛咳，言语尚清，语声低微嘶哑，时有流涎，痰多，纳眠可，四肢肌力正常，可下床行走，二便调，舌质转淡，苔白微腻，右脉虚，以肾脉为著，重按无力，左脉弦涩。患者准头亮，示病情好转，有生机；患者脉象见右肾脉虚，重按无力，为肾阳不足，肾不纳气之象，左脉涩示血少，涩中带弦，示正气来复；患者时有流涎、痰多，当属气虚生痰，治疗上应在生发脾阳的基础上辅以补肾纳气，忌攻下、消导及泻下之品，以免损伤正气。方药选用补中益气汤加用淫羊藿、巴戟及枸杞子补肾纳气，五爪龙益气除痰。具体方药如下：黄芪120克，党参30克，升麻10克，柴胡10克，当归头15克，巴戟15克，茯苓15克，白术15克，淫羊藿10克，枸杞子12克，陈皮5克，甘草5克，五爪龙50克。带回自煎。

3月20日，神清，精神可，言语低微清晰，进食已无呛咳，痰涎分泌减少，无呼吸困难，无发热，夜间睡眠良好，床边电图：频发室早，未见ST-T改变。既往有心律失常史，考虑为甲亢所致，无须特别处理。嘱患者注意休息，慎起居，防外感，多进食一些补中益气食物，如黄芪粥等，以促进疾病恢复。

患者于3月31日出院，出院时患者已能独立登上7楼而不觉得累，呼吸吞咽顺利，无特殊不适。患者写信称赞中医顶呱呱。

例36. 吴某某，女，17岁，海南人，住院号：189998。

因"眼睑下垂、四肢乏力1年，加重伴呼吸、吞咽困难半月"于2005年7月2日入住广州中医药大学第一附属医院呼吸内科。患者于2004年学校军训时，因疲劳出现双眼睑下垂、四肢乏力，遂就诊于当地医院，诊断为"重症肌无力"，一直服用溴吡斯的明、肌苷片等治疗，症状未见明显好转。入院半个月前患者无明显诱因病情加重，出现呼吸、吞咽困难，就诊于当地省医院，具体治疗不详，未见好转。入院症见：患者神清，全身乏力，眼睑下垂，呼吸、吞咽困难，语言含糊，痰多，无咳嗽，无发热恶寒，无恶心呕吐，纳食睡眠一般，大小便正常。体温（T）36.5℃，脉搏（P）75次/分，呼吸（R）20次/分，血压（BP）100/60mmHg。神志清，精神疲乏，营养一般，发育正常，对答切题，查体合作，气管居中，甲状腺无肿大。软腭不能上提，胸廓对称，无畸形，双肺呼吸音稍粗，未闻及明显罗音。心界不大，心率75次/分，律齐，各瓣膜听诊区未闻及病理性杂音，无心包摩擦音。腹软，无压痛，无反跳痛，肝脾肋下未及。肝区及双肾区无叩击痛，移动性浊音（－）。肠鸣音正常。脊柱、四肢无畸形，双下肢无水肿，神经系统检查：生理反射存，病理反射未引出。舌淡红，苔白，脉细。专科检查：眼肌疲劳试验（＋），上肢肌疲劳试验（＋），下肢肌疲劳试验（＋），软腭不能上提。中医诊断：痿证（脾肾虚损，大气下陷证）。西医诊断：重症肌无力危象，结合舌脉及临床症状，刘小斌教授认为此患者为中气下陷，与脾肾关系密切；治以补脾补肾，强肌健力；给予静滴黄芪针益气、能量合剂加强能量，罗氏芬预防感染，泼尼松、溴吡斯的明、654-2改善肌无力症状及对症支持治疗。中药口服强肌健力口服液。

2005年7月4日查房，患者神清，精神疲倦，全身乏力，眼睑下垂，呼吸、吞咽困难，语言含糊等症状减轻，痰涎减少，无咳嗽，无发热恶寒，无恶心呕吐，纳食睡眠一般，大小便正常，舌淡红，苔白，脉细。查体同前，实验室检查报：血分析提示：淋巴细胞计数为3.5×10^9/L，淋巴细胞百分比为49.7%，中性粒细胞百分比为44.8%；生化十二项示钾离子为3.28mmol/L，氯离子为108.2mmol/L，尿素氮为2.38mmol/L。症状好转，继续原治疗方案，以补脾益气，强筋健力，预防感染为主要治疗原则及对症处理。中药汤剂以益气补脾，升阳举陷为主法，方选补中益气汤加减。

处方：黄芪60克，五爪龙30克，党参30克，白术15，当归10克，升麻10克，柴胡10克，山萸肉15克，薏苡仁20克，山药20克，甘草5克，陈皮5克，水煎服，每日1剂。

2005年7月12日查房，患者神志清，精神可，肢体乏力、喉中痰涎较前好转，言语较前清晰，喉中痰涎仍稍多。伸舌较前有力，可过唇。无咳嗽，胸闷，无气促、呼吸困难，无发热恶寒，无恶心呕吐，纳眠一般，大小便正常。体查：眼睑下垂，无水肿，睑结膜无苍白，眼肌疲劳试验（＋），眼睑闭合不全。上肢肌疲劳试验、下肢肌疲劳试验持续时间较前增长，2～3分钟。舌淡红，苔白稍厚，脉细。患者病情较前好转，治疗有效，予加泼尼松10mg午后服，停用罗氏芬静滴，予舒普深1.0g静推，每天2次，余治疗暂同前，继续观察患者病情变化，以调整治疗方案。中药汤剂以益气补脾，升阳举陷为主法，方选四君子汤加减。

处方：黄芪45克，五爪龙45克，太子参30克，白术15克，茯苓20克，首乌20克，枳壳10克，薏苡仁30克，山慈姑20克，山萸肉15克，山药30克，甘草5克，益母草20克，水煎服，日1剂。

后患者病情一度继续好转，但至2005年8月13日，又精神倦怠，诉有周身乏力，右侧胸腹部憋闷不适，如有硬物压榨感，无疼痛，偶有呼吸困难，无咳嗽、痰涎多，言语不利、声音低哑，吞咽稍有困难，肢体活动可。无恶心呕吐，纳食可，偶进食后有饱胀感，夜眠可，二便可。查体：眼睑下垂，无水肿，眼肌疲劳试验（＋），眼睑闭合不全。双侧瞳孔等大等圆，直径约3mm，对光反射灵敏。颈软，颈静脉无怒张，无肝颈静脉回流征。双肺呼吸音减弱，未闻及明显罗音。心界不大，心率76次/分，律齐，各瓣膜听诊区未闻及病理性杂音，无心包摩擦音。双下肢无水肿。上肢肌疲劳试验、下肢肌疲劳试验持续时间较前差，约3分钟。舌质淡，苔白稍厚，脉细。胸片示：心肺膈未见明显异常。目前患者病情时有反复，中焦脾胃虚弱症状明显，治疗当加强补脾益气、滋阴养血，并佐以活血行气之品，以促进气血运化吸收。予中药汤剂以补中益气汤加减。

处方：黄芪100克，党参40克，白术20克，柴胡10克，升麻10克，艾叶12克，熟地25克，川芎10克，枸杞子15克，陈皮5克，巴戟15克，五指毛桃50克，甘草5克，当归头15克，阿胶10克（烊化），水煎服，每日1剂。

2005年8月22日晨四时，患者突发寒战发热，继而呼吸困难，测血氧饱和度94%，T38.6℃，给予嗅吡斯的明60mg鼻饲后症状有所缓解，午时患者仍然觉呼吸困难气促，测血氧饱和度93%，T38.6℃，考虑为重症肌无力危象，给予新斯的明1mg，阿托品0.5mg，糖盐500ml加地米5mg静滴，半小时后患者呼吸困难虽稍缓解，但复测血氧饱和度仍93%，20分钟后，又再下跌至88%，病情危笃，予使用呼吸机辅助呼吸。术后心电监护显示，血氧饱和度逐渐上升至98%，心率由120次/分降至105次/分，BP110/50mmHg。患者面色渐转红润，呼吸气促状况得到改善。

2005年8月31日晨查房，患者神志清，精神尚可，现仍予呼吸机辅助通气。已无发热。仍口中涎水多，黏稠。气管插管仍痰多，色黄黏稠。时有右侧胸前区胀闷隐痛不适。予以经胃管注能全力、流质饮食等。食欲可，二便可。已无小便带血丝。气管插管、经鼻胃管位置固定，无松脱。体查：T36.5℃，P92次/分，R18次/分，BP110/68mmHg，血氧饱和度（SPO$_2$）98%。双肺听诊可闻及大量痰鸣音，以呼气时明显。心率92次/分，律尚齐，各瓣膜听诊区未闻及明显病理性杂音。舌质淡，舌体胖大，苔薄黄。目前患者病情稳定，现呼吸机模式为SIMV（同步间歇智能通气），各项指标显示，患者目前自主呼吸情况尚可，肺顺应性较前好转。综合考虑近两日给予尝试脱机。9月1日9时许去除呼吸机。脱机后患者自主呼吸情况可，各生命体征稳定，脱机两小时后去除气管插管，继续心电监护、持续中流量吸氧。经鼻胃管位置固定，无松脱。中药自煎。

处方：黄芪120克，党参40克，白术20克，柴胡10克，升麻10克，艾叶12克，熟地25克，川芎10克，枸杞子15克，陈皮5克，巴戟15克，五指毛桃50克，甘草5克，当归头15克，阿胶10克（烊化）。脱机后患者自主呼吸尚可，但病情未稳定，复出现发热，结合血象考虑为感染可能，更改抗生素，及时给予对症处理。

2005年9月8日查房，患者神志清，精神可，无发热，偶咳，口中痰涎多，可自行咳出，纳眠可，二便调。体查：T37℃，P90次/分，R21次/分，BP104/59mmHg。满月脸，两颊部及背部可见红色疹点。双肺呼吸音清，偶可闻及痰鸣音。心率90次/分，律齐，各瓣膜听诊区未闻及明显病理性杂音。舌质淡，舌体胖大，苔薄白。经继续治疗，患者病情缓解出院，带中药：黄芪120克，党参40克，白术20克，柴胡10克，升麻10克，艾叶12克，熟地25克，川芎10克，枸杞子15克，陈皮5克，巴戟15克，五指毛桃50克，甘草5克，当归头15克，阿胶10克（烊化）。

例37. 李某某，女，43岁，住院号：190232。

因"双眼睑下垂1年"于2005年7月11日入住广州中医药大学一附院二内科，患者自2004年6月开始出现双眼睑下垂，耳鸣，当时未予重视。2005年3月开始症状加重，双眼睑下垂，吞咽欠顺，言语欠清，全身乏力，呼吸稍困难，饮水呛咳，伴有头痛，项僵硬，症状较重时二便失禁。曾服用溴吡斯的明、泼尼松等，症状改善不明显。为求进一步诊治入院。入院时症见：双眼睑下垂，耳鸣，全身乏力，呼吸困难，胸闷气短，饮水呛咳，颈项僵硬，下颌关节僵痛，进食时加重。偶有头痛，单侧或双侧，目痛，流泪，恶心，无呕吐。大便4～5次/日，质烂，小便尚可。体格检查：T36.5℃、P78次/分、R20次/分、BP114/70mmHg，咽反射存在，颈项僵硬，气管居中，甲状腺未触及肿大，颈静脉未见充盈，肝颈静脉回流征阴性。胸廓对称，双肺呼吸音清，未闻及干湿罗音。心界叩诊不大，心率78次/分，律齐，各瓣膜听诊区未闻及病理性杂音。腹软，无压痛及反跳痛，莫菲氏征阴性，未扪及包块。移动性浊音阴性。肠鸣音尚可。肝脾肋下未触及。双肾区无叩击痛。双下肢无浮肿，四肢肌力Ⅴ-纽。神经系统检查生理反射存在，病理反射未引出。舌质淡，苔白腻，脉弦。实验室检查：2005年3月15日于宁波市医疗中心拍CT示：前纵隔肺动脉旁占位，异位胸腺瘤可能，肝右叶多发囊肿。诊断：中医：痿证（脾肾亏虚）。西医：①重症肌无力危象；②多发性肝囊肿。患者病情较重，出现重症肌无力危象，留置胃管，予六参数心电监护。治疗上给予黄芪针补益中气，马斯平抗感染、Ⅴ佳林、能全力、复方氨基酸补充能量营养，溴吡斯的明抑制胆碱酯酶等措施。给予高舒达静推保护胃粘膜，患者口水较多给予654-2鼻饲拮抗。

2005年7月13日查房，患者神清，精神稍疲倦，双眼睑下垂，全身乏力，胸闷气短，颈项僵硬，偶有头痛、目痛，流泪，复视耳鸣头晕，口水较多，诉胃脘部不适感有所减轻，右下腹部压痛，留置胃管通畅。舌质淡，苔白腻，脉弦。胆碱酯酶受体抗体结果回报阳性。护理上保持呼吸道通畅，及时清除患者气管口腔分泌物，防止堵塞气道。并做好气管插管的准备。治疗上可给予洛赛克保护胃粘膜，患者口水较多，可静脉应用654-2，口服量减为5mg每次。抗感染方面可加用喹诺酮类如左氧氟沙星。

处方：黄芪60克，党参30克，五爪龙50克，牛大力15克，白术10克，升麻10克，柴胡10克，陈皮5克，薏苡仁30克，佩兰10克，楮实子15克，砂仁（后下）6克。

2005年8月10日，患者入院后经治疗有一定的好转，但症状反复，8月11日，患者行血浆置换治疗，之后面部及身体出现片状红斑，考虑为患者对异体血浆及药物的过敏反应，予抗过敏治疗后症状好转。但全身情况四肢无力吞咽困难呼吸气促仍无好转。

8月12日。患者神清，卧床，精神疲惫，四肢无力，腰背下肢肌肉酸痛，咽喉部不舒，吞咽稍欠顺，耳鸣，舌质淡，苔白腻，脉细弱，尺部更沉弱。

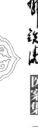

处方：黄芪120克，当归头15克，柴胡10克，升麻10克，党参40克，陈皮5克，白术20克，巴戟天15克，茯苓15克，川芎10克，炒白芍12克，熟地24克，淫羊藿12克，甘草5克，五爪龙50克。之后患者病情逐渐好转，于2005年8月29日带药出院，出院时神清，精神好转，右侧眼睑时有下垂，颈部无力，耳鸣，全身肌肉酸疼，大便成形，总体病情下午好于上午。体查眼肌疲劳试验阳性，上下肢疲劳试验阳性，抬颈仍无力，舌质淡，苔白腻，脉细弱。

例38. 萧某某，女，11岁，住院号：174614。

因"反复眼睑下垂、吞咽困难2年，加重伴呼吸困难7小时"于2005年8月8日入院。患者于2003年11月无明显诱因下出现全身乏力摔倒在地，当时伴有眼睑下垂、偶有吞咽困难，曾在我院门诊求诊，眼肌疲劳试验（＋），诊断为重症肌无力。2004年5月突然出现加重，伴有发热，到我院ICU住院治疗，门诊诊断为重症肌无力（少年型）危象，予西力欣、罗氏芬、阿托品、溴吡斯的明等抗感染、对抗肌无力危象等治疗后好转出院，患者病情时有反复。8月7日晚12点开始患者出现吞咽、呼吸困难，患者口服溴吡斯的明20mg后仍无法缓解，遂今晨7点来到我院急诊，急诊予新斯的明1mg肌注、地塞米松10mg静滴后，患者症状好转后入院，症见：头晕，吞咽困难，气促，纳差，全身乏力，二便正常。体格检查：T37.7℃、P90次/分、R21次/分、BP108/75mmHg，满月脸，双侧眼睑下垂，眼裂变小，双侧瞳孔等大等圆，直径2mm，对光反射灵敏，眼球活动灵敏。咽无充血，双侧扁桃体无肿大，咽反射存在。颈软，气管居中，甲状腺未触及肿大。胸廓对称，呼吸动度减弱，双肺呼吸音清，未闻及干湿罗音。心界叩诊不大，心率90次/分，律齐，各瓣膜听诊区未闻及病理性杂音。四肢肌力，肌张力正常，无浮肿。神经系统检查生理反射存在，病理反射未引出。余未见异常。舌尖红，苔黄腻，脉滑。诊断：西医：重症肌无力危象，中医：痿证，脾肾亏虚，湿热困脾型。治疗上予溴吡斯的明20mg，每6小时1次口服，地塞米松5mg静脉滴注，使用头孢拉定抗生素等预防感染，黄芪针、参麦针益气补脾；罗钙全、氯化钾等口服补钙、补钾。

患者于8日上午10：30am出现呼吸困难、吞咽困难，口中痰涎增多，予新斯的明0.4mg，肌肉注射，10分钟后，患者呼吸困难仍无明显改善，再予阿托品0.5mg肌注后，仍无明显改善。马上予六参数心电监护，显示：血氧饱和度为77～86％，血压（BP）130/80mmhg，心率（HR）105次/分；予气管插管、呼吸机辅助通气治疗，并予插胃管等。经以上处理，患者血氧饱和度可上升至100％，HR75次/分。9日上午刘小斌教授查房后认为：患者无外感的病史，考虑患者首次月经来潮引起内分泌激素水平变化，可能诱发此次重症肌无力危象发作。患者便溏，改胃舒平用硫糖铝鼻饲。患者病情较重，注意观察患者生命体征，观察几天后病情稳定后可考虑脱机。患者腹泻，暂不服用中药。

8月12日查房，患者神清，精神可，仍予呼吸机机械通气维持呼吸，呼吸平顺，六参数心电监护显示心率89次/分，血氧饱和度为100％；BP100～120/70～80mmHg；停留胃管，予能全力、流质营养餐鼻饲；患者偶觉胸闷心悸，小便正常，今日未解大便，无咳嗽，口中痰涎增多。查体：眼睑轻度下垂，双肺呼吸音清，未闻干湿罗音。心率89次/分，律齐，各瓣膜听诊区未闻及病理性杂音。中医诊断：痿证，中医辨证属脾肾亏损，气血两虚。中医认为脾主肌肉，脾气亏虚，肌肉失养，故见眼睑下垂，呼吸无力。肾为胃关，胃肾亏损，吞咽困难，或饮水反呛。患者气血不足，治疗应加强益气补血，配合强肌健力口服液鼻饲。

处方：当归头12克，川芎10克，熟地25克，黄芪30克，炒白芍12克，艾叶10克，阿胶10克烊化，炙甘草3克，陈皮3克，日1剂，鼻饲。

患者于8月13日第一次脱机后，于8月15日出现了呼吸困难、口中痰涎增多、咳痰无力，重新行气管插管术和维持呼吸机辅助通气，六参数监护，中医治疗予益气补血，配合强肌健力口服液鼻饲。于8月23日第二次脱机，脱机后无不适，呼吸平顺，六参数心电监护显示心率98次/分，血氧饱和度为100%；BP100-120/70-80mmHg；停留胃管，予能全力、流质营养餐鼻饲；患者口中痰涎减少，小便正常，夜间咳嗽。查体：双肺呼吸音清，未闻干湿罗音。心率98次/分，律齐，各瓣膜听诊区未闻及病理性杂音。刘小斌教授查房后指示：患者病情稳定，维持目前治疗方案，维持抗胆碱酯酶、抗生素、激素、钙剂等治疗，抗生素改用舒普深1g，每天1次。之后病情日趋稳定，于9月2日拔除胃管，维持抗胆碱酯酶药、抗生素、激素、钙剂等治疗方案直至出院。

例39. 荣某某，男，71岁，离休干部。

患者于1989年11月因眼睑下垂，吞咽困难，全身肌肉无力在开滦矿务局总医院确诊为重症肌无力、陈旧性脑梗死、脑萎缩并住院治疗。1990年7月发展为呼吸肌无力，连续两次出现呼吸、心搏骤停。经西医抢救，气管切开、输血等病情缓解。于1990年11月24日出现黄疸，肝功异常，HBsAg阳性，诊为急性黄疸型肝炎。经中西医治疗后肝功基本正常。肌无力症状靠呼吸机及溴吡斯的明（早90mg，午90mg，晚75mg，零晨75mg）维持。1991年3月派人来穗索方。遂予强肌健力饮加巴戟天、枸杞子、吉林参（另炖兑服）。每天1剂。1月后，颈肌无力情况明显改善，但咀嚼及吞咽仍费力，进食时呛咳。以后数月参考每次复信该院中医的舌诊、脉

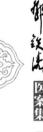

诊，在原方基础上，选加浙贝母、茯苓、首乌、薏苡仁、枳壳、鸡血藤、淫羊藿等药二三味加减治疗。

1991年12月20日该院中医科主任来信告知，患者病情稳定，全身状况及肌力逐渐恢复。能自行走50米左右。每天坚持户外活动1小时以上。1992年4月14日拔除气管插管。7月9日该院来函告知，患者体重增加，食欲好，四肢肌力增强，每天户外活动3小时左右，自行走200米距离。

[按语] 重症肌无力是一种由乙酰胆碱受体抗体引起的自身免疫性疾病，主要临床特征为受累肌肉极易疲劳，经休息后可部分恢复，以眼肌为先，全身肌肉均可受累。根据其受累肌群及程度不同可分为不同类型。采用改良Osserman分型，临床可把重症肌无力分为儿童、成人两大类。儿童重症肌无力包括少年型、新生儿一过性、家族性婴儿型、先天性肌无力四种。其中95%单纯眼肌受累，临床多称眼肌型，5%可发展为危象。成人重症肌无力，可分为Ⅰ型（单纯眼肌型、眼型）、Ⅱ型（全身型），又分为Ⅱ-A型（轻度全身型）、Ⅱ-B型（中度全身型）。Ⅲ型（重度激进型）、Ⅳ型（迟发重症型）、Ⅴ型（伴肌肉萎缩）。

例1～例6为儿童眼肌型重症肌无力，仅眼肌受累，无四肢无力等全身症状。可用补中益气汤加减治疗，临床疗效较好。除眼睑下垂外，还有眼球运动障碍，引起复视、斜视等症状，如例1、例3复视，眼球活动受限，例4～例5斜视，例6形体瘦削，均为肝血不足的表现，故长期用枸杞子、首乌、黄精、鸡血藤等养血益精。例5症见大便先硬后溏、腹泻，为脾胃虚弱，气滞不畅，故加山药、茯苓、佛手；患儿易感冒，为表虚不固，故以玉屏风散益气固表；症见汗多，加浮小麦、糯稻根以敛汗。另例1、例2、例5、例6患者均有服用抗胆碱酯酶药溴吡斯的明，病情未见明显好转或控制不稳定。同时服用中药后，可增加疗效，并逐渐减轻西药用量。除此之外，例1患者舌嫩无苔兼有裂纹，脉弱，都是肾阴不足的征象。治疗采用6天补脾阳，1天补脾阴之法，补脾时兼予补肾，养肾时兼予补脾，一法到底，直至治愈。例7、例8为成人眼肌型重症肌无力，虽症状较轻，但属虚损所致，故病程较长，易反复发作，一般可正常生活和工作，治疗仍可选用强肌健力饮加用益气升提之品。

例9为儿童全身型重症肌无力，以先天不足为主，补中益气汤为基本方，选加补肾益精之首乌、枸杞子、淫羊藿、仙茅、山萸肉、熟地、桔梗、桑螵蛸、菟丝子、肉苁蓉等一至二味加减治疗。例10、例11为成人重症肌无力Ⅱ-A型，例12～例27为成人重症肌无力Ⅱ-B型（中度全身型）。成人重症肌无力Ⅱ-A型，又称轻度全身型，除眼肌受累外，还伴有全身乏力，但一般无呼吸、吞咽困难。其中例10无眼睑下垂，诊断依靠现代医学手段，进行新斯的明试验及肌电图检测确诊。但在辨证治疗方面则按照中医理法方药，诊断为脾胃虚损，辨证脾胃气虚，治则强肌健力补脾益损，方药强肌健力饮重用黄芪至120克，疗效显著，肌电图检测也证明其与临床疗效同步一致。成人重症肌无力Ⅱ-B型又称中度全身型，多伴有吞咽不利、构音不清、呼吸气短、颈软抬头无力等症状，如不及时治疗可发展为危象，病情复杂，五脏相关。如例13为脾胃虚损，损及五脏，兼产后肝肾不足之证，治以健脾益损，兼补肝肾。例27为脾虚湿阻，除健脾补肾之外，加用川连、砂仁、佛手、薏苡仁等行气利湿。

强肌健力口服液是根据强肌健力饮药物组成比例制成，属脾胃虚损型的例4、例11、例15仅用强肌健力口服液补脾益损，强肌健力，临床疗效显著。

本案中有大量函诊病例，包括例2、例5～例8、例16～例27，其中眼肌型4例，全身型13例。因函诊大都无舌脉可辨，增加了辨证论治的难度，这就更加要求医者对病情的细微观察及用药的严谨。例5患者易感冒，即减小黄芪用量，长期用玉屏风散以益气固表。例6中虑黄芪量大过于温燥，即加玄参以制其燥性；例20患者因有轻度脑梗死，故用当归头、川芎以行血活血；症见脾肾虚寒泄泻，故加五味子以涩精止泻；兼有外感，故加防风以发表散风。我治疗本病虽喜用黄芪，但仍具体辨证视之。在函诊中，对于用量大小更加要谨慎。儿童一般用量为20～30克，成人则一般从60克起用，待患者服后无不适症状，再视病情逐渐加大用量，最大

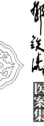

量可用至150克，其他药物也尽量选择用一些平和之药，而仍能使病情好转而收功，正是细微处见精神，平淡中出神奇。

重症肌无力呼吸危象按发病的缓急可分为迟发重症型和重度激进型，其中例28、例29、例31、例32为迟发重症型，例30、例33～例39为重度激进型；危象诱发的原因，例28～例30、例33～例38为肺部感染，例29、例31、例35为胸腺瘤，其中例33还合并有高血压，例38考虑首次月经来潮引起内分泌激素水平变化，诱发危象发作；而例39为信函救治的重症肌无力危象。危象的抢救要使用综合疗法，中西医结合。危象较重呼吸困难、吞咽不下时，要及时上呼吸机、插管、吸氧、抗感染治疗，以上几例均使用激素和抗生素。但同时我们在抢救时，时时注重顾护胃气，注意培补先后天之本。通过胃管鼻饲强肌健力口服液和食物，大大缩短了病程。危象缓解后，主要用中医中药治疗，汤剂强肌健力饮加减，其中病情比较重的患者，我们还亲自帮他们煮中药，患者恢复得非常快，并且随诊观察，也大大降低了复发率。对重症肌无力危象，西医多主张手术摘除胸腺，但就临床观察来看，手术只能缓解一时症状，如果护理不当，仍会发生危象，一般是手术后3年内，危象发病率最高，并且做过手术的患者危象时症状更重，更难救治。此时纯西医治疗往往无效，如例30～例36均为著名西医院救治无效而转入我院的。

二、评析

（一）辨证要点

运用中医中药治疗重症肌无力，是当前很值得研讨的课题。邓老认为从重症肌无力的病理机制和临床表现来看，应属中医的"虚损证"。因该病治疗时间长，难度大，甚至危重等特点，用虚损病症名称才能说明该病本质，可归为中医痿证范畴。在此前提下，根据重症肌无力的临床表现及分型，又可具体细分，如独见眼睑下垂者属"睑废"；四肢痿软无力者属"痿证"；呼吸困难、危在顷刻者属"大气下陷"。邓老根据"脾胃虚损，五脏相关"理论指导，治疗本病收到一定的效果。脾胃虚损，语出金元李杲《兰室秘藏·脾胃虚损论》："脾胃既损，是真气、元气败坏，促人之寿。"此语是对重症肌无力疾病本质认识。五脏相关，反映重症肌无力及其危象发生后复杂的临床症候。

1. 病因病机

邓老将本病的病因病机可归纳为先天禀赋不足，后天失调，或情志刺激，或外邪所伤，或疾病失治，或病后失养，导致脾胃气虚，渐而积虚成损。病理机转始终以脾胃虚损为中心环节，并贯穿于本病的全过程，这就是本病辨证论治的着眼点。主要病机为脾胃虚损，五脏相关。概括其病因病机如下图：

脾胃虚损：

先天不足 ⎱
后天失调 ⎰ 脾胃气虚—积虚成损—肌肉失养 ⎰ 眼睑下垂（上睑属脾）
四肢无力（脾主四肢肌肉）
吞咽困难（胃主受纳）

五脏相关：

延及五脏 ⎰
肝血不足，肾精亏损——复视、斜视，眼睑闭合不全
损及肺肾——构音不清、音哑，饮水反呛，呼吸气短
脾虚及肾——嘴嚼乏力，颈软头顷，躯干、全身无力
心血不足——表情呆滞，心悸，失眠
肝郁痰结——情绪不稳，烦躁不安，甲亢
纵隔胸腺——胸腺增生、肥大，甚至肿瘤
大气下陷——呼吸困难，危象出现

2. 辨证论治

重症肌无力证属"脾胃虚损"，根据《黄帝内经》"虚则补之""损者益之"的原则和"五脏相关"理论，治疗以补脾益损，升阳举陷为治疗大法，兼顾养血益精以固肾，机圆法活处理五脏兼证。急则治其标，缓则治其本，肌无力危象，以标证为主要矛盾，提倡中西医结合进行抢救。

（二）方药特色

邓老在长期临床实践基础上，自拟强肌健力饮，方以补中益气汤为

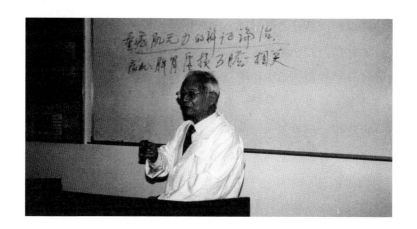

主，加大剂量黄芪（60～150克）、五爪龙或千斤拔等，同时亦兼顾养血益精固肾。

基本方：黄芪60克，五爪龙60克（或千斤拔、牛大力），党参30克，白术15克，柴胡10克，升麻10克，当归10克，陈皮3克，炙甘草5克（小儿常加用枸杞子、独脚金）。

治法：强肌健力，补脾益损。

方解：本方源于李东垣之补中益气汤，但又有异于原方。东垣用药偏轻，意在升发脾阳，以达补益中气，健运脾胃。本方参芪术之用量较大，针对脾胃虚损而设，且增加五爪龙一味，其益损强肌之力倍增。五爪龙，功能补脾益肺，生气而不助火，又称"南芪"，与黄芪南北呼应。此方对眼睑下垂者效好，若有吞咽困难、构音不清者，可用茯苓、枳壳代替当归、升麻、柴胡，此又称为强肌健力Ⅱ号方，病情稳定的患者可两方交替长期服用。用量视病情而定，根据李东垣补中益气汤立方本旨，黄芪用量最重，参、术次之。此方对眼睑下垂者效好，若有吞咽困难、构音不清者，延髓支配肌肉受累，根据肾主髓理论，可用补肾肉苁蓉、杜仲、紫河车。邓老在用此方治疗肌肉疾病时，黄芪的用量，儿童一般为20～30克，成人则一般从60克起用，待患者服后无不适症状加至90克；再视病情逐渐加大用量。

加减：善治脾者，能安五脏，脾胃虚损是该病主要证型，出现五脏兼证者，可以在强肌健力饮基础上加减用药。兼肝血不足者，复视、斜视明显，可加首乌以养肝血，或加枸杞子、山萸肉同补肝肾；兼肾虚者，抬颈无力或腰脊酸软者，加枸杞子、狗脊以补肾壮腰；阳虚者，腰酸，夜尿多，加菟丝子、桑椹子、杜仲、桑螵蛸固肾缩泉；阳虚明显，畏寒肢冷者加巴戟、肉苁蓉、淫羊藿、紫河车、鹿角胶、锁阳、关沙苑等轮换使用以温壮肾；肾阴虚者，口干咽燥，加旱莲草、女贞子以滋养肾阴；肾阴虚明显加山萸肉，或加服六味地黄丸；兼心血不足者，心悸、失眠，夜寐多梦，加熟枣仁、夜交藤养心安神；兼胃阴虚者，口干，苔剥，党参易太子参，加石斛、小环钗以养胃阴；兼痰湿壅肺者，胸闷、气促，加茯苓、百合、橘络、百部、紫菀；兼湿滞者，苔白厚或白浊者加茯苓、薏苡仁以化湿；兼痰湿者，咳嗽痰粘，加薏苡仁、茯苓、浙贝母，陈皮改为橘络；兼前额眉心痛，加山萸肉，生牡蛎；兼手臂酸痛，加桑寄生；吞咽困难者，以枳壳易陈皮，加桔梗一升一降，以调畅气机。

　　本病常兼见多种病症，兼外感表证，鼻塞流涕，咽痒咽痛，咳嗽咯痰，恶寒发热，头痛等症状，可服强肌健力饮之轻剂，酌加入豨莶草、桑叶、玄参、百部、千层纸、胖大海、紫菀、浙贝母等。合并甲亢，加山慈姑、炒山甲、生牡蛎。胸腺肿瘤或胸腺肥大，加山慈姑、玄参、浙贝母；合并高血压，选加鳖甲、牛膝、石决明；慢性肝炎，加川萆薢、珍珠草、山药；肾炎血尿，加山药、玉米须、珍珠草、小叶凤尾草；肌肉萎缩，加紫河车；月经量少不通，加路路通、王不留行；月经过多，加阿胶；长期服用激素治疗者易致湿浊壅滞，加薏苡仁、茯苓化湿减轻激素副作用。由于病程日久，病情缠绵，脾肾阳衰致气血运行不畅，而兼有气血瘀滞经络之象，舌黯红，尖边有瘀点，瘀斑，脉涩。可酌加丹参、当归、桃仁、红花等活血通络之品，瘀象明显者须加搜剔络中瘀血的蜈蚣、全蝎、僵蚕等虫类药。

　　久经中西药治疗疗效不满意，出现眼球活动受限、或固定不移、或斜视，可考虑配合梅花针治疗。眼睑属脾，眼球瞳仁属肾，根据五脏相关学说眼球活动受限是脾虚及肾，病情较重，治疗难度较大。药物配合针灸推

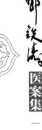

五指毛桃又称五爪龙
健脾補肺 補而不燥

邓铁涛书
二○○七年卅一日

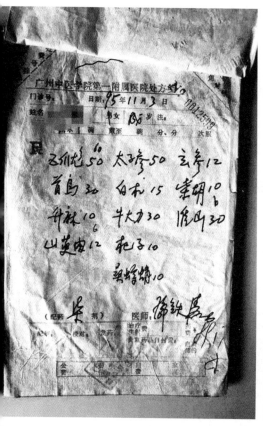

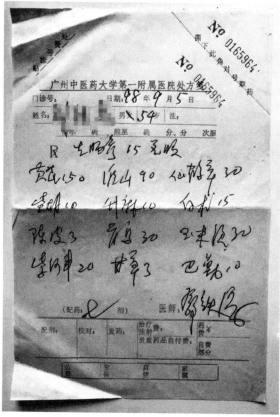

拿治疗，短期内可明显改善患者症状。

（三）临证体会

本病为脾胃虚损之顽疾，病程长，易复发，故不论中药、西药都需长期服用。特别是用大剂量激素冲击疗法时，在病情好转后，不能减药太快或骤然撤药，否则极易导致病情复发，甚至加重，严重时还可诱发危象。在服用中药的同时，如果病情渐有好转，且病情控制较稳定时，可逐渐减少激素用量，一般每月递减半片至一片后观察两周，如无不适，再继续往下减。服用中药可协同西药增加疗效，减轻西药的副作用，并逐渐减少西药用量。但要注意的是，中药需服用一段时间后疗效方能比较明显，故患者要有信心和耐心，坚持长期服用。邓老强调，在临床症状完全好转后，仍需服用两年中药，才能巩固疗效，防止复发。

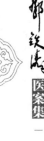

若出现大气下陷之肌无力危象，症见呼吸困难，痰涎壅盛，气息将停，危在顷刻，应及时采取抢救措施，可中西医结合，加强吸氧、吸痰、插胃管，鼻饲中药，辨证使用苏合香丸或安宫牛黄丸点舌以及其他中成药除痰，保留灌肠等。感染严重时用抗生素。

本病疗程较长，应注意从心理上使病者树立信心，保持精神愉快，以防情志所伤。平时应慎起居，避风寒，预防感冒，避免过劳。不宜滥用抗生素，忌食芥菜、萝卜、绿豆、海带、西瓜、豆腐等性味寒凉的食物，补之以血肉有情之品。

运动神经元疾病

一、医案

例1. 陈某，女，48岁，1999年4月19日初诊。

患者于3个月前始出现右上肢无力，逐渐波及右下肢，并出现肌肉跳动，语音含糊不清，症状日渐加重，体检：发音不清，咽反射减弱，软腭提升尚可，舌肌萎缩，震颤，右侧肢体肌张力低，肌肉萎缩，肢围比健侧小1cm，肌力4级，腱反射减弱，病理征阴性。舌淡胖，苔薄白，脉细弱。

西医诊断：运动神经元疾病，进行性球麻痹。中医诊断：痿证，脾肾两虚型。治以健脾补肾为法。

处方：黄芪60克 五爪龙、千斤拔、牛大力、鸡血藤各30克，党参、杜仲、茯苓各15克，白术12克，陈皮3克，桑寄生20克，甘草6克。

配合针灸治疗，取穴肩髃、曲池、手三里、合谷、髀关、伏兔、足三里、阳陵泉、悬钟、太溪（均为右侧）及脾俞、膈俞、肾俞、上颈段夹脊、风池。以提插补法为主，配合温针灸。每天1次，10天为1个疗程。

治疗4个月，右侧肢体肌力达5级，恢复正常肌力，肌肉跳动消失，走路平稳，舌肌萎缩明显改善，但讲话仍有鼻音，舌肌震颤，出院后继续服中药，半年后随访，已正常工作。

例2. 蔡某，男，46岁，马来西亚华侨。住院号116792。

患者于1996年起病，由左上肢无力渐发展致全身肌肉进行性萎缩，在马来西亚、新加坡等医院确诊为"肌萎缩侧索硬化"，经利鲁唑治疗

1个疗程后，病情加重，遂来我院治疗。症见：全身肌肉萎缩，四肢无力，肌束震颤，吞咽困难，只可进食少量流质饮食，饮水反呛，痰多难咯，张口困难，舌缩不能伸，眼屎多，口臭，烦热不渴，大便排解困难，只能靠泻药或灌肠，舌淡嫩、苔少、中根腻，脉右手反关，左脉轻取浮弦，沉按弱而无力。体检：体温36.5℃，脉搏80次/分，呼吸25次/分，血压140/80mmHg，被动体位，心肺未见异常，四肢肌力Ⅱ级，肌张力增强，腱反射亢进，巴氏征（＋），双踝阵挛（＋）。实验室检查：血乳酸3.49μmol/L，血钾2.69mmol/L，心电图检查：心肌缺血，肌电图：神经元损害。

辨证属脾肾阳虚夹痰夹瘀。予补中益气汤加减，静脉滴注黄芪注射液每日20mL，配合悬灸百会、足三里、三阴交，并取黄芪针2mL，交替注射脾俞、肾俞、大肠俞、足三里、三阴交、阳陵泉等穴位，每次分别取2~4个穴位，中药内服、外洗、灌肠三者结合。

内服中药方：黄芪60克，党参30克，五爪龙30克，巴戟12克，桑寄生30克，白术30克，鸡血藤30克，归头12克，川芎10克，赤芍15克，全蝎10克，僵蚕10克，水蛭10克，地龙10克，柴胡9克，升麻9克，陈皮6克，法半夏12克。

外洗方：海桐皮12克，细辛3克，吴茱萸15克，生川乌12克，艾叶9克，川断10克，羌活10克，独活10克，荆芥6克，防风10克，归尾9克，川红花6克，生葱4条，米酒40克，米醋40克。外洗并用药渣浸左上肢。

灌肠方：五爪龙60克，枳实10克，玄明粉6克。

服药两剂，眼分泌物多及饮水反呛止，口臭痰多之症亦减轻，进食量增加，可进食两碗流质。继续上述治疗方案，黄芪逐次增至60克、90克、120克、150克、180克，温阳药如巴戟、杜仲、寄生、川断、菟丝子、肉苁蓉等交替使用，白术增至60克，虫类化痰化瘀药水蛭、全蝎、蜈蚣、土鳖虫、僵蚕等交替使用。

1999年9月，患者四肢肌力增加，可张大口，微伸舌于外。曾分别于9月24日、10月21日外感，出现鼻流清涕、咳嗽、痰多。辨证为体虚外感，

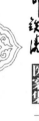

以桂枝汤合止嗽散加五爪龙治愈，未用抗生素及其他中成药。由于并发症处理得当，患者症状改善明显，肌张力由亢进渐减弱，至12月可在家人的搀扶下站立5～10分钟。

11月改灌肠方如下：

方一：五爪龙60克，枳实15克，玄明粉6克。

方二：桃仁10克，归尾6克，地龙12克，石菖蒲10克，川红花6克，牛膝15克，大黄5克（后下），朴硝3克（冲），赤芍15克，丹皮10克，川芎10克，冬瓜仁30克。

2000年1月，停用灌肠方，此后大便一直畅通，2～3日自行排便1次。1月27日，血乳酸1.98μmol/L，心电图示正常。

2000年4月11日，患者再次出现吞咽困难，晨痰涎多等症。当时正逢春夏之际，雨多湿重，根据病情变化，选加化湿行气之品。

处方：黄芪150克，五爪龙60克，巴戟15克，续断12克，党参30克，陈皮6克，白术30克，茯苓12克，全蝎12克，僵蚕12克，炙甘草10克，当归12克，柴胡9克，升麻9克。

悬灸百会每日2次。

处理后患者痰涎减少，吞咽困难改善，进食量增加。至2000年7月，患者可自行抬腿，肌力增至Ⅲ级。此后，维持原方案，选加露蜂房、益智仁等温阳之品交替使用。

2000年8月，再次外感发热，体温37.8℃，微恶风，鼻塞，流涕，予桂枝汤合止嗽散加减。

处方：桂枝12克，白芍12克，大枣5枚，防风6克，百部9克，荆芥穗6克，炙甘草10，白前6克，苍术6克，紫菀12克，藿香6克（后下），五爪龙30克。每日2剂。

2日后汗出热退，外感症状消失，续服补中益气汤加温肾化痰化瘀之品如上方。

2000年10月秋季，考虑秋燥伤阴，在补益脾肾基础上加入养阴之品：生、熟地各12克、枸杞子12克，余方同前，患者病情稳定，症状无进退，每餐进流食两碗，牛奶等作加餐。

2000年11月患外感，咳嗽痰多，痰黄色、质黏稠，症状以午后为重。考虑体虚外受风寒，肺有痰热。

处方：苏叶6克，枇杷叶12克，紫菀10克，百部10克，橘络10克，川贝6克，胆南星10克，千层纸10克，龙脷叶12克，五爪龙50克，甘草6克。

上方服5剂，诸外感症消失，续治疾病之本，用前述温补脾肾之方，考虑此次外感伤阴之征，再加生地、熟地各12克，枸杞子12克，石斛12克，去行气之厚朴，以防伤阴。

2000年12月13日，牙龈出血，以早晨为主，伴见痰多，脉沉弱，舌淡瘦苔薄白，考虑出血系阴药碍脾胃之运化，以致脾肾之阳虚证加重，去养阴之品，改服前述温补脾肾之方，服两剂后，牙龈出血止，早晨痰减，续守上方。

2001年1月至6月，患者病情稳定，每餐进食两碗流食。

基本方：黄芪150克，山药90克，党参30克，半夏12克，白术20克，巴戟15克，五爪龙60克，川断15克，柴胡9克，升麻6克，全蝎9克，当归12克，橘络10克。加减药物有僵蚕、全蝎、何首乌、水蛭、枸杞子等。

患者生存达5年以上。

例3. 张某，女，56岁，住院号154527

2002年12月2日入院。患者于2000年初因摩托车撞伤腰部后，致腰部疼痛，继而出现右手、右下肢无力伴肌肉震颤，右手鱼际肌肌肉萎缩，病情逐渐发展，波及对侧上下肢萎缩，并出现四肢无力、饮水呛咳、吞咽欠顺，舌肌逐渐萎缩无力致使构音不清，颈软无力抬举，瘫痪。曾先后在江苏、北京等多家大医院住院治疗，在上海市某医院诊断为"肌萎缩侧索硬化"，经口服力如太，转移因子皮下注射等药物治疗，病情仍无好转，进行性加重，遂求治于中医。既往有高血压病史，平素服用洛丁新、倍他乐克控制血压。

体查：T36.7℃，P80次/分，R20次/分，BP120/80mmHg。慢性病面

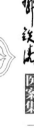

容，精神倦乏，被动体位，构音不清，张口困难，咽检查不理想，舌缩难伸，舌肌震颤，咀嚼肌无力，口腔有痰涎分泌物，颈软乏力，全身肌肉萎缩，双上肢肌力Ⅱ级，双下肢肌力Ⅱ～Ⅲ级，膝腱反射亢进。

诊见：全身肌肉萎缩，四肢无力，肌束震颤，吞咽及呼吸不利，只可进食半流质食物，饮水反呛，构音不清，痰多、无力咳出，张口困难，舌肌萎缩，伸舌困难，寐差，排便乏力，三日一行，量少，舌质淡胖，苔略浊，脉虚弱。

西医诊断：肌萎缩侧索硬化症；高血压病。中医诊断：痿证（脾肾虚损）。

治疗原则：中医健脾补肾，强肌健力。予补中益气汤加减。

处方：黄芪60克，五爪龙45克，牛大力30克，千斤拔30克，全蝎10克，土鳖虫10克，杜仲15克，首乌20克，巴戟天15克，淫羊藿15克，太子参30克，白术15克，陈皮5克，甘草5克。

并予口服强肌健力胶囊每次4粒，每日3次（吞咽困难者可拆出粉加水服用），辅酶Q10每次10mg，每日3次，维生素E 10mg，每日3次，静脉滴注黄芪注射液、能量合剂。

12月12日，服药10剂后，患者自觉精神好转，四肢无力减轻，可自行抬腿，双下肢肌力增加至Ⅲ级，双上肢肌束震颤及舌肌震颤减少，饮水呛咳情况亦减少，但张口仍较困难，舌难伸出，口干有燥热感，大便秘结三日未行。患者大便不通，考虑为脾虚便秘，故需益气润肠通便。

处方：黄芪45克，五爪龙30克，党参30克，白术15克，当归10克，蜈蚣2条，僵蚕10克，杜仲15克，鹿角霜30克，夜交藤20克，素馨花10克，橘络10克，陈皮5克，甘草5克。

12月20日，患者神清，精神好，四肢肌力明显增加，可在家属的搀扶下缓慢行走5～10分钟，张口较前大，舌可微伸于外，构音较清，痰涎减少，膝腱反射亢进渐减弱，效不更方，中药仍以上方减去鹿角霜、橘络，加石菖蒲、郁金以醒神开窍。

12月27日，患者可手扶阳台边做抬腿活动，双下肢肌力已增加至Ⅳ

级，双上肢肌力Ⅲ级。

两天后，患者出院自行调养，用上面几条方继续交替煎服。

例4. 谢某某，男，41岁，工程师。

因"渐进性四肢乏力3年余"于2003年11月28日入院，住院号：167556。患者于2001年初日常活动中发现右肩、右手乏力，上抬受限，当时未曾重视。同年夏季患者发现右上肢肌肉萎缩，乏力渐进加重，以近侧端肌肉为主。当时就诊于美国当地医院，未明确诊断。2002年1月开始累及右上肢，同年7月经当地医院初步诊断为"肌萎缩侧索硬化症"，一直接受西医系统治疗，病情无好转。2003年春开始出现双下肢乏力，上楼困难。入院时症见：神清，精神可，四肢乏力，近侧端肌肉为甚，双上肢平举不能，下肢上抬受限，行走后觉四肢乏力，下肢肌肉跳动。无吞咽困难，无呼吸困难，无眼睑下垂，无复视，无胸闷心慌，无头晕呕吐，纳眠可，二便尚调。既往有"高甘油三酯血症"数年。查体：脊柱正常，双上肢、大小鱼际肌肉轻至中度萎缩，双股四头肌轻度萎缩。四肢肌张力基本正常，双上肢肌力Ⅱ级，双下肢肌力Ⅳ级。腱反射正常，病理性反射未引出。舌质淡、苔腻，脉细弱。

西医诊断：肌萎缩侧索硬化症。

中医诊断：痿证（脾肾亏虚，痰浊阻络）。

入院后予强肌健力胶囊，补达秀、维生素E、维生素AD、罗盖全等对症治疗，口服绞股蓝总甙以降血脂，口服开博通、脑络通胶囊以改善脑部血液循环，减低血压，静滴川芎嗪针、黄芪针以益气活血通络，肌生针肌注双足三里穴，中药治以益气健脾补肾，活血通络。

2003年12月3日，查TG 4.83U/L，AST 40U/L，ALT 38U/L，ALP 63U/L，CK 613U/L，CK-MB 28U/L，LDH 147U/L，HBDH 125U/L。四肢乏力减轻，无明显肌肉跳动，骨三科会诊后认为诊断明确，建议轻手法按摩，可采用中药熏洗法。

2003年12月10日，神清，精神可，诉行走久觉下肢轻微乏力，肌肉跳

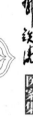

动，舌暗淡、苔白、厚腻，脉细弦。本病应属脾肾亏虚，痰浊阻络。患者先天禀赋不足，体质虚弱，加上饮食不节，损伤脾胃，复感外邪，正虚则邪侵，导致脾肾亏损，治以健脾益气，活血通络，化湿祛风为法。

处方：黄芪90克，五爪龙60克，生薏苡仁30克，僵蚕10克，全蝎10克，当归15克，川芎10克，赤芍15克，巴戟15克，鸡血藤30克，防风6克，甘草5克，陈皮3克，法夏10克，党参30克。

2003年12月24日，神清，精神好，一般情况好，病情有所好转，纳眠可，二便调。舌淡黯苔白腻根厚，脉弦。病情稳定，没有继续发展，舌脉表现为脾胃亏损为主，肾气尚可，脉象尺部尚有力，中医辨证为脾胃亏损，肾气不足，湿痰阻络之证。缘患者禀赋不足，体质虚弱，感受外邪，正气虚弱，虚实夹杂，病位在四肢肌肉，与督脉、脾肾有关，治疗以益气健脾补肾养血通络为法。

处方：黄芪100克，五爪龙60克，生薏苡仁30克，僵蚕10克，全蝎10克，当归15克，川芎10克，赤芍15克，防风6克，党参30克，茯苓15克，白术15克，法夏10克，陈皮3克，鸡血藤30克，甘草5克。

2003年12月30日，复查TG 4.22U/L，AST 28U/L，ALT 49U/L，ALP 54U/L。神清，精神好，病情好转，四肢乏力减轻，肌力好转，纳眠佳，二便调。上肢肌力Ⅱ级，下肢肌力Ⅳ级，舌黯淡，苔白腻脉细。予带药出院，继以上方调理。随访至今，病情稳定，一般情况可。

例5. 邝某某，男，36岁，美国纽约皇后区。住院号：167715。

因"双手无力，肌肉萎缩一年余，上腹胀痛三年余"于2003年12月2日入院。患者既往较多使用电脑，去年10月装修房屋后出现双手无力，握筷子不稳，并渐见肌肉跳动，双手轻微颤动，消瘦，于2003年4月在美国当地医院诊治，诊断为"ALS"，治疗效果不理想。既往有胃痛病史三年余。现症见：神清，双手无力，以大拇指为甚，双手大小鱼际萎缩，双下肢乏力，行走十余分钟即感疲劳，偶有左上腹部隐痛，无泛酸嗳气，略有头晕，纳可，口干，大便略干。略瘦，咽充血，语言清晰准确，舌无颤动，舌体无萎缩。脊柱自胸椎下段至腰椎上段略向右弯曲畸形，无明显压痛，肩胛部及双上臂可见肌肉跳动，四肢消瘦，无水肿，双手大小鱼际肌萎缩，手指略弯曲，可见颤动。神经系统生理反射存，感觉正常，双膝跳反射略亢进，巴氏、戈氏等征阴性。舌暗红，苔薄白，脉细弱。四诊合参，本病当属祖国医学"痿证"范畴，证属"脾胃亏虚，筋脉失养"型。缘患者起居不慎，损伤脾胃，导致脾胃亏虚，运化失司，气血生化乏源，筋脉失养，久之萎缩乏力发为本病，并伴有偶有左上腹部隐痛之症。舌黯红，苔薄白，脉细弱皆为脾胃亏虚，筋脉失养之征象。查AST 43U/L，ALT 50U/L，UA 438μmol/L，CK 714U/L，CK-MB 39U/L，LDH 189U/L，HBDH 161U/L，C 30.83g/L，ANA 弱阳性，ds-DNA弱阳性。

西医诊断：肌萎缩侧索硬化症；慢性浅表性胃炎。中医诊断：痿证（脾胃亏虚，筋脉失养）。

入院后予强肌健力胶囊、洛赛克、补达秀、维生素B_1、维生素AD、肌苷片、辅酶Q10、舒乐安定、邓氏药膏等对症支持治疗，口服肝泰乐以保肝，静脉滴注黄芪针、参脉针以益气活血通络，肌生针肌注双足三里穴。

2003年12月10日查房，双手乏力依旧，行走较多则双下肢乏力明显，自觉肌跳减少，咽不适减轻，晨起有少许痰，色黄，口苦，纳一般，大便略干，舌黯红苔白腻，脉右沉缓弱，左细弱。双上肢肌肉萎缩，以大小鱼际肌、指间明显，双下肢略消瘦。治以补气利湿，活血通络。

处方：全蝎12克，僵蚕12克，生薏苡仁30克，黄芪30克，五爪龙60克，柴胡10克，升麻10克，鸡血藤30克，茯苓15克，白术20克，秦艽20克，甘草5克，陈皮5克，桑寄生30克。

2003年12月15日，复查AST 52U/L，CK 403U/L，CK-MB 27U/L，LDH 177U/L，HBDH 154U/L。各项指标均有下降，患者病情尚稳定，症如前述，舌淡苔腻脉缓，湿阻脾胃，故加强健脾化湿之力。

处方：茵陈30克，薏苡仁30克，茯苓皮30克，五爪龙30克，千斤拔15克，牛大力15克，巴戟15克，龙骨30克，青天葵10克，砂仁6克，鸡内金10克，太子参20克，黄精10克，炙甘草5克，山药15克。

2003年12月24日，患者神清，精神可，诉乏力、纳一般，眠欠安，口略干，无咽痛，大便调。四肢及肩胛肌明显萎缩，可见较频肌跳，脊柱变形有所好转，患者诉贴膏药处瘙痒，皮痒可能是过敏所致，可换部位敷贴。目前患者肌跳明显，属肝风内动范畴，宜柔肝熄风，可加鳖甲等养阴潜阳柔肝熄风。

处方：五爪龙90克，黄芪30克，太子参40克，鳖甲（先煎）30克，僵蚕10克，全蝎10克，防风6克，白术30克，赤芍12克，首乌30克，菟丝子15克，楮实子15克，茯苓15克，玄参10克，桔梗10克，千层纸6克，甘草5克，陈皮3克。

2004年1月6日，复查AST 49U/L，ALT 68U/L，CK 397U/L，CK-MB 32U/L，LDH 174U/L，HBDH 145U/L。患者病情有所好转，精神较好，肌跳减少，肌力略有增强，面部少许痘疖，纳眠好转，二便调。舌黯红、苔略黄腻，脉缓。病情有所缓解，原治疗有效，定期复查肝功能，上药加用茜根以凉血。

2004年1月12日，患者神清，精神好，面部痘疖较前好转，纳眠可，二便调，腿乏力较前略有好转，肌跳略有改善，舌黯红，苔略白腻，脉缓。病情有所缓解，原治疗有效，继以补中益气，活血通络为法施治，病情稳定，可出院，嘱患者去当地医院继续接受治疗，在家注意休养。

例6. 杨某，男，49岁。

因"进行性四肢乏力伴肌萎缩一年半，加重三个月"于2004年7月6日入院。患者在2002年12月无明显诱因出现右下肢肌肉跳动，进行性乏力，肌肉萎缩，逐渐波及到右上肢，右肩，左上肢，颈部，无吞咽困难，无呼吸困难。2003年3月于北大第三医院诊断为肌萎缩侧索硬化症，2003年12月行干细胞移植三次，其后未见明显好转，近三月上述症状加重。诊见：神志清，精神稍显疲倦，步行困难，右下肢、双上肢、颈部乏力，肌肉跳动、萎缩，构音不清，汗出较多，饮水时有呛咳，无吞咽困难，无呼吸困难，纳眠可，大便干、每日2次，小便调。舌尖红，舌苔黄腻，脉细涩。

体查：营养中等，形体消瘦，肌肉萎缩，车推入院。脊柱无畸形，四肢及躯干肌肉不同程度萎缩，双上肢肌张力减弱，肌力Ⅲ级，双下肢肌张力正常，肌力Ⅳ级，右侧稍弱。腱反射亢进，双侧踝阵挛阳性，双侧髌阵挛阳性，双侧巴氏征（＋），双侧查多克征（＋）。

西医诊断为肌萎缩侧索硬化症。中医诊断为痿证（脾肾虚损、湿热内蕴证）。

患者天门、鼻准部位发亮，为佳兆。脉象右手弦而有力，左手尺脉弱，提示脾肾两虚，仍以益气补肾为大法。

处方：黄芪100克，五爪龙50克，党参30克，当归15克，牡蛎30克（先煎），茯苓15克，陈皮5克，柴胡10克，升麻10克，白芍12克，全蝎12克，狗脊30克，僵蚕12克，薏苡仁20克，甘草5克，白术30克，肉苁蓉30克，桑寄生30克，龙骨30克（先煎）。4剂，水煎服。

二诊：患者服药后诉病情有所好转，感周身乏力，肌肉跳动，晨僵感减少，纳食可，二便调。现脉象右手寸脉弱，提示肺气虚，仍以益气健脾，补益肺肾为大法。

处方：黄芪100克，五爪龙50克，党参30克，当归15克，茯苓15克，陈皮5克，柴胡10克，升麻10克，白芍12克，全蝎12克，狗脊30克，僵蚕12克，薏苡仁20克，甘草5克，白术30克，肉苁蓉30克，桑寄生30克。

例7.　高某，男，49岁。

以"构音障碍，肌跳、肌萎缩、全身乏力18个月"于2004年8月13日入院。患者2002年12月无明显诱因出现构音障碍，言语不清，吞咽困难，2003年6月症状加重，在北京协和医院治疗，口服溴吡斯的明，症状未见明显好转，2003年7月出现左上肢乏力，持物困难，逐渐波及到右上肢，右肩，颈部，双下肢，并有进行性乏力，肌肉萎缩，肌跳，无呼吸困难。在协和医院检查示：AchkAb（＋），重复电刺激波幅递减，斯的明试验（－），肌电图示广泛神经源损害。2003年11月于北京大学第三医院诊断为肌萎缩侧索硬化症，2003年12月、2004年2月先后2次行干细胞移植，其后未见明显好转，现为求系统治疗，收入我科。诊见：言语不清，全身乏力，以左侧为甚，双手持物无力，步行困难，平地只能行走15~20分钟，肌肉跳动、萎缩，动则汗出、汗多，饮水时有呛咳，吞咽稍困难，右侧听力减退，视物模糊，纳眠可，二便调。舌尖红，舌苔黄厚腻，脉细涩。神志清楚，精神疲倦，营养中等，形体消瘦，肌肉萎缩，步行入院。右耳气导<左耳气导，右耳骨导>左耳骨导。伸舌左偏，咽部稍充血，咽反射减弱，悬雍垂稍右偏。脊柱无畸形，舌肌萎缩，四肢及躯干肌肉不同程度萎缩，双上肢肌张力减弱，肌力Ⅳ级，左侧稍弱，双下肢肌张力稍增高，肌力Ⅳ级，左侧稍弱。腱反射亢进，双侧踝阵挛弱阳性，双侧髌阵挛阴性，双侧霍夫曼征（＋），双侧巴氏征（－），双侧查多克征（＋）。

入院诊断：西医诊断：肌萎缩侧索硬化症。中医诊断：痿证（脾肾虚损，湿热内蕴）。

2004年8月20日，一诊：患者病属痿证，证属脾肾虚损，湿热内蕴，因肾为先天之本，肾主骨生髓，肾虚不能化骨生髓；脾胃为后天之本，脾胃虚弱，不能化生气血，运化水湿，故内生湿热，气血不足，不能营养全身。脾肾虚损，肌肉、骨髓无以化生，故肌肉萎软无力。以中医治疗为主，予黄芪针静滴，口服强肌健力胶囊，生肌针穴位注射足三里。中药以健脾益气强肌，活血化痰通络立法。

处方：黄芪80克，五爪龙50克，党参30克，僵蚕12克，全蝎12克，当归15克，升麻10克，柴胡10克，薏苡仁30克，胆星10克，法半夏12克，陈皮5克，白术15克，茯苓15克。4剂，水煎服。

二诊：经治疗后舌苔黄腻变薄，语言不清较前减轻，症见好转，续前方去薏苡仁、法半夏，加巴戟、杜仲以补肾培元，强肌健力。

［按语］根据病损部位的不同，运动神经元疾病一般分为四种类型：进行性延髓性麻痹、肌萎缩侧索硬化症、进行性延髓麻痹和原发性侧索硬化。例1为进行性延髓性麻痹，例2~例7为肌萎缩侧索硬化症。例1为脾肾两虚型，治以健脾补肾为法，并配合温针灸。例2属脾肾阳虚夹痰夹瘀，

例3脾肾虚损；例4脾肾亏虚，痰浊阻络；例5脾胃亏虚，筋脉失养；例6、例7证属脾肾虚损，湿热内蕴，均采用邓老经验方强肌灵加减治疗。

二、评析

（一）辨证要点

运动神经元疾病是目前神经肌肉疾病领域的重点研究课题之一，病情发展过程呈进行性加重。该病选择性地累及脊髓前角运动神经细胞、脑干颅神经运动神经核细胞，以及大脑运动皮质锥体细胞，临床特点为上、下运动神经元合并损害，治疗难度大，预后也较差，被称为神经科的"绝症"。国外有学者认为患者大多于1～3年内死亡，国内专家临床统计平均病程3.1年。中医学没有运动神经元疾病的说法，邓老认为根据其肌肉萎缩，肢体无力，肌束震颤等主要证候，可归属"痿证"范畴。临床以虚证多见，或虚实夹杂，与脾肾关系最为密切。邓老运用"脾肾相关"理论指导运动神经元疾病治疗，往往获效。

1. 病因病机

主要是由先天禀赋不足，后天失养，如劳倦过度、饮食不节、久病失治等因素损伤肝脾肾三脏，损伤真阴真阳，致气血生化乏源或精血亏耗，则筋脉肌肉失之濡养，肌萎肉削，发为本病。

"脾肾相关"理论是中医脏腑学说的重要组成部分，是"五脏相关"学说的子系统，对解释该病的病因病机及指导治疗有一定帮助。

本病临床三大表现为，肌肉萎缩、肢体无力、肌束震颤，治疗主要是从中医脏腑学说的脾胃、肾、肝三脏考虑。脾为后天之本，主四肢肌肉、主运化；胃主受纳，脾胃虚弱，气血生化不足则无以生肌，四肢不得禀水谷之气，无以为用，故出现四肢肌肉萎缩。肌肉无力。肾为作强之官，脾虚及肾，又可出现四肢肌肉萎缩、肢体无力，骨枯髓虚，形削肉萎，腰脊四肢痿软无力。肝藏血，主筋，肝血不能濡养筋脉，虚风内动，可见肌束颤动，肢体痉挛。其他证候，如吞咽困难，时有呛咳，肢体不温等亦与脾

肾有密切关系。咽为肾关，脾主运化，胃主受纳，虚损者摄纳运化无权，吞咽饮食功能亦随之低下。肌肉萎缩部位肢体冰冷不温，即张景岳谓虚损病证"阳非有余，阴本不足"。肌肉之温煦，皆由阳气所化生，难得而易失者惟此阳气，既失而难复者亦惟此阳气。本病常为慢性或隐袭起病，初为气结在经，久则血伤入络，提示该病病程长，多兼有痰瘀，或痰瘀阻滞经络，临床多见关节拘挛呈爪形手或颈部歪斜、口水痰涎多、汗多、便秘、舌质暗淡、舌根部苔厚腻或剥落。因此，本病不单纯是虚，往往有虚实夹杂的情况。尤其在南方，肝肾阴虚湿热型的患者不少。岭南土卑地薄，气候潮湿，若久处湿地，或冒雨露，浸淫经脉，使营卫运行受阻，郁而生热，久则气血运行不利，筋脉肌肉失却濡养而弛纵不收，乃至肌肉萎缩。

2. 辨证论治

根据脾肾相关理论，本病临床主要分为脾胃虚损、脾肾阳虚、肝肾阴虚3个证型。脾胃虚损证多见于发病早期，治以补中益气，除痰通络。脾肾阳虚证多见于发病中期，治以健脾补肾、益气养血。肝肾阴虚证多见于发病中后期，治以滋补肝肾、养阴治形。除此之外，尚可出现湿热浸淫、虚实夹杂的证型。故本病与脾肾虚损关系最为密切，临床治疗一定要补益脾肾，以治其本。

（二）方药特色

邓老根据经验拟定汤剂强肌灵，疗效良好。

基本方：黄芪45克、五爪龙30克、太子参30克、白术15克、肉苁蓉10克、紫河车10克、杜仲15克、山萸肉10克、当归10克、首乌15克、土鳖虫5克、全蝎6克、甘草5克。

用法用量：每日1剂，水1000mL浓煎为200mL，口服；隔8小时后复渣，以水500mL煎为150mL，口服。疗程为3个月。

治法：健脾补肾养肝，强肌健力治萎软索。

方解：临床用药，体会黄芪仍需要大量使用，从45克至120克，而五爪龙乃邓老遣方之常用的草药，补气而不燥，有南芪之称，常配合黄芪以益气健脾，强肌健力，使之补而不燥，辅以太子参或党参、白术、菟丝子、楮实子等健脾补肾；紫河车、杜仲、肉苁蓉补肾益髓，当归、山萸肉、首乌养血柔肝，加用全蝎、土鳖虫等虫类药物以熄风除颤软索。

加减：肌束震颤甚者加僵蚕10克或蜈蚣1～3条；肌肉萎缩甚者加鹿角霜30克、肉苁蓉15克；肢体无力甚者加千斤拔、牛大力各30克；痰涎多加猴枣散1支，舌质暗、舌苔腻浊，加川芎10克、薏苡仁20克；兼外感加千层纸10克、豨莶草15克。

（三）临证体会

服药同时配合捏脊手法可提高疗效。捏脊法所捏之处包括督脉及其左右之足太阳膀胱经，功能为调五脏六腑而补脾胃。脾胃为气血之海、生化之源，捏脊能疏通气血，促进人体气机的升降，使脾胃健旺、运化正常，"四季脾旺不受邪"，故能提高免疫功能。据邓老经验，取背部督脉、足

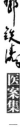

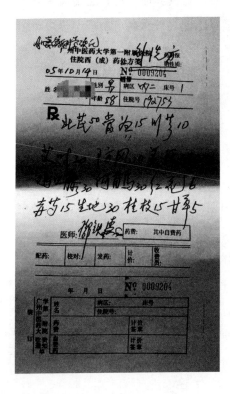

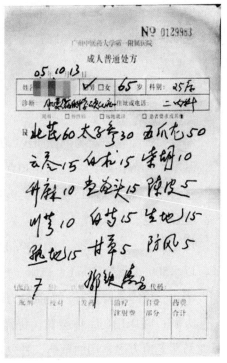

太阳膀胱经，取穴按经脉循行方向，但以逆行为补。足太阳膀胱经取大杼、肺俞等穴，从上而下止于气海、关元穴；督脉取长强、腰俞穴由下往上直至大椎穴。每天1次，6天为1个疗程，停1周后再捏脊或艾灸。艾灸时可铺巾于背部，以防烧灼伤。

邓老曾指导研究生对运动神经元疾病住院病人进行回顾性统计分析，得出本病的核心药物为：黄芪、党参、白术、柴胡、升麻、陈皮、全蝎、当归、山药、首乌、怀牛膝、川芎、桂枝、赤芍、地龙。提示，运动神经元疾病治疗时应以健脾补肾、补中益气为主，加用活血通络之品。由此可见，运动神经元疾病同脾肾密切相关，同时也要重视对气血的调治。

经临床观察，根据上述治疗原则组方用药，坚持长期治疗，可以有较好的疗效。本病患者男性比女性多见，国内患者生存期要比国外长，可能是国内患者除了西医治疗外，同时接受中医中药治疗的缘故，这也显示中医中药在延长病人生命及提高病人生存质量方面，具有一定的优势。

运动神经元疾病

硬皮病

一、医案

例1. 张某，女，35岁，工人。

因皮肤硬如皮革三年余，于1971年11月3日入院。

患者于1963年5月起出现低热、乏力，面部及两上肢浮肿，后又延及两下肢，3～4个月后，皮肤逐渐变硬如皮革样，1969年5月在某医院皮肤科确诊为"硬皮病"，经用西药（泼尼松等）治疗1年，无明显好转，但仍能坚持骑自行车上班。1970年到1971年又先后在两间医院进行中医中药治疗，但病情仍继续发展，皮肤发硬及脱色斑的范围继续扩散，并觉心跳、失眠、开口困难，胃纳差，全身肌肉萎缩，手足麻木，下半身无汗，四肢关节疼痛等，要求入院。查体：慢性病面容，缺乏表情，骨质脱钙，头骨凹凸不平，四肢及面部、颈部、肩部皮肤发硬，呈蜡样光泽，不易捏起，颜色加深、呈棕色，并夹杂有大片的脱色斑，四肢闭汗，无明显毛发脱落，心尖区二级吹风样收缩期杂音，肺部正常，手指关节、腕关节呈强直僵硬，无病理性神经反射。舌质淡、瘦嫩，伸舌不过齿，苔薄白，脉细，两寸脉弱。实验室检查：红细胞沉降率27mm/h，血浆总蛋白616mg/dL，白蛋白3.64 mg/dL，球蛋白2.52 mg/dL。

诊断：系统性硬皮病（硬化期及萎缩期），证属肺脾肾俱虚（阴阳俱虚），治以补肾健脾，活血散结。

处方：鹿角胶6克（溶化），阿胶6克（烊化），鳖甲30克（先煎），熟地24克，山药15克，枸杞子9克，仙茅9克，巴戟9克，红花4.5克，桂枝

9克，党参15克，白术12克，赤芍12克，炙甘草6克。

在上方基础上加减，服药一个月后，关节疼痛减轻，但月经来潮多，舌嫩红、瘦，苔黄，脉虚，证以阴虚为突出，乃改用六味地黄汤加行气活血药物。

处方：山萸肉9克，山药18克，茯苓9克，熟地18克，丹皮6克，泽泻6克，枸杞子9克，鹿角胶4.5克（溶化），党参15克，黄芪12克，当归12克，丹参15克，麦芽15克。

上方加减服至1972年4月出院。出院时手足麻痹感减轻，皮肤较松弛，颜面、左手皮肤可见皱纹并可捻起，指腕关节活动较前灵活，精神转佳。以下方进行调理：

黄芪15克，熟地15克，山药15克，茯苓9克，山萸肉9克，鹿角胶6克（溶化），当归12克，白芍15克，丹皮9克，泽泻9克，枸杞子9克，谷芽12克。

上方去当归、白芍，加巴戟，阿胶易鹿角胶连服约4个多月，后改为六味地黄汤加党参服4个多月。在这10个月中，间或炖服吉林参（每次9克），病情日趋好转。

后因故停药10个月后，病情有些反复。1974年8月再来诊，仍继用前法，用六味地黄汤加党参、黄芪、茯苓、枸杞子之类。服药数月后胸部、腿部之紧束感已除，稍能下蹲，全身皮肤除手指以外均能捻起，两前臂已有汗出。

1975年下半年起每周服药3剂，每周加服东北产之田鸡油3克炖冰糖服1次，或以海南产的沙虫干约30克，煮瘦肉汤吃，以代替难得之阿胶与鹿角胶，时或炖服白糖参15克。总的治疗原则，仍然不离养阴益气。至1976年9月，患者身体较前肥胖，精神食欲均好，能胜任一般家务劳动。颜面有表情，颜面至臂及手的皮肤可以捏起，能下蹲，各关节灵活，但两手的末节指关节活动仍欠佳，原来皮肤颜色暗黑已转为接近正常颜色。除颈部隐约可见的白色脱色斑外，背及臀部的脱色斑已全部消失，张嘴活动灵活，舌可伸出唇外。

例2．熊某，男，48岁。1978年4月初诊。

患者2个月前经当地医院皮肤活检确诊为硬皮病，症见双乳至下腹皮肤局限性增厚，硬如皮革，伴心悸，曾用激素治疗无效。经人介绍，按《新中医》杂志刊载笔者治疗硬皮病验方自行服药，自觉症状好转，遂与笔者函诊治疗。

处方：炙黄芪45克，党参、何首乌30克，当归、熟地黄、山药、茯苓、丹参各15克，红花、川贝母各6克，牡丹皮、泽泻各9克，山茱萸12克，白术10克。

此方加减治疗近2年，患者局部皮肤明显软化。于1980年3月5日来广州初次面诊。诊见：精神、体力增加，局部皮肤变软，心悸消失，咳嗽，痰多质稠，脐周及腰背出汗多，纳食、睡眠均可，大便稍结，3～4天解1次。

检查：面色红润，腹平软，胸腹部皮肤较正常略硬，可捏起皱褶，心肺听诊无异常，舌嫩红有齿印，苔白厚，脉虚右大尺弱。续上方加减。

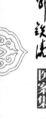

处方：黄芪60克，党参30克，熟地、茯苓各15克，牡丹皮、当归、麦冬、五味子、生地黄各10克，泽泻9克，橘络5克，川贝母末（冲服）3克，山茱萸12克，红花6克，山药18克。

此后患者仍函诊治疗，以上方随症加减，酌加桑寄生、沙苑子或女贞子养肝肾，兼腹胀、纳差加大腹皮、砂仁或蚕沙，咳嗽、咽痒加桔梗、玄参，1980年8月来函告："服药2年有余，病症基本消除。"

例3．谭某，女，58岁，香港籍。住院号：125068。

患者以四肢皮肤渐进性绷紧半年，于2000年1月6日入院。双上肢肘关节以下皮肤绷紧，硬如皮革，手指屈伸受限，双下肢小腿处亦稍有绷紧，四肢末端麻木，经香港某医院确诊为硬皮病，肌炎，神经炎，曾用泼尼松治疗无改善。伴有乏力，气短，声音嘶哑，消瘦。X线检查示：肺纤维化，余未见异常。诊见：除上述症状外，舌偏红，苔少，脉弱。

西医诊断：系统性硬皮病。中医诊断：皮痹，证属肺肾阴虚。治以益气健脾，活血滋阴。

处方：黄芪20克，生地黄、熟地黄、阿胶（烊化）各12克，丹皮、茯苓、泽泻各10克，山茱萸、石斛各15克，山药、太子参各30克，红花5克。

二诊：1月14日。患者诉四肢远端皮肤绷紧明显减轻，双肘关节以下皮肤较前软化，尤以左上肢远端明显改善，声音已正常，予原方继服。

三诊：1月31日。症状继续好转，大便略偏稀，舌红，苔少，脉弱尺脉尤甚。

处方：黄芪、太子参、山药各30克，熟地黄24克，丹皮、茯苓、泽泻、山茱萸、白术各10克，阿胶（烊化）12克，红花6克，砂仁（后下）3克，石斛15克。

四诊：2月18日。患者双上肢皮肤已明显软化，手指屈伸自如，生活自理。近日脱发较多。遂于原方加当归、黑豆等养血之品。

2月28日病情改善，出院带药治疗。

例4. 邓某，女，35岁。

因"服含川乌、草乌中药后出现胸闷、气促、躯体麻木、乏力7天"于2004年7月16日入院。症见：患者神清，无抽搐、无发热、头痛，无肌肉疼痛，无咳嗽、咯痰，可进食流质食物，尿稍频，无尿急，无尿痛。眠一般，纳一般，大便量少，质干，三日一行。入院后予内科常规Ⅰ级护理并完善各项检查。静滴能量、复方氨基酸、门冬氨酸钾镁、654-2以对症处理，营养心肌及能量支持治疗，经治疗后患者症状好转。现患者神清，精神可，诉双上肢、腹部皮肤绷紧状况有所好转，胸闷、气促状况有所好转，纳眠可，二便调。PE：颈项软，活动自如，气管居中，甲状腺无肿大。颈静脉无怒张，肝颈静脉回流征（－）。胸廓对称，呼吸运动稍受限，胸壁僵硬感。四肢肌力Ⅳ+级，肌张力正常。舌质红稍暗，苔白，脉弦细。

初诊（8月12日）：根据患者病史、症状、体征、辅助检查及各科会诊意见，仍然考虑诊断为乌头碱中毒、硬皮病。患者可能原有自身免疫系统方面的问题，因服用含川乌、草乌的中药后诱发，患者目前情况较以前有所好转，目前治疗方案仍以营养能量支持及中药疗法为主，中医治以益气养阴、活血化瘀通络。

处方：黄芪30克，生地12克，熟地12克，山药12克，山萸肉12克，丹皮10克，茯苓10克，泽泻10克，阿胶10克（烊化），红花5克，桂枝5克，甘草6克。

二诊（8月20日）：患者神清，精神可，诉双上肢、腹部皮肤绷紧状况有所好转，胸闷、气促状况有所好转，纳眠可，二便调。上方黄芪量加至40克。

服药后患者诉双上肢、腹部皮肤绷紧状况有所好转，胸闷、气促状况有所好转，纳眠可，二便调。

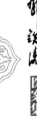

[按语] 硬皮病可分为局限性和系统性两类，前者指病变局限于皮肤，后者指皮肤硬化兼有内脏病变，是一种全身性疾病。病情缓慢进展，故又称之为进行性、系统性硬化症。例2为局限性硬皮病，例1、例3为系统性硬皮病，例4合并乌头碱中毒，例3还兼有肌炎和神经炎。病变涉及脏腑主要在肺脾肾三脏，病虽在皮毛与肺，其本在脾肾。病机以肺、脾、肾气阴不足为主，形成多脏同病，多系统、多器官受损害的局面。故以上4例患者虽仅皮肤肌肉受损，但久病可损及骨，患者可有骨质脱钙，头骨凹凸不平等症及全身脏器心肝肾等多器官受损。例1为肺脾肾阴阳俱虚，鹿角胶、阿胶、鳖甲、熟地与仙茅、巴戟同用，肺脾肾同治，阴阳俱补；例2以脾肾气虚为主，药用黄芪、党参健脾益气，加六味地黄汤滋肾养阴，加生脉散益气养阴；例3偏于肺肾阴虚，治以六味地黄汤培补元阴为主，加用阿胶，血肉有情之品，以形养形；例4患者原有硬皮病，因服用含川乌、草乌的中药后诱发，治以益气养阴、活血化瘀通络。方用邓老软皮汤加减。另外，4例病人均用到当归、红花、赤芍、仙鹤草等活血散结，使硬结皮肤得以舒缓。

二、评析

（一）辨证要点

硬皮病主要以皮肤组织增厚和硬化，最后发生萎缩为特点。根据其病理和临床表现，邓老认为，应当将其归纳为中医的虚损证，属于中医皮痿、痹证的范畴。

多年来，邓老一直运用肺脾肾相关理论对硬皮病病因病机进行分析，并用以指导硬皮病的临床辨证治疗。

1. 病因病机

本病的病因可归纳为先天禀赋不足、后天失调，或情志刺激，或外邪所伤，或疾病失治、误治，或病后失养，均可导致脏腑亏虚，积虚成损。患者病证先起于皮毛而后及于骨，波及内脏，是从上损及于下损之证，病虽先于肺，但又损及后天之本的脾与先天之本的肾，一损俱损，出现上、中、下三损兼存，而以中下损为主的情况。病虽在皮毛与肺，其本在脾肾，以阴液不足为基本病机。因此本病病机为肺脾肾相关，五脏俱虚，从而形成多脏同病，多系统、多器官受损的局面。肺主皮毛，肺气亏虚，失却"熏肤充身泽毛，若雾露之溉"的作用，故皮肤失其柔润，变硬如革，干燥，无汗；脾主肌肉、四肢，本病常伴脾气虚亏，失其健运，气血生化乏源，饮食不能为肌肤，故肌肉萎缩而四肢活动困难。病久"穷必及肾"，肾主骨，肾阴亏损，不能主骨生髓，故骨质受害，关节僵直，活动障碍。此外，脾虚气血生化乏源，病及于心，致心血不足，可见心悸、失眠、夜寐多梦；脾为生痰之源，肺为贮痰之器，脾虚无力运化水湿，肺失宣降，痰湿壅肺者可见咳嗽、胸闷、气促；气虚血运无力，久则可致血瘀内停。

2. 辨证论治

针对硬皮病"肺脾肾亏损"之病机以及硬皮病的常见分型，在"损者益之""虚者补之"的大原则基础上，结合历代医家治疗虚损的经验，邓老提出硬皮病"肺脾肾三脏同治，以肾为主"的治疗原则。其中因肾为先天之本，脾为后天之本，根据先后天根本论，脾肾同治是本病治疗的主要着眼点。脾不健运则补肾不易受纳，但不补肾则病必难愈，故补肾于本病的治疗实为关键中的关键。

（二）方药特色

邓老自拟软皮汤作为治疗本病的基本方：熟地24克，山药30克，茯苓15克，山萸肉12克，泽泻10克，丹皮10克，阿胶10克（烊化），百合30克，太子参30克。忌食生冷、辛辣。

治则：补肾健脾养肺，活血散结以治皮。

方解：软皮汤的实质是以六味地黄丸（熟地，泽泻，丹皮，山药，茯苓，山萸肉）为主要组成部分：熟地黄滋阴补肾，填精益髓；山萸肉补养肝肾，敛摄精气；山药补益脾阴，益肾固精。三者共用，滋补肾、肝、脾三脏之阴，其中以滋养肾阴为主，起到"虚者补之"以治其本的功效。方中加入黄芪、党参或太子参则起到补益肺气兼健脾的功效，其中黄芪更能走肌表输布津液，是为要药，若肺脾虚甚，除加黄芪外也可加五爪龙加重

硬皮病方

软皮汤

熟地八子淮山药两云苓五子

山萸肉四罒泽泻三罒丹皮三子

阿胶三子（烊化）百合两

太子参两

此方宜于脾肾俱虚之

硬皮病

邓铁涛拟方

补脾肺益气之力；党参与太子参的选择则视患者脾胃气阴虚损偏重而定，若以气虚为主者则选党参，健脾益气；若患者同时出现胃阴不足的症状则选择太子参益脾气，养胃阴。再者硬皮病虽以脾肾中下损为主，但不能忽视肺之上损，故配以阿胶、百合益肺养血治皮毛损伤。其中阿胶为"血肉有情之品"，可填阴塞隙，病在肌肤用阿胶为中医学"以形养形"之意，此外还可以酌情选加鹿角胶、鳖甲等血肉有情之品加重补肾益精之功。肺脾亏虚型硬皮病患者常见皮肤如革，干燥，甚则皮肤萎缩等肺阴虚，皮毛失养的表现，"肺主皮毛"，百合归肺心经，功能养阴润肺，为治疗硬皮病患者肺脏虚损的要药。

加减：兼气阴两虚，在软皮汤培补先后天之本的基础上加用入阴分的知母、地骨皮；阴阳俱虚，鹿角胶、阿胶、鳖甲、熟地与仙茅、巴戟同用，肺脾肾同治，阴阳俱补；皮肤干硬如皮革，是久病兼有血瘀，故在养阴血时可配合红花、赤芍、仙鹤草、阿胶或丹参等活血而不燥的药物，活血散结，使硬结皮肤得以舒缓。如患者舌淡、阳虚明显可加桂枝走表而通阳，助行津液；肺脾虚甚，加黄芪、五爪龙补益脾肺之气；兼瘀者加丹参、牛膝、炒穿山甲等；补肾益精方面还可以酌情选加鹿角胶、鳖甲等血肉有情之品。患者心血不足导致失眠、多梦、难入睡等则加熟枣仁、鸡血藤补血养心；胃阴虚出现胃脘隐隐灼痛、饥不欲食、甚至五心烦热者除用太子参外可加石斛、金钗滋养胃阴；痰湿壅肺，出现咳嗽，咳声重浊，痰多等兼证者加橘络、浙贝、百部、紫菀祛湿化痰。因此证患者久服滋补药，故服药一段时间后须防药物碍脾，可稍加砂仁或陈皮助脾胃运化。

食疗：硬皮病病程较长，除药物治疗外，无论局限性还是系统性硬皮病患者，均可配合饮食疗法，寓治疗于日常饮食之中，亦能取得较好的疗效。食疗方法有田鸡油炖冰糖；沙虫干煮瘦肉；猪肤（即猪皮）煮山药、黄芪、百合等，邓老认为以上饮食之物质重味厚，能填阴塞隙，血肉有情，皆能充养身中形质，即治病法程矣。

硬皮病

（三）临证体会

中医古代文献未见有关硬皮病的明确记载，但有较多的类似描述。《难经·十四难》就有"五损"的说法："一损损于皮毛，皮聚而毛落；二损损于血脉，血脉虚少，不能荣于五脏六腑；三损损于肌肉，肌肉消瘦，饮食不能为肌肤；四损损于筋，筋缓不能自收持；五损损于骨，骨痿不能起于床。反此者，至脉之病也。从上下者，骨痿不能起于床者死；从下上者，皮聚而毛落者死。"宋朝吴彦夔《传信适用方》记载："人发寒热不止，经数日后四肢坚如石，以物击之似钟磬，日渐瘦恶。"这一描述与现代医学硬皮病有不少近似之处。综述历代医家认为虚损的形成，皆是："因病致偏，偏久致损"或"因烦劳伤气，纵欲伤精，他症失调，蔓延而致"。所以"久虚不复谓之损，损极不复谓之劳，此虚劳损三者，相继而成。"（《临证指南医案·虚劳》）病变涉及脏腑主要在肺、脾、肾三脏，病虽在皮毛与肺，其本在脾肾。病机以肺、脾、肾气阴不足为主，形成多脏同病，多系统、多器官受损害的局面。患者虽仅皮肤肌肉受损，但久病可损及骨，患者可有骨质脱钙，头骨凹凸不平等，累及全身脏器，使心、肝、肾等多器官受损。因此，无论是局限性还是系统性硬皮病，都应该早期诊断，早期治疗。

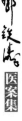

皮肌炎、多发性肌炎

一、医案

例1. 胡某，男，41岁。1981年12月4日初诊。

患者于8年前额部、眼睑、双颧出现水肿性淡紫色红斑，继而手臂掌背皮肤均出现紫红色斑片，手指压痛，肌肉酸痛，甚则躯干四肢肌痛无力，不能自持倒地，时有发热。曾在香港某医院住院检查治疗，确诊为"皮肌炎"，给予激素治疗，症状一度缓解，但激素减量后，症状反复，被迫加量服用激素。当地医院医生曾断言须终身服用激素，带病延年。病者因苦于激素的种种副作用，遂于1981年12月4日专程求治于余。

诊查：诊见全面部及手背满布淡红色红斑，手部肌肉压痛（＋），双手握力减弱，双上肢抬举活动尚可，但觉费劲，四肢肌肉时觉酸痛，怠倦气短，时有低热，舌质暗嫩有齿印，苔白，脉弦滑细，略数。

辨证：气血亏虚，肌肤失养，阴虚内热。

治法：益气养血，濡养肌肤，佐以养阴清热。

处方：黄芪20克，五爪龙30克，鸡血藤30克，茯苓15克，白术15克，山药15克，丹参15克，甘草6克，旱莲草12克，女贞子12克。

嘱患者显效后将激素逐渐减量。

二诊：1982年1月8日。服上方药34剂，红斑逐渐消退，面部红斑已局限于前额及双颧，双手掌指关节略红，无触痛，肌痛消失，双手有力，已无倒地现象。舌质暗嫩，苔白，脉弦略数。初见成效，药已对证，治守前法。按上方白术减至12克，丹参增至20克。

三诊：4月2日。跟上方药至今，红斑完全消失，唯尚有少许色素沉着，肌力已增，活动自如，无肌痛及触痛，自觉良好。泼尼松已减至每日5毫克。舌质淡红，舌边有齿印，苔薄白，脉细，寸尺弱。按二诊方加地骨皮12克，每晚加服六味地黄丸12克。并嘱继续减少激素用量。

患者坚持用上方治疗至1982年底，并于1982年10月底停用激素，病情稳定，未见反复。1983年至1984年间均按益气养阴活血之治疗原则，并以二诊处方为基本方加减论治。以每周服药1～3剂以巩固疗效。

1985年8月来访，自述已停用激素2年余，自觉一切良好，曾再到香港某医院复查，血常规、尿常规均告正常。观其面色正常，无红斑及色素沉着，四肢活动自如，无肌痛及触痛，肌力如常人，病已基本告愈。为巩固疗效计，仍需间断服药。

处方：五爪龙30克，黄芪15克，丹参15克，旱莲草15克，鳖甲30克（先煎），山药15克，太子参30克，北沙参18克，女贞子15克，百合18克，丹皮12克，甘草6克。

嘱其根据情况每月服药数剂以作调养之用。

例2. 梁某，男，14岁，1993年2月12日初诊。

主诉：四肢无力伴疼痛触痛5个月余，面部皮肤蝶形红斑9年多。

简要病史：患者5岁时（1984年）因一次发烧后，左侧脸部近颧骨处皮肤出现一小红斑，无痛痒，未作系统治疗，后渐向鼻梁两侧额部扩展，7岁时红斑已形成蝴蝶状，前往中山二院皮肤科诊治，经血常规检查、尿常规检查等相关项目的检查排除红斑狼疮病变。当年曾回乡下生活20余天，进食清凉之品，红斑曾一度消失，后又再复发。1992年9月发烧（38℃）后出现四肢无力伴肌肉疼痛，登楼困难，双腿疼痛明显，1993年1月20日至2月20日入某医院诊治，经检查为皮肌炎，以激素治疗（剂量为泼尼松15mg，每日3次），症状未见改善兼见颈肌疼痛，自行出院要求中医治疗。

诊查：额面部对称性红斑，四肢肌力减弱，下蹲起立无力，需用上肢撑持帮助，伴大腿肌肉疼痛，上楼困难缓慢，需用双手攀扶楼梯扶栏。

双大腿肌肉瘦削，四肢肌肉压痛，颈肌疼痛，低热，体重下降（44.5公斤）。舌质嫩红，苔白厚，脉细稍数无力。实验室检查：血清抗核抗体阳性，补体40.7g/L，血细胞沉降率34mm/h，心电图示：窦性心律不齐，肌电图示：肌源性损害。

诊断：肌痹（皮肌炎）。

辨证：气阴两虚，湿热郁结肌肤，痹阻经脉。

治则：养阴益气，健脾除湿，活络透邪。

处方：青蒿10克，鳖甲（先煎）20克，地骨皮20克，太子参24克，丹皮10克，茯苓15克，白术15克，知母10克，甘草6克。

二诊：2月19日。自觉下肢活动下蹲时腿部肌肉疼痛感减轻，体力增加，能独自登上六楼，但感气促，大便由二天一行转为一天一次，额面部皮肤红斑颜色变浅。舌边嫩红，苔白稍厚，脉细、重按无力。效不更方，方中太子参、地骨皮、鳖甲用量则加至30克，白术减为12克。

三诊：3月12日。经1个月的中药治疗，面部红斑逐渐缩小，颜色变淡，长痤疮，双臂力及下肢肌力均增强，肌痛下降，腿部肌肉复长增粗，唯下蹲稍乏力，泼尼松用量半个月前由15mg，每日3次，减为10mg，每日3次，现再减为早上10mg，中午、晚上各5mg，近4天来伴鼻塞、有痰，偶咳。舌嫩红，苔白，脉细右尺沉，左尺弱。

处方：青蒿10克，鳖甲（先煎）30克，地骨皮30克，知母12克，丹皮12克，茯苓12克，白术10克，太子参30克，北杏10克，桔梗6克，橘络6克。

四诊：4月9日。近1月来以上方加减治疗，面部红斑继续缩小近消失，肌肉复长体重比入住医院期间增加7千克，肌力增强，下蹲肌痛消失，动作较前灵便，多行不觉疲乏，泼尼松剂量逐渐减至5mg每日3次至每日2次交替服用，满月脸有所消瘦，半夜易醒，口干多饮，痤疮反反复复。舌略红，苔白，脉细尺弱。

处方：青蒿10克，鳖甲（先煎）20克，地骨皮30克，知母12克，生地12克，丹皮10克，五爪龙30克，太子参30克，茯苓12克，山药18克，白术12克，甘草6克。

五诊：6月19日。已服中药133剂，泼尼松减至每日5mg，肌肉疼痛及面部红斑完全消失并无反复，四肢肌力已恢复如常，体育活动与同龄少年无异，体重53公斤（符合标准体重），但面部痤疮较多，口干，做梦。近日作血、尿等有关项目检查，除血沉27mm/h外，余项未见异常。舌淡红，质嫩，苔白，脉细。

处方：太子参24克，青蒿10克，鳖甲（先煎）30克，地骨皮30克，生地12克，知母10克，丹皮10克，红条紫草10克，旱莲草10克，女贞子16克，甘草3克。

该患者以后一直坚持以四君子汤合青蒿鳖甲汤为基本方治疗，或选加太子参、五爪龙以益气，选加首乌、夜交藤、楮实子以养阴，或佐以丹参、鸡血藤以活血生血。暑热天时，曾选西瓜皮、冬瓜皮、苦参、红条紫草以解暑清热治疗痤疮、毛囊炎。服药至1994年1月1日，将激素（泼尼松）完全减停，症状完全消失并没复发，病已告愈。唯其父母恐其反复复发，让患者断断续续治疗至1996年，此期间曾作多项相关检查无异常，追踪9年病无再发。

[按语] 例1以补气养血，滋阴清热为主，佐以活血通络为主要治则，处方以黄芪、五爪龙、白术、山药、茯苓、鸡血藤等益气生血；以二至丸养阴清热；以六味地黄丸益精养血；以丹参、鸡血藤活血通络，故取得较为满意的疗效。例2以四君子汤合青蒿鳖甲汤为基本方，并针对病变过程中气阴的变化，虚热湿邪孰多孰少，四时气候的变化、标本缓急的不同，进行灵活的加减，或选加太子参、五爪龙以益气，选加首乌、夜交藤、楮实子以养阴，或佐以丹参、鸡血藤以活血生血。

二、评析

（一）辨证要点

皮肌炎是一种较少见的自身免疫性结缔组织疾病，主要侵犯皮肤、肌肉及血管，严重时可并发各种内脏病变。临床以肌肉发炎及变性引起对称而多发的肌肉痠痛和触痛为主，并有痿软无力，同时皮肤发生毛细血管扩张，对称性充血，色素沉着等皮炎症状。皮损可先于肌肉数周至数年发病，也有的肌肉为初发症状，或二者同时发病。主要临床表现以对称性四肢近端、颈肌、咽部肌肉无力或肌肉萎缩，伴有肌肉压痛、血清酶增高为特征。本病女性多发于男性，男女之比为1∶1.9。儿童期发病高峰在5～15岁，成人期发病高峰为30～50岁。近年来研究结果认为与本病与病毒感染、免疫紊乱等因素有关。

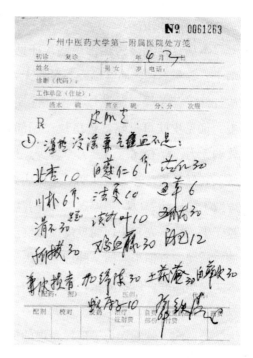

皮肌炎、多发性肌炎

据本病的不同表现，归属于中医"痿证""痹证"等范畴。邓老认为，本着辨证论治精神，若本病在发病过程中以皮损为主要见症者，应以"皮肤红斑"论治；若以四肢肌肉疼痛为主者，应以"痹证"论治；若以肌肉无力为主者，应以"痿证"论治；若病变向深重发展，形体受损延及内脏者，则可按"虚损"论治。

1. 病因病机

本病患者多见禀赋不足，素体阴虚或误治失治加上邪踞络脉，病邪侵袭，致使湿热交结，气血凝滞，经络痹阻而发病。急性发病者，多见儿童，儿童为稚阴稚阳之体，形体娇嫩，加之禀赋不足、正气内虚，不足以抗病，更显病邪凶悍，致使发病急剧，出现全身中毒症状，很快累及脏腑，数周内危及生命。慢性发病者，病程缠绵难愈，严重者日久内虚，形体受损，活动不能，终致危及生命。

2. 辨证论治

本病急性期多为热毒炽盛，证见皮疹紫红肿胀，高热，口苦口臭，咽干，吞咽不利，面红烦躁，肌痛无力，关节肿痛，小便黄，大便干，舌质红绛，苔黄燥，脉弦数。亚急性期多为络脉痹阻，病情迁延，发展缓慢，证见皮肤可见黯红色斑块，局部肿胀，全身肌肉酸痛，有握痛感，软弱无力，伴有气短，乏力，食少，怕冷，舌质淡红，苔薄白，脉沉细而缓。病延日久，转为慢性期（此期病人最为多见），缠绵难愈，患者正气虚败不能抗病，以阴阳俱虚、肺脾肾虚损为主。水火不济，虚阳无根，浮越于上，故首先犯头面而见皮损黯红或紫红，从颜面发展至上胸、四肢伸侧，质硬，有细小鳞屑，脾虚肌肉失于后天之养，故局部肌肉萎缩。脉络失于温煦濡养，血络滞留，郁阻成瘀，故关节疼痛，形体消瘦，肢端发绀发凉，还有心悸，头晕，纳少，乏力，畏寒，便溏，腹胀，舌质淡红、胖大，苔白润，脉细无力等形体受损的见症。或长期使用类固醇激素，脾胃功能受损，四肢肌肉酸痛隐隐，近端肌肉萎缩，时感乏力，行滞语迟，腰酸腿软，甚则吞咽不利，足不任地，向心性肥胖。血液运行不畅，可见面部、四肢及躯干可遗有暗色红斑或色素沉着。水不济火，加上瘀阻脉络，故热从内生，症见面色潮红，时有五心烦热，头晕，视物不清，口干，耳鸣，健忘，失眠等症状。舌红少苔，或中心剥苔有裂纹，脉细数。

总之，本病急性期热毒炽盛，伤阴耗气，中后期以阴虚为主，络邪久踞，缠绵难愈，后期患者虚多实少，包括形体虚衰和功能虚损两方面，是肺、脾、肾三脏内伤虚损不足之证。在治疗上以"补虚益损""固本扶正"为主，时时顾护患者的正气，扶正祛邪，有利于疾病的康复。根据络邪理论，"初为气结在经""久则血伤入络"，早期应去湿热之邪，治在气分。中后期则恐伤阴耗血，故宜滋阴清热，治在血分为主。

（二）方药特色

邓老治疗皮肌炎，喜用青蒿鳖甲汤加减。

基本方：青蒿10克，鳖甲30克（先煎），地骨皮30克，知母10克，丹皮10克，红条紫草10克。

治则：滋阴清热，凉血活血

方解：本方功能滋阴清热，搜剔络邪，主要适用于皮肌炎、红斑性狼疮等症的中医治疗。其中用青蒿鳖甲汤以养阴搜络透热，青蒿鳖甲汤首见于《湿病条辨》，为吴鞠通所创制。此方为治温病后期，邪气深伏阴分，夜热早凉、热退无汗等见症而设。在临床上用此方治疗外感发热病后期的阴分受损、虚热难退确有疗效。吴鞠通认为此方有先入后出之妙，本汤的青蒿芳香能透络诱邪外出，但不能直入阴分，须鳖甲领之而入；鳖甲滋阴入络搜邪，但不能独出阳分，须青蒿领之而出。地骨皮、丹皮、知母凉血滋阴，清退虚热，能安受损之阴分。几味合用，共奏滋阴透邪之功。青蒿鳖甲汤，原方有细生地，邓老用地骨皮代之，目的是加强退虚热之效。红条紫草功能凉血活血，同时可配伍丹参、鸡血藤或二至丸加强活血通络之功。

（三）临证体会

值得注意的是，本病缠绵难愈，往往到后期，患者体质多有虚损的一面，正虚难以御邪，病情反复，所以巩固治疗，扶正祛邪，补虚救损，是本病后期治疗不可或缺的。

进行性肌营养不良

一、医案

赵某，男，6岁。因"行走易跌倒、上楼困难4年余，加重1年"于2004年8月18日入院。患儿1岁4个月时开始独立行走，但易跌倒，上楼困难，自幼很少跳动。近一年来上楼更加困难，需家长帮助。2004年1月在四川大学华西第二医院诊断为：进行性肌营养不良，检查示：磷酸肌酸激酶1210 IU/L。症见：神清，精神疲倦，上楼困难，行走尚稳，咽部不适，汗多，纳一般，大便烂。构音不清，筋剔肉瞤，肢体肌肉萎缩乏力，舌质红，苔薄白，脉细数。

查体：右侧颈前可触及数个黄豆大小淋巴结，表面光滑，咽部稍充血，左侧扁桃体Ⅰ度肿大。四肢关节无畸形，双侧肩胛部肌肉萎缩，右足轻度下垂，双侧腓肠肌假性肥大。四肢肌张力正常，双上肢肌力Ⅴ级，双下肢肌力Ⅳ级，膝腱反射未引出，奥本海姆征（＋），余病理反射未引出。

中医诊断：痿证（脾胃亏虚，精微不运）；西医诊断：进行性肌营养不良。

2004年8月20日。辨为痿证，脾胃亏损型，治以补中益气汤加减。

处方：黄芪30克，防风5克，白术15克，党参20克，茯苓15克，五爪龙30克，山药20克，柴胡6克，升麻6克，当归10克，陈皮3克，甘草5克，浮小麦30克。

二诊：服药后患者神清，精神可，肢体乏力较前减轻，仍汗出较多，二便正常。在前方基础上加大黄芪的用量至60克，防风用量加至10克。

服药后患者症状进一步好转，汗出明显减少，精神好，肢体乏力及肌肉跳动明显减轻。

[按语] 本案患者构音不清，筋剔肉瞤，肢体肌肉萎缩乏力；舌质红，苔薄白，脉细数。辨为痿证，脾胃亏损、精微不运，治以补中益气汤加减。补中益气汤可补中益气、强肌健力；肌束震颤属中医风证范畴，故加防风以风治风；汗出较多加浮小麦敛虚汗，且防风与方中黄芪、白术相配组成玉屏风散，亦有补气固卫止汗作用。

二、评析

（一）辨证要点

肌营养不良症也称为进行性肌营养不良症，是一组原发于肌肉的遗传性疾病，主要临床特征为骨骼肌的无力和萎缩，多是由肢体近端开始，呈两侧对称性进行性的肌肉无力和萎缩。

1. 病因病机

祖国医学认为脾肾虚损，气血不足为该病主要病机，与中医肾、脾两脏关系最密切。肾主藏精，为先天之本，先天遗传疾病多从肾去认识；脾主肌肉、恶湿，脾虚则生痰、生湿浊，脾不运化、湿浊内生则出现肌肉假性肥大等。脾肾虚损，累及心肺。晚期多并发有心肌、心功能的损害；胸廓肋间肌肉萎缩，肺脏失去屏障，出现咳嗽、呼吸困难、痰多等症。

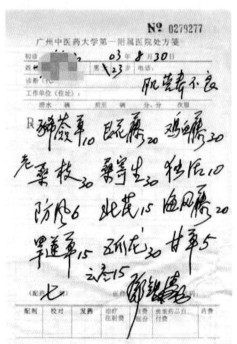

2. 辨证论治

根据脾肾相关理论指导进行辨证论治，常见证型及用药如下：

（1）脾肾两虚（脾肾虚损）症见：小腿或肩背肌肉假性肥大，四肢软弱，不能抬举，腰膝酸软，步履乏力，手臂无力难以握持，肌肉萎缩，咀嚼无力，常有流涎，四肢不温，大便溏薄，舌质淡胖，苔少，脉沉迟。

主要用药：肉桂、熟附子、鹿角胶、熟地、杜仲、山茱萸、肉苁蓉、当归、党参、白术、紫河车、黄芪、川断、炙甘草。肌肉假性肥大加鳖甲或土鳖虫。

（2）肝肾阴虚症见：较晚学会走路，行走缓慢，鸭行步态，不能跑步，易于绊跌，肌肉萎缩无力，头晕耳鸣，腰膝酸软，可有肌病面容，或小腿或肩背肌肉假性肥大，舌红少苔，脉细数。

主要用药：山萸肉、山药、熟地、丹皮、茯苓、泽泻、当归、白芍、鹿角胶、紫河车、陈皮、杜仲、牛膝、川断。肌肉假性肥大加鳖甲或土鳖虫，气虚加黄芪、党参之类益气健脾。

（3）气血虚弱症见：肢体软弱无力，手不能持重物，步履缓慢，起蹲困难，肌肉萎缩，最后可发生肢体挛缩，畸形。并有心悸气短，面色苍白无华，食少不化，舌体胖，舌质淡，苔薄白，脉沉细无力。

主要用药：熟地、牛膝、炒白术、首乌、杜仲、炙甘草、当归、党参、石斛、薏苡仁、白芍。肌肉假性肥大加土鳖虫、鳖甲。

（三）方药特色

邓老根据多年经验研制的强肌健力Ⅱ号，治疗进行性肌营养不良效果显著。

基本方：黄芪30~60克、防风3~6克、白术15克、鳖甲（先煎）30克、云茯苓10克、熟地24克、山萸肉12克、土鳖虫3克、丹皮10克、山药60克、菟丝子15克、楮实子15克。

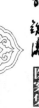

多发性硬化

一、医案

徐某，女，45岁。1998年6月9日初诊。

1998年初患者出现视力下降、眼痛，继之四肢麻木，疼痛，无力，活动障碍，经某医院CT、MRI扫描，脑白质内见多个髓鞘破坏病灶，遂确诊为多发性硬化，经介绍求治。诊见：四肢麻木，疼痛，抬举无力，视力下降，眼痛，焦虑，心烦不寐，大便难，舌胖淡红苔白，脉滑重按无力。先以祛痰安神为主，继以健脾益气养肝肾。

一方：法半夏、白扁豆花、竹茹各10克，枳壳、橘红各6克，酸枣仁18克，甘草5克，茯苓、丹参各15克，大枣（去核）4枚。5剂，水煎服。

二方：鸡血藤、太子参各24克，茯苓、白术、柴胡各12克，白芍15克，枳壳、炙甘草各6克，郁金、素馨花各10克，桑寄生30克，黄芪60克。7剂，水煎服。

二诊：7月5日。先后服上方20多剂，肢体麻木、疼痛症减，烦躁多虑明显减轻，睡眠好转，但仍肢软无力，口干痰粘，舌胖、淡红、苔白，脉细。治以健脾益气，活血通络兼养肝肾。

处方：威灵仙、宽筋藤、酸枣仁、丹参、太子参各18克，五爪龙、黄芪各50克，甘草5克，桑寄生30克，胆南星、郁金各10克，茯苓、菟丝子各12克。

三诊：1999年6月25日。服上方近1年，睡眠佳，四肢麻木疼痛明显改善，自觉体力恢复，精神舒畅，舌淡苔薄，脉细弱。治以健脾补肾，益气活血为主。

处方：太子参、威灵仙、宽筋藤、丹参各18克，甘草6克，旱莲草、胆南星、女贞子、郁金各10克，桑寄生、夜交藤各30克，赤芍、茯苓各12克，调理善后。

[按语] 本案患者以四肢麻木，疼痛，抬举无力，视力下降，眼痛，焦虑，心烦不寐，大便难，舌胖淡红苔白，脉滑重按无力为主症，证属脾胃虚损，气血亏乏；既有脾胃虚损正虚的一面，亦有痰浊、瘀血阻滞经络邪实的一面。治疗先以祛痰安神为主，继以健脾益气养肝肾调理善后。

二、评析

（一）辨证要点

多发性硬化症，出现全身情况，不但皮肤受损，并可波及内脏器官，严重者心、肾、肺等重要器官受损，可危及生命。也有与多发性肌炎、皮肌炎、红斑狼疮、类风湿等以综合征形式存在，西医也称之为"混合性结缔组织病"。多发性硬化病理特征为中枢神经系统内散在的多发性脱髓鞘"硬化"斑块，临床以视力障碍和肢体瘫痪为主要表现。多发性硬化患者不但皮肤受损，而且可有多器官如食道、肠、肺、心、肾等损害的表现。根据其临床上既有功能性障碍又有实质性损害，病情多呈复发且有虚损性的特点，邓老认为可属于中医的痿证、痹证、虚损等病症范畴。

1. 病因病机

本病主要由于先天禀赋不足、后天失调，或外邪所伤，或内伤劳倦、情志刺激，或疾病失治误治，或病后失养导致脾胃受损，累及他脏以致气血亏虚、筋脉失养，或痰、瘀、风邪、湿热阻滞经络所造成。本病多以正虚为本，邪实为标，正虚以气血亏虚为主，邪实主要以风、湿、痰、瘀为主。

2. 辨证论治

邓老认为本病应属于虚损性疾病，以正虚为本，邪实为标；结合脾主

肌肉的理论和临床运用，其病机主要为脾胃虚损，气血亏乏。脾胃为后天之本，气血化生之源，为气机升降出入之枢机。脾主肌肉四肢，脾虚则生化濡养不足，故四肢沉重无力，萎软不能随用；脾虚胃弱，升降枢机不利，则语言不清，吞咽困难；脾胃虚损，气血生化乏源，肝血不足，肝窍失养，故见视蒙、复视、视力障碍；病人多见腰膝酸软，甚或瘫痪、舌淡胖、有齿印，脉沉缓等一派脾肾两虚之征象。邓老认为，本病的产生，固然有脾胃虚损正虚的一面，亦有风、湿、痰浊、瘀血阻滞经络邪实的一面。

（二）方药特色

根据"虚则补之，损者益之"之旨，当以补中益气，养血益精为治疗大法，邓老善用四君子汤或黄芪桂枝五物汤，重用党参（或太子参）、黄芪等药，加何首乌、枸杞子、鸡血藤、黄精为基本方，疗效比较满意。

除了上述益气养血治本以外还应注意标本兼治，祛邪通络治其标。

1. 风湿阻络

患者常兼见肢体麻木、拘挛、震颤、行走不稳、脘腹痞闷、身体困重、束带感，甚至疼痛、胀痛等。本证型尤以急性期、发作期为多见。因病人阳气先虚、卫外失固，病邪乘虚而入，袭踞经遂，气血为邪所阻，风湿交结，阻滞经络，脉络凝滞不通所致。邓老主张治以祛风、通络、除湿，善用豨莶草、威灵仙、木瓜、宽筋藤、丝瓜络、白花蛇、乌梢蛇、僵蚕、全蝎等，既祛风、除湿、宣通经络，又借血肉有情之虫类药搜剔络邪，祛除病根，使浊去凝开，经行络畅，邪除正复。邓老常用此方配伍大剂量黄芪、丹参、五爪龙、鸡血藤治疗神经肌肉系统疾病，疗效比较满意。

2. 痰瘀阻络

患者多见神志症状表现突出，如焦虑、烦躁、心烦不寐、语言不清、肢体麻木疼痛甚至刺痛、唇舌紫暗、舌苔厚腻、脉弦滑或细涩等，尤以复发期为多见。此乃久病入络，病情反复发作，缠绵日久，正虚邪恋，五脏气血衰少、周流不畅，经脉凝滞不通，痰瘀互结、胶着不去，凝塞脉道所致。治以祛痰、活血、化瘀通络为主。邓老善用温胆汤合桃红四物汤加丹参、郁金、三七等，乃通则不痛也。

（三）临证体会

"急则治其标，缓则治其本"，邓老认为上述各法可根据病情需要酌情使用，扶正祛邪、标本兼顾。来诊时已先用激素治疗的，则应注意配伍清热养阴之品如生地黄、旱莲草、女贞子、玉竹、麦冬、夜交藤、忍冬藤等；待治疗见效、病情稳定时方可缓慢递减激素，不可骤然停药，以防病情反复。另外，本病常有复发缓解交替出现，因此，治疗必须有耐心，凡临床治愈后需要继续服药1～2年，以巩固疗效，防止复发。

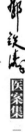

冠心病

一、医案

例1. 陈某，男，58岁。

因"心前区间歇发作压榨样疼痛4年"于1975年10月19日入院。

18年前开始发现高血压。4年前开始，每于饱餐、劳累、情绪激动时突然出现心前区压榨样疼痛，舌下含服硝酸甘油片能迅速缓解。自发现高血压后胆固醇持续增高（288～400mg/dL）。检查：血压150/90mmHg，心律规则，A2＞P2。舌淡嫩、稍暗，苔薄白，脉弦细。胸透：主动脉屈曲延长，左心缘向左下延伸，略有扩大。心电图：运动前为正常心电图；二级梯双倍运动试验显阳性。胆固醇：330mmol/L。

西医诊断：冠心病，心绞痛，高脂血症。

中医诊断：胸痹，阳虚兼痰浊闭阻型。

治法：补气健脾除痰兼予养肝。以四君子汤合温胆汤加减。

处方：党参15克，白术9克，茯苓12克，甘草4.5克，法半夏9克，竹茹9克，枳实4.5克，草决明30克，桑寄生30克，何首乌30克。

病者住院共80天，仅发作1次心前区压榨样疼痛，经服失笑散后缓解。出院前复查：心电图二级梯双倍运动试验阳性，胆固醇200mmol/L。病者自觉症状明显改善，于1976年1月16日出院。

出院后一直坚持门诊治疗，服温胆汤加味制成的丸剂，并坚持适当体育锻炼。追踪7个月，病情一直稳定。

例2. 邵某，男，54岁，干部。

因"心前区间歇发作针刺样疼痛及压迫感4年余"于1976年1月21日入院。

1971年7至9月因陈旧性心肌梗死在某医院住院，出院月余后开始经常感到心前区间歇发作针刺样疼痛及压迫感，含服硝酸甘油片后始能缓解，近年来发作较频而入院。舌黯红，苔黄浊腻，脉缓。心电图：窦性心动过缓兼不齐，陈旧性后壁心肌梗死。检查：血压120/90mmHg，心界向左下扩大，心律整，心率56次/分，心尖区可闻及Ⅱ级收缩期吹风样杂音，舌黯红，苔黄浊腻，脉缓。X线片示：主动脉屈曲延长，左心室向左下延伸，左心室扩大。心电图示窦性心动过缓兼不齐，陈旧性后壁心肌梗死。眼底检查：A：V为1：3，反光度增强，Ⅱ度眼底动脉硬化。

西医诊断：冠心病，心绞痛，陈旧性后壁心肌梗塞。

中医诊断：胸痹，痰瘀闭阻型。

治疗原则：化痰通瘀、芳香化浊，以温胆汤加味。

处方：党参15克，茯苓12克，法半夏9克，橘红4.5克，甘草4.5克，竹茹9克，枳实6克，布渣叶15克，郁金9克，藿香4.5克。

住院中期曾出现头痛，左手麻痹不适，用健脾补气法以四君子汤加味治疗。

处方：党参15克，白术12克，茯苓15克，甘草4.5克，丹参12克，葛根30克，山楂子30克。后期又用温胆汤加味治疗直至出院。住院期间心绞痛发作症状明显减轻，无须含服硝酸甘油片。心电图复查：窦性心律不齐，陈旧性后壁心肌梗死。病者精神、食欲均正常，于1976年4月26日出院。

出院后续服温胆汤加味制成的丸剂。治疗追踪3个月，无心绞痛发作，病情稳定。

例3. 张某，男，62岁。

2000年3月17日初诊。

患者诉胸闷反复发作约1年余，在香港某医院住院诊断为冠心病、心绞痛发作，经住院治疗3周，病情改善而出院，出院复查心电图：ⅴ3、

V5导联ST段压低0.5mv，T波倒置，患者为求治本而求助于中医。就诊时伴心慌、口干、二便可，舌质暗淡，苔黄腻，脉滑数。

西医诊断：冠心病。中医诊断：胸痹，证属痰瘀内阻。

治以化痰祛瘀。方药以温胆汤加参。

处方：太子参30克，茯苓15克，竹茹10克，胆南星10克，枳壳6克，甘草6克，橘红10克，桑寄生30克，丹参24克，瓜蒌15克，薤白15克，牛膝15克，代赭石30克（先煎）。

二诊：4月7日。患者诉胸闷、心悸时作，口不干，睡时易嗳气，舌质暗淡、苔黄浊而干，脉滑数。因嗳气故加旋覆花、代赭石以降逆。

处方：太子参30克，茯苓15克，竹茹10克，法夏10克，枳壳6克，甘草6克，橘红10克，桔梗10克，北杏10克，薤白15克，旋覆花6克（包煎），代赭石30克（先煎）。

三诊：4月28日。患者诉胸闷减轻，仅夜间有作、心悸少、口干，嗳气明显好转，舌质暗淡、苔微黄腻，脉滑。

处方：太子参30克，茯苓15克，竹茹10克，胆南星10克，枳壳6克，甘草6克，橘红10克，丹参24克，薤白15克，瓜蒌15克，桑寄生30克，代赭石30克（先煎）。

四诊：5月12日。症状明显改善，胸闷不显，嗳气少，口干，纳可，寐可，舌质暗淡、苔微黄腻而干，脉滑。

处方：太子参30克，茯苓15克，竹茹10克，法夏10克，枳壳6克，甘草6克，橘红10克，鸡血藤24克，丹参24克，瓜蒌12克，薤白12克，牛膝15克，五爪龙30克，代赭石30克（先煎）。

患者因出国而停诊2月，但患者依处方一直在服药治疗。

五诊：8月1日。诉胸闷不显，嗳气时作，口干，纳欠佳，寐可，舌质暗淡、苔黄腻，脉滑。

处方：太子参30克，茯苓15克，竹茹10克，法夏10克，枳壳6克，甘草6克，橘红10克，石菖蒲10克，远志3克，薤白10克，薏苡仁24克，桑寄生24克。

六诊：8月30日。诉胸闷不明显，嗳气少，但易疲乏、咳嗽、气不顺，纳可，寐可，舌质暗淡、苔黄腻，脉弦。

处方：太子参30克，茯苓15克，竹茹10克，法半夏10克，枳壳6克，甘草6克，橘红10克，石菖蒲10克，丹参24克 桃仁10克，薤白12克，甘草6克，五爪龙30克。

七诊：9月10日。胸闷不明显，口稍干，纳可，寐可，舌质暗淡、苔微黄腻，脉滑。

处方：太子参30克，茯苓15克，竹茹10克，法半夏10克，枳壳6克，橘红10克，五爪龙30克，丹参24克，瓜蒌12克，薤白12克，牛膝15克，甘草6克。

复查心电图示大致正常。

例4. 潘某，男，79岁。

因"反复胸闷十余年，症状加重1周"于2001年3月17日入院。

患者10年前出现反复胸闷，每于劳累后发作，休息后数分钟可以缓解，外院诊为"冠心病，心绞痛"。服用消心痛、鲁南欣康等药物，症状反复，近1周来症状加重，每于晨起胸闷，伴胸痛，持续时间数分钟，2001年3月17日因再次发作胸闷痛，伴冷汗出而收入院。时症见神清疲乏，胸闷隐隐，动则气促，纳眠欠佳，小便略频，大便溏。既往高血压病史30余年，最高达220/115mmHg，服用洛汀新、圣通平、开搏通、心痛定等药物，血压控制在170～185/85～95mmHg。

体格检查：唇发绀，双下肺闻散在细湿啰音。心界向左下扩大，心尖抬举性搏动，心率86次/分，律齐，心尖部2级收缩期吹风样杂音，主动脉瓣区第二心音亢进。双下肢轻度浮肿。EKG示：完全性右束支传导阻滞，左前支分支传导阻滞，U波改变。心肌酶、肌红蛋白、肌钙蛋白正常。舌淡、苔白厚，脉弦。

西医诊断：①冠心病，不稳定心绞痛；②高血压病3级，极高危组；③肺部感染。中医诊断：胸痹（气虚痰瘀）。

入院后，以调脾法辨证用方益气活血化痰。

处方：橘红、枳壳各6克，竹茹、法夏、豨莶草各10克，茯苓12克，甘草5克，党参24克，丹参12克，黄芪30克，五爪龙20克，三七末（冲）3克。服5剂。

服药后患者症状显著改善，胸闷痛发作次数减少，程度减轻，精神、胃口、睡眠改善。21日行冠脉造影示冠脉三支弥漫性严重病变，未行介入治疗。家属拒绝做冠脉搭桥术。患者得知病情严重，精神焦虑，胸闷胸痛反复发作，口干苦，纳差，便结，舌红、苔黄白厚，脉细。夹杂痰热，原方酌加清热化痰之品，但患者情况仍未见好转，心绞痛再次发作，4月2日凌晨突然胸闷痛而醒，气促、冷汗出，呼吸24次/分，心率94次/分，双肺干湿性啰音，考虑急性左心衰竭，紧急处理后症状有所改善，仍隐隐胸闷。

一诊：4月12日。患者轻度胸闷心悸，气短，精神、胃口、睡眠欠佳，口干，干咳，小便调，大便干，面色潮红，唇暗，舌嫩红而干，苔少、微黄浊，右脉滑重按无力，尺脉尚有余，左寸脉弱，中取脉弦，证属气虚痰瘀，兼有津伤，治以益气生津，化痰通络。

处方：太子参30克，茯苓15克，山药12克，竹茹10克，枳壳、橘红各6克，石斛15克，胆南星10克，天花粉10克，橘络10克，千层纸10克，甘草5克，红参须12克（另炖），五爪龙50克。服3剂。

4月16日见患者劳动时稍有气促胸闷，口干减，精神、纳眠可，面色稍红，舌质暗红，苔白浊，脉细弱，主管医师以益气养阴，活血化痰，红参须换西洋参10克（另炖），服8剂。

二诊：4月23日。便溏，一日数行，胸闷痛发作减少，口淡，纳差，面色黄白无华，舌质暗红，苔少而白，脉弱。心电图检查示：心动过缓。证属脾虚湿盛，治以健脾渗湿，参苓白术散加减。

处方：党参15克，茯苓12克，白术10克，山药20克，薏苡仁12克，甘草5克，砂仁（后下）6克，桔梗10克，扁豆12克，陈皮6克，法半夏10克，竹茹10克。服4剂。

28日腹泻止，活动后心悸，气促，舌质暗红，右侧舌苔浮浊，左侧舌苔少薄白，脉迟。主管医师疑法夏偏燥，改为橘红8克，石斛12克，西洋参10克（另炖）。

三诊：5月1日。大便溏，4～5次/日，疲乏，咳嗽，痰难咯，劳力少许即感胸闷，无气促，舌嫩红、苔中浊，尺弦滑，寸细弱。此为心肺气阴两虚，痰瘀内阻。

处方：五爪龙50克，太子参30克，茯苓12克，山药15克，竹茹10克，枳壳、橘红各3克，石斛12克，橘络10克，沙参10克，胆南星10克，桔梗10克，甘草5克，红参12克（另炖）。服7剂。

四诊：5月8日。精神可，偶尔胸闷亦能较快缓解，胃脘隐痛，大便调，舌嫩红，苔中浊，脉弦滑，守上方，再服4剂，5天诸症消除，以邓氏冠心方加减门诊随诊。

例5. 陈某，男，47岁。

心悸怔忡间歇发作已两年余。常感胸闷、气短、心前区翳憋闷，间有疼痛，痛彻肩背，容易出汗，面红，夜睡不宁，食欲不振，大便干结、两日一解。曾在本市某医院诊为冠心病、心律不齐。服西药治疗效果不显，于1975年7月来我院门诊治疗。

初诊时唇红、舌嫩红，舌苔白、微黄，脉弦滑、时结。听诊：心律不齐，呈心房纤维颤动。心电图检查：心房纤维颤动，心动过速（心率110～150次/分），室性早搏。中医辨证：由营卫不调、心气心阴不足、痰湿阻滞而致使心失所养、胸阳不宣、脉络瘀塞。宜以调和营卫、益气养阴、除痰通瘀为治，方用温胆汤合生脉散加减。服药后自觉心悸减轻，睡眠好，但时仍有胸翳闷不适，口干，大便仍干结，舌嫩红、苔薄黄，脉缓偶结。继续按以下药方服药：党参15克，麦冬9克，五味子6克，玉竹30克，天花粉12克，白芍12克，橘红6克，茯苓12克，炙甘草6克，丹参12克。

经4个月治疗，诸症好转，心电图复查正常。但不时仍有胸痛阵阵，痛时则在上方合用失笑散，现患者一般情况良好，能恢复半天或全天工作。

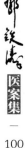

例6. 劳某，男，60岁。

因"心悸、气急、胸闷10余天"于1976年4月21日入院。

患者十余天前开始气急、心悸，左前胸发闷，尤以劳动后为甚，胸有压迫感，但不放射至其他部位，一直未作检查。以往无高血压史。检查：血压116/78mmHg，能平卧，心律不规则，心率102次/分，心音强度不一，各瓣膜区未闻杂音，脉搏短绌。唇舌暗红，少苔，舌边有瘀斑，脉促。胸透：主动脉段稍增宽，各房室不大。心电图：心房颤动。

西医诊断：冠心病，心律失常。中医诊断：胸痹，阴阳两虚兼痰瘀闭阻型。治法：养心除痰，兼以活血祛瘀法。

初用温胆汤合生脉散，方中党参效果不显，发现病人脉促而虚大稍数，舌红少苔，为明显气阴不足，乃改用吉林参须9克（另炖），麦冬9克，五味子9克，茯苓12克，炙甘草6克，橘红4.5克，竹茹9克，玉竹15克，珍珠层粉1.5克（冲）。

服药后第二天心律规则，无脉搏短绌现象，心电图复查：窦性心律、左前半束支传导阻滞，肢导联低电压。仍照前方，唯将参须改为党参。服药3天后恢复心房颤动。考虑心房颤动反复主要与党参易参须有关，后仍守前主，仍用参须9克，几天后心律恢复窦性心律，自觉症状减轻。仍守前方，参须改为6克，后又发现心律不规则和脉搏短绌现象，以后又将参须改为9克，心律又规则。几次更换处方，几次心房颤动反复，皆与补气药有关，守前方一段时间后，去参须代以党参、黄芪及五指毛桃以加强补气药，心律一直稳定，观察一个多月，症状无反复。1976年7月6日心电图示：窦性心率，左前半束支传导阻滞。患者一般情况良好，心律规则，好转出院。

例7. 何某，女性，58岁。

头晕、心悸、心慌已16年，近五年来症状反复加重，1977年1月18日往某医院检查并治疗。体查：血压170/96mmHg，心律不齐，心率56次/分，心尖区可闻轻度收缩期杂音。心电图检查：心肌损害，阵发性房颤。

两个月余后出院，仍觉午后心悸、心慌，约每3天发作一次。6月3日邀余会诊，自觉症状同上述。诊其舌质淡润，脉细时结，属气虚不足，心失所养之证。予补心健脾法。

处方：肉桂心3克（焗），茯苓18克，白术15克，党参15克，远志6克，法夏12克，橘红4.5克，黄芪24克，枳壳4.5克。

服药后自觉心悸减轻，后二诊、三诊、四诊即据此方随症加减，至1977年9月9日心电图复查示：窦性心律不齐；心肌劳损。

处方：黄芪30克，党参15克，茯苓12克，白术9克，杜仲9克，枳壳4.5克，橘红4.5克，法半夏4.5克，甘草3克。

服药后自觉症状再有改善。1978年1月7日复查心电图：窦性心动过缓；心肌劳损（与1977年9月9日心电图比较，有明显好转）。亦无心律不齐现象，精神、胃纳均可，仍守方再服。至1978年3月30日病者来诊时，自觉1977年10月以后，未发生过类似房颤症状，上星期一次连续看了8小时电影，精神体力尚好，无任何不适感。

例8. 颜某，男，67岁。

因"阵发夜间呼吸困难，喘咳1周"于1986年1月4日入院。

患者有嗜烟酒史，1年来反复出现胸前区疼痛，发作频繁时每日达十多次，每次持续数分钟，舌下含服硝酸甘油能缓解。近几周来出现夜间阵发性呼吸困难，咳喘不宁，咯吐白色泡沫痰，不能平卧，心悸怔忡，倦怠纳差，二便如常，舌淡红苔薄白，脉迟缓。心电图示：Ⅲ度房室传导阻滞，可疑高侧壁心肌梗死。

西医诊断：冠心病合并心律失常，Ⅲ度房室传导阻，心功能不全。

中医诊断：喘悸、迟脉证。

留观后经对症处理，中药予益气养阴，祛痰活血通阳之剂，喘促咳痰渐止。静脉滴注异丙肾上腺素时，心率维持在40～50次/分，停用药则降至26～40次/分，心电示波始终呈Ⅲ度房室传导阻滞。曾考虑脉迟为心阳大虚，用保元汤加减，心率不能提高，反觉心烦，夜不能寐，舌边尖红绛，糜烂、疼痛、剥苔。以后心率继续减慢，停用西药时心率仅为30次/分左右，并随时有心搏骤停可能，遂于1月19日给安装临时起搏器。术后除静脉用红、氯霉素滴注预防感染外，停用一切西药。中药用五爪龙、太子参各30克，生地20克，麦冬15克，银花12克，黄连、甘草各6克。连用3天，效果不显。遂请余会诊。

一诊：1月22日。病人神清，半坐卧位，心烦焦虑，夜寐不安，五心烦热，面赤唇热，口干而苦，渴不引饮，小便黄短。舌尖红绛，糜烂疼痛，影响进食，苔剥而干，脉洪大有力。暂停起搏器，则面色红而晦暗，略感胸闷，脉沉而略细，每分钟40次。考虑用近代名医黄省三的强心有效方加减，拟西洋参16克，麦冬12克，大枣（去核）6枚。西洋参另炖，余药煎汁，药渣与炖过的西洋参渣混合再煎。3种药液混合，每日1剂，分多次少量服用，使药达病所。

服药3天后，舌尖红绛、糜烂疼痛渐减，进食正常，睡眠转佳，二便正常，至1月28日查房，病人一般情况良好，阴虚火旺证大减，暂关起搏器时，心率60次/分左右，守上方，西洋参改为吉林参须18克，煎法与前方同。病情逐渐好转，从2月1日起关闭起搏器，心电示波呈正常传导的窦性心律，心率60次/分，间见2：1传导阻滞。

三诊：2月4日。病情稳定，舌质淡红，苔较前多而现少许花剥，守上法益气养阴，佐以健脾化湿，以防脾失健运。原方再加扁豆衣10克，至2月5日，病人已连续关闭起搏器5天，一直维持正常传导的窦性心律，心率维持在60～70次/分，一般情况良好，乃撤去起搏器，出院。

例9. 董某，男，72岁。

因"反复心悸20年、胸闷1年，加重1周"于2001年1月3日入院。

患者20年来多次心电图提示频发室性早搏，曾因室早发作而晕厥几次，症状渐重。1999年4月因频发室性早搏在本院二沙分院住院，服用心律平0.2g，每日1次口服维持。2000年7月停用后早搏明显增多。入院前1周因过度激动，胸闷不适，胸部颤抖。急诊求治，心电图示室早二联律，予利多卡因静滴，好转而入本科。入院查体：心界不大，心率80次/分，心律不齐，听诊可闻及早搏10次/分，无病理性杂音。入院心电图示频发室性早搏四联律，电轴左偏；血糖17.3mmol/L。

入院诊断：西医诊断：①冠心病、心律失常、频发室性早搏、心功能2~3级；②Ⅱ型糖尿病；③肺部感染；④多发性胆结石症。中医诊断：心悸（气虚痰瘀阻络）。

予参麦针、补心气口服液、固心胶囊及美迪康、达美康降糖、抗感染等治疗。

入院第二天，症见：疲乏，面色晦暗，心悸、胸闷，活动后气促，消谷善饥，口干欲饮，微咳，无寒热，眠可，二便调，舌淡暗，苔薄白，脉浮滑。

处方：黄芪30克，山药60克，玉米须30克，竹茹10克，枳壳6克，橘红6克，胆南星10克，茯苓12克，仙鹤草30克，豨莶草12克，丹参15克，甘草30克。

服3剂后，即诉无明显心悸胸闷，消谷善饥明显减轻。5天后的动态心电图示：偶发室早（单发室早90个）。继续服用原方2周，上症消失，听诊无早搏，血糖6.83 mmol/L，带药出院。

例10. 刘某，女，73岁。

心悸、气促，反复2年，加重1周。现症见心悸胸闷，呼吸喘促，劳则加重，头晕气短，肢体乏力，纳呆，右腿麻木，大小便正常。舌光红无苔，脉结，寸脉弦，尺脉沉。既往有高血压病、冠心病、房颤，心衰Ⅱ度。坚持服用降血压药物。

处方：生晒参6克（先煎），太子参30克，麦冬12克，五味子6克，炙甘草10克，大枣4枚。

同时服用养心胶囊，每次6粒，每日3次。

二诊：心悸气促有所改善，胸闷，口干不欲饮，夜寐欠安。舌光红、少津，无苔，脉结，寸脉弦，尺脉沉，血压150/90mmHg。

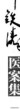

处方：生晒参10克（另炖、兑服），太子参24克，麦冬12克，五味子10克，炙甘草10克，大枣4枚，酸枣仁15克，柏子仁12克，阿胶6克（烊化），橘红2克。

三诊：症状明显好转，活动多则气短、乏力、心悸，腰膝酸痛，夜尿多。舌淡红少津有裂纹，无苔，脉结而涩。

处方：太子参30克，麦冬2克，五味子10克，炙甘草10克，酸枣仁15克，柏子仁15克，竹茹10克，五爪龙60克，狗脊18克，桑螵蛸10克，桑寄生30克。

例11. 奇某（英国人），男，48岁。

1972年9月1日初诊。

患者到达广州后第2天，到各处参观访问，甚为劳累。入院前1小时，于大便过程中突感心前区压榨痛，放射至双臂，疼痛持续不减，冒冷汗，面色苍灰，无发绀，神倦，神志清楚，无恶心呕吐。有眼底动脉硬化、胆固醇较高病史，但无心绞痛史，有溃疡病史。白细胞16.9×10⁹/L，血沉106mm/h，血清谷草转氨酶140iu/L，血清胆固醇260mmol/L。胸部透视：主动脉心型，双肺清晰。心电图示：急性后壁心肌梗死。

西医诊断：①冠状动脉硬化性心脏病；②急性后壁心肌梗死伴再发急性前侧壁心肌梗死；③阵发性室性期前收缩伴三联律。次日请中医会诊。

诊查：症见心前区隐痛，咳嗽，痰多，口干、喜热饮，面色苍白，脉缓滑，舌有裂纹、质嫩、有瘀点、苔白滑。

辨证：胸痹，属心阳虚，痰瘀闭阻。

治法：补心气、祛瘀逐痰。以温胆汤加高丽参、田七末。

处方：竹茹10克，法夏10克，枳壳6克，云茯苓15克，橘红6克，炙甘草5克，田七末3克（分2次冲服），高丽参6克（另炖服）。

二诊：入院第3天半再发急性前侧壁心肌梗死，呈心源性休克前期状态。症见左胸疼痛，表情痛苦，面色苍白，大汗淋漓，四肢逆冷，恶风毛竖，脉微弱，舌暗滞、有瘀点、舌中有少许灰白苔，诊断为心阴心阳两虚，痰瘀闭阻。拟补心气，养心阴，活血除痰法。予四君子汤合生脉散、失笑散加减。

处方：西洋参15克（另炖），麦冬6克，五味子10克，橘红5克，茯苓10克，炙甘草6克，火麻仁12克，扁豆花10克，枳壳5克，田七末3克（冲），蒲黄10克，五灵脂10克。连服3日。3日后去火麻仁、扁豆花，加高丽参6克（另炖）。

三诊：住院第9天，病情好转，脉弦数，较前稍有力，舌质尚暗（但较前转鲜），中有厚浊苔。上方去枳壳，加竹茹10克、枣仁12克、法半夏6克，连服近1个月。

此后进入恢复期，各症好转，无自觉不适，精神、食欲亦好，二便如常，脉缓，间有结象，舌质红润、上仍有少许裂纹，苔薄白。治以补气健脾，佐以除痰导滞。

处方：高丽参10克（另炖），白术15克，茯苓12克，炙甘草6克，黄芪15克，枳壳5克，山药18克，桔梗10克，鸡内金10克。

上方药连服约1个月后出院。1年后患者爱人再度来院表示感谢，并谓患者出院后情况一直良好。

例12. 罗某，男，74岁。

因"反复胸闷胸痛4年"于2000年12月4日入院。

诊见：神疲，胸闷，头晕，恶心，呕吐胃内容物1次，纳差，睡眠差，皮肤湿冷，小便少，双下肢浮肿，唇紫绀，舌黯，苔薄白，脉结。血压143/53mmHg，双肺可闻及湿啰音，心界不大，心率45次/分，早搏8次/分，未闻及杂音。心电图：急性下壁、后壁、右心室肌梗死。心肌酶、肌红蛋白、肌钙蛋白示急性心梗改变。

西医诊断：冠心病，急性心肌梗死，心源性休克；高血压3级，极高危组。

中医诊断：胸痹（气虚血瘀）。

入院后因病情危重，暂未行紧急PTCA（经皮冠状动脉成形术）。即以多巴胺、多巴酚丁胺静脉滴注强心，参麦注射液益气，葛根素注射液活血。治以益气活血法。

处方：党参、麦冬各18克，五味子、陈皮各9克，桃仁、红花、川芎、赤芍、生地、当归各12克，丹参、五爪龙各30克。

入院后经抢救，生命体征略稳定，当日下午4时冠脉造影术示右冠远端95%狭窄，明显钙化，PTCA后残余狭窄约25%。术后当晚及次日下午各有1次心衰发作，经抢救后病情逐步稳定，以原方调理3周后出院，随访10个月，一般情况尚可。

例13. 陈某，男，70岁。

因"反复胸闷痛8个月，加重4天"，于2001年1月28日入院。

患者去年5月份在香港旅游时突发胸前区闷痛，即在当地医院就诊，行冠脉造影示冠状动脉三支病变，前降支、回旋支闭塞，当时诊为急性心肌梗死，经治疗病情好转稳定，当地医院建议其行冠脉搭桥术，但患者因经济困难而拒绝。此后仍有反复胸前区闷痛不适，多为劳力诱发，持续10～15分钟，含服硝酸甘油能缓解。近4天患者又觉胸闷不适，伴咳嗽，气促，动则加甚，双下肢浮肿，遂入我区治疗。入院时症见：神清、疲倦，胸闷，咳嗽，痰白，气促，动则加甚，双下肢轻度浮肿，口干，纳眠欠佳，不能平卧，二便尚调。舌淡黯，苔白微浊，脉细数。查体：双肺呼吸音粗，闻中量干啰音及少量湿啰音，心率：110次/分，闻早搏7～8次/分，心尖区闻SM3/6杂音，双下肢Ⅰ度浮肿。心电图示窦性心动过速，陈旧前壁心肌梗死，左前分支传导阻滞，频发房早、室早，心肌劳累；全胸片示慢性支气管炎和肺气肿，主动脉硬化，符合冠心病；心脏彩B示左室前间隔、前壁、下壁、尖段心肌变薄，运动低平，左室射血分数（EF）25%。

入院诊断：西医诊断为冠心病，陈旧性前壁心肌梗死，心律失常（频发房早、室早），慢性心功能不全，心功能Ⅳ级。中医诊断为胸痹（气虚痰瘀）。

入院后中医治以涤痰活血，汤药予温胆汤加丹参、桃仁、川芎等，并予静滴灯盏花针，口服通冠胶囊、固心胶囊，配合西医强心、利尿、扩血管、抗心律失常等治疗，患者双下肢浮肿消退，早搏消失，但仍有胸闷、气促，动则加甚，不能平卧，需24小时持续静脉滴注硝酸甘油。

2月1日查房，患者神清，疲倦，少气乏力，胸前区有翳闷压迫感，动则喘促，不能平卧，咳嗽，痰少色白，纳呆，望诊见面色无华，唇色暗淡，准头尚亮，舌质暗淡，舌边见齿印及瘀点瘀斑，舌底脉络迂曲紫暗，苔薄白微腻，左脉弦，右脉紧涩，辨证为气虚痰瘀阻脉，治予益气涤痰活血，汤药仍以温胆汤加减。

处方：竹茹10克，枳壳6克，橘红6克，法半夏10克，党参24克，茯苓15克，白术12克，五爪龙30克，炙甘草6克，丹参15克，田七末3克（冲服）。

服3剂后，患者胸闷、气促减轻，精神好转，面有华色，不需再用硝酸甘油持续静滴。

2月8日查房，患者胸闷偶有发作，活动时少许气促，咳嗽、痰白，纳呆，大便干结，舌暗淡，苔微浊，脉滑寸弱。患者气虚之象明显，应加强益气，于上方中白术用30克，五爪龙用50克，加火麻仁30克，另予吉林参6克炖服，进3剂，病情进一步好转，胸闷偶有发作，无咳嗽、气促，胃纳增，大便调。复查心电图示：陈旧性前壁心肌梗死，左前半支传导阻滞。于2月12日出院，门诊以原方续进10剂巩固疗效，嘱患者忌肥甘饮食，戒烟酒，以防复发。

例14. 侯某，男，65岁。

因"胸闷痛1天"于2001年2月18日入院。

患者2月17日下午1点大便时突然压榨性胸闷痛，至市第六人民医院，确诊为急性前壁心肌梗死，予尿激酶溶栓，并按CCSⅡ方案进行观察治疗。症状未能缓解，转入我院。时见，神疲，气短，面苍白，胸闷痛，纳眠差。高血压病史两年。查心肌酶谱及心电图提示急性广泛前壁心梗。

西医诊断：冠心病、急性心肌梗死；高血压。中医诊断：胸痹、真心痛（心阳不振）。

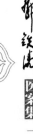

以中医益气温阳，西药抗凝、扩冠、降压以及利尿等抗心衰处理。入院后患者间有神志异常，躁动，应答不切题。请神经内科会诊，未见异常体征，予镇静剂对症处理。2月22日见神清疲倦，躁动不安，气促，间胸闷痛，纳眠可。舌淡有齿印，苔白黄腻，脉弦细。心梗诊断明确，神志异常可能与心情紧张有关，暂未排除脑血管病变。中医证型方面，目前为气虚痰瘀。

处方：黄芪30克，五爪龙30克，党参24克，茯苓15克，白术15克，竹茹10克，枳壳6克，橘红6克，法夏10克，当归10克，炙甘草6克，紫菀10克，百部10克。服2剂。

2月23日请余会诊，胸闷略减，狂躁，骂人，发作后不知所言，舌暗、稍红，苔黄浊，脉细略数。属中医"狂证"，证属痰火上扰，急则治标，以礞石滚痰汤清泻痰火，开窍醒神。

处方：礞石（先煎）20克，沉香12克，大黄（后下）6克，黄芩15克，芒硝（冲）10克，2剂。

2月24日胸闷、神志异常缓解，咳嗽，面色淡白无华，晦滞，鼻准头无光泽，舌嫩，苔薄少脉左细右弦，证属气阴两虚。

处方：党参24克，茯苓15克，橘红6克，黄芪30克，五爪龙30克，白术15克，竹茹10克，枳壳6克，胆南星10克，石斛20克，红枣10枚，田七末（冲）1.5克，紫菀10克，百部10克，服2剂。

药后患者神志正常，胸闷除，行冠脉造影术示：前降支近段99%狭窄，TMI0级。经PTCA后残余狭窄45%，TMI3级。精神稳定，无胸闷胸痛，以原方调理1周后出院。

门诊仍以邓氏冠心方加减，随访10个月，一般情况良好。

例15. 陈某，男，63岁。

因"反复胸闷痛2月，加重1天"于2000年10月4日入院。

患者2个月前起反复心前区窒闷感，多为持续性，醒后明显，持续5到30分钟，无心悸、头晕、气促及恶心呕吐。多次外院心电图检查示心肌劳损，服用复方丹参滴丸、松龄血脉康等药物，症状反复。10月4日凌晨于睡眠中因胸闷痛而醒，含服硝酸甘油、休息约半小时缓解，为系统诊治入院。入院时症见：胸闷，乏力，纳差，便秘。无心悸，无胸痛，无恶心，无呕吐，无气促，无肢肿。纳眠欠佳。舌暗淡，苔白，舌底脉络无纡曲，脉细。既往无特殊病史。体格检查无特殊。心电图检查示：完全性右束支传导阻滞，心肌劳损。

西医诊断：冠心病，不稳定心绞痛。中医诊断：胸痹（气虚痰瘀）。

入院后予中药益气活血化瘀，西药扩冠抗凝，症状略有缓解。2000年10月26日行冠状动脉造影术，前降支开口处90%，中段75%狭窄。于狭窄处分别行PTCA加STENT（支架植入术），术后狭窄解除，血流恢复正常。术后常规进行抗凝、扩冠等治疗，但仍时有胸闷胸痛。11月18日第2次冠脉造影，第1对角支开口处75%，钝缘支中段75%狭窄，原前降支植入支架内无狭窄，于狭窄处再次行冠脉成形术，狭窄解除。术后仍时有胸闷。

22日会诊：胸闷痛时作，纳欠佳，舌淡黯，苔微浊，证属脾虚痰浊内阻，治以益气健脾，化浊理气。

处方：党参、白术、茯苓、枳实各15克，炙甘草、陈皮各6克，薏苡仁20克，香附10克，谷芽、麦芽各30克。服3剂。

10月25日二诊：胸闷间作，纳差，舌黯红，苔白，脉细，证属气阴不足，治以调理脾胃。

处方：太子参、茯苓、木香、藿香、延胡索、海螵蛸、法半夏各15克，山药、丹参、秦皮各18克，石斛20克，谷芽、麦芽各30克，炙甘草8克。服3剂。

诸症消失，出院以邓氏冠心病方调理，随访11月心绞痛未发。

例16. 高某，男，73岁。

因"反复胸前区闷痛4个月，加重2天"于2000年11月8日入院。

患者于2000年7月23日晨起突发左胸前区疼痛，憋闷，伴大汗淋漓，持续约半小时后渐缓解。其后每于晨起发作胸痛，症状同前，在当地医院做心电图检查无异常，转来我院做冠脉造影检查示：前降支近中段狭窄约90%，遂行PTCA+STENT术（经皮冠状动脉腔内成形术+支架植入术），术后即刻急性心肌梗死冠脉内溶栓后冠脉血流情况（TIMI）血流达3级，血管开通良好。出院后常规给予扩冠、抗凝、抗血小板等治疗，但患者一直胸闷不适、倦怠乏力，严重影响正常的工作和生活，遂再次入院以进一步治疗。入院时症见：胸闷，时有闷痛，气短乏力，神疲，偶有恶心，口不干，纳可，小便量多，大便干，眠差。既往史有高血压和十二指肠球部溃疡病史。体查：血压122/75mmHg，神清，心率67次/分，心律齐，未闻及病理性杂音，双肺呼吸音清，未闻及干湿啰音。心电图检查示：肢导联低电压。

西医诊断：①冠心病、PTCA+STENT术后；②高血压病Ⅲ期。

中医诊断：胸痹（心气不足，兼阴虚）。

察舌观脉：舌质淡、嫩、有津，脉右尺弱、寸关滑，左虚细，脉诊时浮取有力量的感觉不如沉取时的感觉，故有根。鼻准头稍色淡，为气虚之象。中医治疗以大补元气，气行则血行，兼益阴为治则。方药以生脉散加减。

处方：西洋参5克（另炖），吉林参5克（另炖），太子参30克，麦冬10克，胆南星10克，茯苓12克，白术12克，橘红6克，菟丝子15克，桑寄生30克，甘草5克。

服药6剂后，患者的胸闷即有明显减轻，仍有气短乏力、恶心、欲呕、纳差、中药在益气养阴的基础上，加以健脾开胃之剂。

处方：西洋参5克（另炖），吉林参5克（另炖），太子参30克，麦冬10克，五味子3克，丹参15克，合欢皮20克，木香6克（后下），山栀子12克，石斛20克，茯苓12克，山药15克。

患者服药后，日渐好转，住院3周后诸症消除而出院。

例17. 陈某，男，43岁。

因"反复胸闷痛3月，再发1天"于2000年12月5日入院。

患者于3月前出现胸闷痛，经我院确诊为冠心病，并成功行PTCA加

STENT术，术后症状消失出院。1天前于上楼时再发胸闷，全身乏力，服鲁南欣康无效入院。诊见：神疲气短，心前区闷痛，多梦易醒，舌淡红、少津，苔薄白，脉细。

西医诊断：①冠心病心绞痛；②型糖尿病；③高脂血症。

中医诊断：胸痹（气阴两虚）。

中药以益气养阴，西药扩冠抗凝对症治疗。经十余天中西医调理，症状未明显缓解，建议行冠脉造影检查，患者拒绝。

12月22日会诊：胸闷痛，上楼梯气促、气短，纳差，睡眠差，舌淡，苔薄白，脉虚，关脉浮。证属气阴两虚，痰瘀阻络，治以益气养阴，活血化瘀。

处方：党参24克，黄芪、玉米须、桑寄生、山药各30克，茯苓、白术各15克，三七末（冲）、炙甘草各3克，枳壳、橘红各6克。服7剂。

12月30日二诊：胸闷痛发作略减，精神改善，舌嫩淡红，苔薄、稍黄，脉虚。证属心脾气虚，兼有痰浊，治以健脾调心，化痰通滞，守方加五爪龙50克、竹茹10克。

调理1周，症状缓解出院。门诊以邓氏冠心方加减，随访10个月，一般情况良好，胸闷痛未发。

例18. 潘某，男，59岁。

因"反复心悸、胸闷痛5年余，加重1月"于1998年12月26日入院。

5年前因急性心肌梗死住院治疗，之后时有心悸、胸闷痛，近1个月来症状加重。入院后查心电图示：陈旧性下壁、正后壁心肌梗死；频发室早，部分呈三联律。心脏彩超示：心尖室壁瘤形成；左心泵血功能不全。冠造影示：多支血管病变；右冠和回旋支闭塞性病变；左前降支多处病变（中远段90%狭窄）。左室造影示：后壁、心尖部运动减弱。

西医诊断：冠心病，陈旧性下壁、正后壁心肌梗死，心律失常、频发室早。中医诊断：胸痹（气虚痰瘀）。

患者于1月6日在体外循环下，行冠状动脉搭桥术，术程顺利。1月

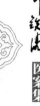

13日初次查房。患者术后久卧，咳嗽、痰难咳出，动则气促，汗出，唇晦暗，舌淡胖、苔腻，脉寸关弦滑、尺脉弱。总的病机为肺脾肾虚（气阴），痰瘀内阻。病在心肺，与脾肾密切相关，且关键在于痰邪作祟，其次为瘀。而此瘀非外科手术所致，乃内在因素引起，责之脾肾，脾肾气虚、痰湿内阻，上贮于肺，故目前治疗，当以健脾益气除痰为主。

处方：黄芪30克，白术18克，胆南星10克，法半夏10克，茯苓15克，党参18克，丹参24克，桔梗10克，橘络10克，甘草6克，吉林参10克（另炖兑服）。

治疗1周后，1月21日再次查房，症见：面色苍白，倦怠，活动后稍气促，舌淡黯，脉细涩。目前以气虚血瘀兼痰浊为主。

处方：吉林参10克（另炖兑服），法半夏10克，丹参24克，茯苓15克，橘络10克，浙贝母15克，白术18克，桔梗12克。

1月28日，第3次会诊，症见：患者面色淡红，稍倦，无气促及胸闷痛，舌淡苔白，脉弦细。患者处于恢复阶段，四诊合参，仍以补益脾肾，兼以活血化瘀为法。

处方：黄芪30克，党参30克，茯苓15克，白术15克，胆南星12克，橘红6克，蒲黄6克，五灵脂6克，丹参24克，浙贝母24克，枳壳6克，法夏6克，甘草6克。

嘱持续服用此方1个月。1月30日带药出院。

例19. 杨某，男，52岁。

因"反复胸闷痛、气促9个月，加重2天"于2000年2月21日入院。

患者9个月前无明显诱因而出现胸闷、气促，活动时加重，无咳嗽、咯痰、恶心、呕吐等症。曾就诊于广州市某医院，予扩冠、营养心肌、抗凝等处理后症状缓解而出院。两天前，不慎感冒后症状复发。胸闷痛加重伴气促、四肢无力。遂来我院就诊。

入院时症见：神清、精神疲倦，胸闷痛，气促、心悸，口苦纳呆，夜寐不佳，二便调，舌质红，苔黄腻，脉弦细数。查体：面色萎黄，双肺呼吸音清，未闻及干、湿啰音。心率74次/分，律不整，心前区可闻及3级收缩期吹风样杂音。肝脾肋下未触及，双下肢无水肿。心电图检查示偶发房早，电轴左偏，心肌劳累，陈旧性下壁心梗。胸片示心影向两侧增大。B超示少量腹水。彩超示冠心病，心肌梗死后改变，左心衰。动态心电图检查示下壁、后侧壁心梗，心尖、前壁、间壁、后间壁、侧壁心肌缺血。冠状动脉造影示左前降支、回旋支100%闭塞，远端血供由侧枝供应，右冠开口处闭塞约80%狭窄，整个冠状动脉中、远端纤细、僵硬，多部位不同程度狭窄。

西医诊断：冠心病，三支病变、陈旧性心肌梗死。中医诊断：胸痹（气阴两虚，痰瘀阻络）。

入院后，拟行冠状动脉旁路移植（CABG）手术。术前查房，症见：神清，精神疲倦，时有胸闷不适，呃逆，纳差，二便调。准头晦暗，舌质淡，苔少、剥、浊，左脉寸浮尺弱、右脉结。

冠心病的患者多以老年人居多，《黄帝内经》云："人年四十，而阴气自半"，所以"气阴两虚"多为本病发病之本。至于"痰"与"瘀"则是气阴两虚的病理产物。因为气有"气化"及"推动"之功能，气虚运化失常，会致津液停而为痰；从气与血的关系来看，"气为血帅，血为气母"，气虚推动无力，则血行不畅，从而产生瘀。首先，痰与瘀，密切相关，互为因果，共同致病。其次，痰浊内阻，血为之滞，停而为瘀。再者，瘀血阻脉，则津液不化，变生痰浊，故 "痰多兼瘀""瘀多兼痰"。综上所述，冠心病之病机多为"气阴两虚为本，痰瘀阻络"为标。本例患者即为一典型病例。

处方：吉林参12克（另炖），太子参30克，麦冬10克，五味子10克，山药18克，石斛15克，菟丝子12克，桑椹子12克，炙甘草6克，丹参20克，橘络10克，茯苓12克。

服本方6剂后，患者神清，精神好转，偶有胸闷，纳可，夜寐安，二便调，准头光泽，舌质淡，苔薄白，脉沉细。患者于2000年3月29日行CABG术。

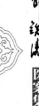

4月1日术后查房，症见：神清，准头光泽，伤口疼痛，气促，乏力，无头痛、头晕、胸痛、心悸等症。纳差，寐可，小便可，大便溏，舌暗少苔，右脉寸关浮，尺脉沉弱，重按无力，左脉数。

通过手术，冠脉再通，痰瘀已消。然手术打击后，患者元气大伤，胃阴不足，兼有肾虚。故前方去丹参、橘络等祛瘀化痰之品。加西洋参以补气而不伤阴，砂仁行气健脾，使补而不滞。

处方：西洋参10克，吉林参10克（另炖），太子参30克，茯苓10克，麦冬12克，山药18克，石斛15克，桑椹子12克，菟丝子12克，炙草6克，五味子10克，砂仁10克（后下）。

服上方5剂后，患者伤口无疼痛，无气促、乏力、胸闷等症，纳可，夜寐安，二便调，色质淡，苔薄白，脉沉细。于2000年4月13日痊愈出院。

[按语] 例1至例4为冠心病心绞痛，例5至例9为冠心病并心律失常，例10为冠心病合并心衰，例10至例14为冠心病心肌梗死，例15至例17是冠心病介入术围手术期，例18、例19是冠心病冠状动脉搭桥围手术期。本病《黄帝内经》称"真心痛"，其病位在心，是本虚标实之证，本虚是指全身之虚，而心虚是其突出的矛盾，标实则多是指痰、瘀而言。例1、2、3、4、6、9、11、13、17、18都有痰瘀闭阻之象，组方中均用温胆汤祛痰，心阳虚者加党参或与四君子汤，心阴虚者加以生脉散。例5、11、12、16、19心阴虚较明显，以生脉散为主方，根据实际情况加味。例8患者心气阴虚明显，以西洋参、麦冬、大枣大补元气。例10患者出现心衰症状，在生脉散中太子参与生晒参并用，同时重用甘草以达到补心气之功效。例14一派痰火上扰之象，患者在治疗中亦出现痰火上扰之象，急则治其标，以礞石滚痰汤为主方。例15患者脾虚痰浊明显，方以四君子汤加以补脾之药物。例19在行冠状动脉旁路移植（CABG）手术后，考虑到患者经过手术冠脉再通痰瘀已消，术后元气大伤为其主要矛盾，因而以西洋参、吉林参大补元气，合生脉散、石斛、桑椹子、菟丝子等养阴补肾。

二、评析

（一）辨证要点

冠心病是冠状动脉粥样硬化性心脏病的简称，是冠状动脉血管发生动脉粥样硬化病变而引起血管腔狭窄或阻塞，造成心肌缺血、缺氧或坏死而导致的心脏病。目前国际上根据冠心病的临床特点将其分为5种类型：①无症状型；②心绞痛型；③心肌梗死型；④缺血性心肌病型；⑤猝死型。本病多发生在40岁以后，男性多于女性，脑力劳动者较多。中医虽无冠状动脉粥样硬化性心脏病这一病名。但对本病早有认识，祖国医学书籍曾有"真心痛""胸痹""心悸""怔忡"等论述与冠心病十分相似。

1. 病因病机——本虚标实，气血痰瘀相关

邓老认为冠心病是由于人体正气内虚，加上劳逸不当、恣食膏粱厚味，或七情内伤，以致痰瘀痹阻心络而成，如下图示：

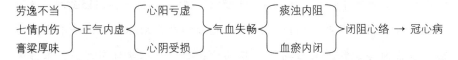

劳逸不当、七情内伤、膏粱厚味 ⟩ 正气内虚 ⟨ 心阳亏虚、心阴受损 ⟩ 气血失畅 ⟨ 痰浊内阻、血瘀内闭 ⟩ 闭阻心络 → 冠心病

辨证首先要辨明病位。本病病位在心，但心与五脏关系非常密切。如高血压心脏病，往往先有肝阳亢盛，再影响到心，而肝的病又多先由肾阴虚衰，水不涵木所致。此外，与命门亦有关系。症见休克、阳气衰竭、脉微欲绝，这不仅是心阳衰，命门之火亦衰。心阳虚可用独参汤，甚则用参附汤，命门火衰则以四逆加人参为宜，心与肺的关系，肺为相傅之官，主治节，为心主血脉之助。脾为生痰之源，所以冠心病痰阻之证与脾的关系最为密切。

其次要详审病机。多数学者认为冠心病是标实本虚之证。两者往往同时并存，但其间有先后主次缓急之分，因而患者即有不同的症状表现。本虚虽指全身之虚，但心虚是其突出的矛盾，心虚必累及阴阳气血，因气属阳，血属阴，故可概括为阴阳。气血是阴阳派生的，因此，轻则反映为气虚血虚，重则为阴虚阳虚。心虚的特点：心主火，意味着人体能源之所

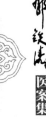

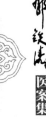

主。心博一停，其他系统也就随之逐渐死亡。《黄帝内经》所谓阳中之阳心也，故全身阳气中最重要的是心阳。当然，还有个命门问题，但从五脏角度言，心应当占有更重要的位置。实，主要是"痰"和"血瘀"。虚与实孰先孰后？应该说是先有虚。由于心阳心阴俱虚，才引起气血失畅，气虚生痰，血滞成瘀。血瘀如何形成？瘀即血流不畅。血瘀实由于气滞。血随气行，气行则血行，故气是主动，血是被动的。当然，血瘀也可导致气滞；痰湿等引起血瘀，亦可反作用于气。但冠心病一般是由气滞引起血瘀的为多，气虚也可引起血瘀，因气虚则无力推动血液流行。现代血流动力学认为血液的推动力对流速、流量的影响是一个重要因素，这与中医所说的气的作用很相似。联系到胆固醇在血管壁内膜下的沉积，似可相当于痰的病证，这有待于我们进一步去研究。血管内的粥样硬化斑块进一步发展，便会影响血液的流通，产生中医所谓的瘀。从全国各地对心肌梗死症的治疗分析，大部分方剂是以祛瘀为主的。通常所见心肌梗死，亦以瘀证为多。说明冠心病的早中期以痰证为常见，而中后期则以瘀证为多了。从广东的病例来看，心气虚（阳虚）兼痰浊者为多见，特别是早中期患者，其后则兼瘀或兼痰瘀者为多。而心肌梗死患者则以瘀闭为主，亦有痰瘀相兼者。

在痰瘀相关和多年临床实践的基础上，邓老提出冠心病病机为本虚标实，痰瘀相关。本虚主要为心阴心阳虚，标实主要为痰与瘀。因心主火，为阳中之阳，故阳气虚是主要方面。结合岭南土卑地薄，气候潮湿，脾土易受困而聚湿生痰的特点，邓老认为南方冠心病人以气虚痰浊者为多见，临证重视气虚痰阻在本病中的关键作用。

2. 辨证论治

（1）心阳虚（兼痰或瘀）：胸闷，心痛，心悸，气短，面色苍白或暗滞少华，畏寒，肢冷，睡眠不宁，自汗，小便清长，大便稀薄，舌质胖嫩，苔白润，脉虚或缓滑或结代，甚则四肢厥冷，脉微细或脉微欲绝。一般用温胆汤加党参（竹茹10克、枳壳5克、橘红5克、法半夏10克、茯苓15克、党参15克、甘草5克）。此方对于期前收缩而舌苔白厚、脉结者，有较好的效果。若心阳虚而兼瘀者，用四君子汤加失笑散2～5克顿服。若阳虚而心动过缓者，用补中益气汤或黄芪桂枝五物汤加减。若阳气虚，四肢厥冷，脉微细或脉微欲绝者，选用独参汤、参附汤或四逆加人参汤（参用吉林参、高丽参与西洋参），选加除痰和祛瘀药。

（2）心阴虚（兼痰或瘀）：心悸，心痛憋气或夜间较显著，口干，耳鸣，眩晕，夜睡不宁，盗汗，夜尿多，腰酸腿软，舌质嫩红，苔薄白或无苔，脉细数而促，或细涩而结。一般用生脉散（太子参18克、麦冬9克、五味子9克）为主方。心动过速者，加玉竹、柏子仁、丹参，期前收缩脉促者，加珍珠层粉2克冲服。心阴虚兼痰者，加瓜蒌、薤白；兼瘀者，酌加桃仁、红花或三七末2克冲服。

（3）阴阳两虚（兼痰或瘀）：既有心阴虚证，又有心阳虚证，同时兼痰或瘀。用温胆汤合生脉散或四君子汤合生脉散，或用炙甘草汤（炙甘草10克、党参15克、生地15克、阿胶6克、桂枝10克、麦冬9克、火麻仁10克、大枣4枚、生姜3片）加减。凡舌苔厚浊或腻者，不宜用炙甘草汤。

（4）兼痰兼瘀：舌苔厚浊或腻，脉弦滑或兼结代者，为痰阻；舌有瘀斑或全舌紫红而润少苔，脉涩或促、结、代者，为瘀闭；若两者合并则为痰瘀闭阻。痰证为主的可于温胆汤中酌加胆南星、远志或瓜蒌、薤白之类，并按心阳虚、心阴虚加减用药，阴虚者可去法夏加天花粉。瘀证为主的可用蒲黄、五灵脂、川芎、丹参、三七之属为主，并加入补益心阴心阳之药。

（5）血压或血脂高：兼血压高者，方中选加草决明、代赭石、钩藤、牛膝之属；若气虚甚之高血压宜重用黄芪30克。血脂高者，于方中选加草决明、山楂、首乌、布渣叶之属；若舌苔厚浊者宜加用一些除痰湿之药。但无论血压高或血脂高，治疗之关键仍在于辨证论治。

（6）急性心肌梗死：①急性心肌梗死多数病例都有较剧之心绞痛，故通脉止痛是抢救的首要步骤。一般可用冠心苏合丸1～2枚即嚼服；若阴虚或有内热者不宜用苏合丸，可用人工牛黄、冰片各0.4克，麝香0.2克，同研末含服。②参芎汤：党参24克，麦冬15克，五味子10克，丹参18克，

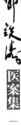

川芎18克，红花10克，陈皮2克，水煎服。若舌苔厚浊或为兼痰盛者，应加祛痰之药，如瓜蒌、薤白、法夏等。若神志模糊者，是痰迷心窍，宜加石菖蒲12克，远志6克，或安宫牛黄丸、至宝丹之类。若心源性休克，需加用吉林参或高丽参10～18克，另炖服，并根据阴虚、阳虚加减用药。偏阴虚者，可用西洋参10～18克，另炖服。

（二）方药特色

在痰瘀相关理论的基础上，针对南方患者多为气虚痰阻的病理特点，邓老在治疗上主张益气除痰祛瘀，临证喜用温胆汤加参（党参、丹参），被同行推为邓氏温胆汤。

基本方：竹茹10克，枳壳6克，橘红6克，法半夏或胆南星10克，茯苓12克，甘草6克，丹参12克，党参15克。

治法：益气除痰祛瘀。

方解：方中温胆汤除痰利气，条达气机，邓老喜用橘红易陈皮以加强宽胸之力；轻用竹茹意在除烦宁心，降逆消痞；枳壳代枳实，宽中又不破气伤正。党参（太子参）补气扶正，且用量以15～18克为宜，多用反而壅滞，不利豁痰通瘀，丹参活血化瘀。

加减：若口干，改党参为太子参30克；气虚明显加用黄芪、五爪龙，或吉林参6克（另炖），或嚼服人参1.5克，效果亦好。如心痛明显，可合失笑散或田七末冲服；如脾气虚弱合四君汤；兼阴虚不足合生脉散；兼高血压加草决明、珍珠母；兼高脂血症加山楂粒、首乌、麦芽；兼肾虚者加淫羊藿；兼血虚者加黄精、桑寄生。

（三）临证体会

冠心病用药物治疗只是一个方面，在药治同时或药治后，应注意饮食起居以及精神生活方面的好习惯，所谓起居有时，饮食有节，身心愉快等。此外坚持体育锻炼更是十分重要，体育锻炼宜采用柔和的运动（如太极拳、八段锦之类），不宜刚劲的运动。年过60岁的患者，宜散步不宜跑

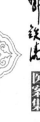

冠心病方

党参（太子参）两　竹茹五

法夏三　竹瓜五

橘红五　枳壳五

甘草五　丹参五

宜元虚废瘀之心

邓铁涛　方

步，慢跑亦非所宜。

对于冠心病的标证，在强调痰阻的同时，亦不能忽视瘀闭。针对心绞痛有突然发作、疼痛剧烈难以忍受的特点，急则治其标，本人根据祖传治疗痛证的验方，创制出五灵止痛散（已由广州中药二厂正式投产面世），用于治疗心绞痛发作获得较满意的效果。近年来又在五灵止痛散的基础上，结合冠心病心绞痛的病机特点及中医脏腑经络学说，加减研制成冠心止痛膏，外贴心俞、膻中、虚里等穴，使其药效通过脏腑和经络的联系直达病所。汤散、膏剂内服外用合而治之，标本兼顾，急则治标，缓则治本。

对于PTCA＋STENT术后的患者，最大的不足是血管容易再次变狭窄，包括急性和慢性，是一个世界难题。邓老认为冠心病可分为本虚及标实两方面，通过介入治疗，可以迅速开通狭窄或闭塞的血管，从而缓和心脉瘀阻，但本虚仍然明显。气有推动血脉运行的作用。推动不利则血脉容易再次瘀阻，从而发生再狭窄。邓老在治疗PTCA＋STENT术后的患者重视益气扶正，用西洋参、吉林参等大补元气，根据患者症状灵活加减。通过采用中药治疗后症状解除或缓解，促进了患者的康复，改善了生活质量。在邓老的指导下中药治疗PTCA＋STENT术后症状取得了较好的初步疗效，但仍属较新的探索，临床开展时期较短，有待进一步积累和观察。

风湿性心脏病

一、医案

例1. 李某，女，36岁，工人。

患者关节痛已七八年。于1977年1月起见心悸、胸口有压迫感。1月4日心电图结论为窦性心动过速；不完全性右束支传导阻滞；第一度房室传导阻滞。1月12日来诊，证见心悸，胸臆有压迫感，关节痛，面垢，疲乏无力，睡眠只有二三小时，胃纳一般，舌嫩淡，苔白，脉细数而涩、促。治以养阴益气为主。

处方：太子参21克，麦冬9克，五味子9克，桑椹子12克，女贞子15克，沙参12克，丹参15克，玉竹15克，甘草6克，枳壳4.5克，桑寄生30克。

二诊：服前药21剂后，诸症有所改善，脉舌同前。因虚象有所减轻，故稍增治标之药。

处方：桑寄生30克，白蒺藜12克，威灵仙12克，太子参24克，丹参12克，麦冬9克，五味子9克，炙甘草4.5克，山药12克，茯苓9克，鸡血藤15克。

三诊：服前药14剂，心悸已止，睡眠转佳，胃纳尚可，阴天胸口仍有不适感，关节痛大减，怠倦，舌淡嫩，苔白，脉右细左涩、数、时促（每分钟一、二次早搏）。治守前法。

处方：照前方加宽筋藤去丹参。

四诊：服前药30剂，心悸一直未再发，精神、食睡均佳，但关节仍痛，舌嫩，舌上有冒针头样红点，苔薄，脉细数，已无促脉。治疗仍以祛风湿为主。

处方：桑寄生30克，白蒺藜12克，威灵仙12克，鸡血藤18克，太子参24克，麦冬9克，五味子9克，炙甘草6克，茯苓9克，山药12克，宽筋藤18克。

追踪半年，心悸未再发作。

例2．患者，女性，40岁，工人。

因"心悸、气促、水肿反复发作10余年，加重1周"于1982年3月7日入院。

患者有风湿性关节炎史，20岁时发现有风湿性心脏病，30岁孕产时开始出现心衰，以后反复发作。7天前因精神受刺激、失眠而症状加重，在外院治疗，经用强心、利尿、扩张血管等治疗近一周而未曾完全缓解。目前患者自觉心悸不宁，胸翳闷，喘促声怯，短气难续，面色苍白、晦暗，口唇、肢端轻度发绀，咳咯白色泡沫痰，小便频，下半身水肿，舌淡胖嫩、苔薄白，脉促沉细无力。X线：心脏向两侧扩大，搏动不规则，右侧胸腔中等量积液。心电图：快速心房纤颤伴室内差异传导，左右心室肥大，心肌劳损。超声心动图：二尖瓣狭窄与关闭不全，全心各房室均增大。

西医诊断：慢性风湿性心脏病、二尖瓣狭窄与关闭不全、全心扩大、心衰Ⅲ度、快速心房纤颤合并右侧胸腔积液、心源性肝硬化。

中医诊断：心悸、水肿、喘证，兼患癥瘕、悬饮。

中药曾用真武汤加减，每日1剂。西药先后用过西地兰、地高辛、心得安、多巴胺、双氢克尿塞、氯化钾、肌苷、维生素 B1、氨茶碱、青霉素等。心悸气促稍减轻，但水肿始终消退不多，仍心房纤颤。遂请余会诊。

本病为心脾肾阳气欲脱，血瘀水饮交结难解，本虚标实，当标本同治而以固本为要。

处方：高丽参注射液2mL加入50％葡萄糖40mL，每日1～2次，或每日红参10克炖服；另用熟附子、茯苓、防己各10克，白芍、桂枝各12克，黄芪、丹参各30克，白术20克，炙甘草10克，生姜3片，每日1剂，上午水煎服，下午复渣再煎服；嘱暂停西药。服药3日后，加用复方丹参注射液4mL肌肉注射，每日2次。

用药1周后，病人小便量渐增至每天2000mL以上，水肿消退大半，精神较好，每餐进一小碗稀饭，心悸气促、肝区痛等明显减轻，可在病房内走动。但夜晚失眠、梦多，觉心烦，心率90次/分，心律不齐，右胸腔还有积液，舌淡红仍暗、苔少，脉仍细促。此乃胃气渐复，阳气能抵达四末，温化膀胱之佳象，但因利水过快，渐现心阴不足、心神不宁之象。遂按上方减温阳利水药，加入益气养阴安神之品。

处方：党参、白术、白芍各10克，茯苓、酸枣仁、黄精各20克，麦冬12克，五味子9克，桂枝8克，丹参30克。每日1剂。另参须16克，每周炖服2~3次。

督导病人饮食、生活忌宜。

病人出院后以此方加减服用，1个月后随诊，心率在安静时减少至每分钟80余次，仍心房纤颤，水肿全消退。病情稳定，可从事较轻的家务劳动。

例3. 某女，31岁，护士。

患者自小有风湿性关节炎反复发作史。于1985年3月因"心悸、气促、咳带血丝痰"就诊于中山二院及省人民医院，检查确诊为风湿性心脏病、二尖瓣狭窄、左房右室增大、食道受左房压迫，肺瘀血。多次劝告其手术治疗，并认为若不抓紧时机，病情容易恶化成二尖瓣狭窄与关闭不全、心衰。因患者害怕手术而请余诊治。患者心悸怔忡，短气乏力，步行稍快则喘咳甚而需停下休息片刻，时咳咯血丝痰，平时易惊善恐，失眠梦多，反复感冒难愈。两面颊红而带黯，舌淡稍胖黯，苔薄白，脉细数涩时促，重按无力。治以益心气、活血祛瘀为主，拟方紧守此法而兼顾其他。

处方：五爪龙30克，太子参30克，白术12克，云茯苓15克，鸡血藤30克，川芎10克，桃仁10克，当归12克，丹参18克，红花5克，甘草5克。

以上方为基础，气血虚甚时，加吉林参10克（另炖），黄精18克；血瘀严重时，于短时间内加三棱、莪术各10克活血化瘀，注意中病即止，恐其太过，正气不支；出现下肢浮肿时，加茯苓皮30克，泽泻15克；咯血时，加仙鹤草、白芨各15克；阳损及阴而有心阴虚表现时，加麦冬12克，五味子10克；关节不适时，加桑寄生、豨莶草各30克等。

患者服药后，日渐好转，诊治达一年多，从不间断。一年来，很少感冒发热，关节疼痛与水肿、咯血等也很少发生，逐渐走路甚至上二楼也不觉气喘，面颊和舌质的黯红也渐消失。一年来能够上日班、坚持工作，从事一般的家务劳动如煮饭、洗衣服等。惟仍不能适应跑步和较重的体力劳动。经检查，病情稳定，仍然是单纯二尖瓣狭窄。

例4. 罗某，女，42岁。1991年4月25日初诊。

患者咳嗽反复发作20余年，晨起咳嗽，咯白色泡沫痰，动则汗出气促，极易感冒。心烦心悸，睡眠差，纳少，四肢无力。面色萎黄，唇色浅淡。舌红苔少，脉右弦浮左弦细。

处方：党参30克，麦冬10克，五味子6克，桃仁10克，红花3克，茯苓12克，白术12克，威灵仙15克，鸡血藤30克，炙甘草6克。服14剂。

二诊：5月6日。服上方后心悸、咳嗽均减轻。晨起仍有咳嗽、气促，痰白量少，以往月经量少，一日即净，该次经量增多，持续五日，色黯红。脉细无力，舌嫩红苔少。

处方：党参30克，茯苓15克，白术12克，麦冬10克，五味子6克，鸡血藤30克，丹参18克，炙甘草6克，大枣4枚。

三诊：5月23日。咳喘心悸之症已基本消失，精神改善。晨起感咽痒，轻咳嗽，痰少。食纳欠佳，舌红瘦、苔薄白，脉弦细。

处方：紫菀10克，款冬10克，沙参12克，五爪龙30克，党参30克，茯苓15克，白术12克，麦冬10克，五味子6克，鸡血藤30克，丹参18克，炙甘草6克，大枣4枚。

例5. 方某，女，31岁，1991年4月29日初诊。

患者自1990年7月起出现心悸时作，伴胸闷欲呕，夜眠不佳，胃纳、二便尚可，舌质嫩，苔薄白，脉结代而细、寸弱。检查：心率136次/分，房颤律，心脏向左向下扩大，心尖呈抬举性搏动。心电图检查示：心房纤颤（快速型）。X线片示：风湿性心脏病（二尖瓣狭窄并不全），并肺循环高压，间质性肺水肿。

西医诊断：风湿性心脏病，二尖瓣狭窄并不全，心衰Ⅱ度，快速心房纤颤。

中医诊断：心悸。

处方：太子参、鸡血藤各30克，茯苓、白术、威灵仙各15克，麦冬、桃仁各10克，五味子、甘草各6克，红花3克。每日1剂，水煎服。

二诊：6月1日。服药3月，自觉心悸、疲乏等症状明显改善，惟于休息不好时心悸易加重，并有失眠，胃纳、二便尚可。药已见效，守方加五爪龙、夜交藤各30克、山药12克，加强益气，兼以安神。

三诊：7月6日。患者症状时有反复，近日伴左胁不适、月经量多，睡眠仍差，舌嫩红、苔薄，脉细、寸尺俱弱。患者心气已虚，因月经量多，又兼血虚，气能生血，故仍重用益气药，守方去五爪龙、山药，加生晒参（另炖兑服）10克，续服。此后一直以此为主，酌选五爪龙、酸枣仁等药加减，症状控制较好。

四诊：1993年3月9日。患者因人流术后，月经量多，1月有3次经潮出血，每次量均等，质稠色暗，无血块，右腰酸胀，伴腹胀便溏，大便每天2次，胃纳尚可，舌淡嫩、苔薄白而润，脉结促。

处方：生晒参（另炖兑服）、柴胡各10克，黄芪、鸡血藤、何首乌各30克，茯苓、白术、赤芍、党参各15克，麦冬、益母草、法半夏各12克，炙甘草6克。

五诊：1993年5月18日。患者月经基本正常，余症同前。故易初诊方加千斤拔30克（无五爪龙故代以千斤拔），大枣3枚。

此后长期以此方调治，结合患者月经情况，或经前服八珍汤，经后服胶艾汤等，患者病情逐步好转，至1997年已恢复工作，正常上班。

例6. 郑某，男，34岁，1991年4月29日初诊。

反复胸前区闷痛，倦怠乏力，食纳、睡眠尚可，二便正常，舌嫩、苔浊，脉缓左滑右涩。心电图示：窦性心动过缓伴心律不齐。超声心动图示：主动脉瓣关闭不全并反流（轻—中度）。

西医诊断：风湿性心脏病。

中医诊断：胸痹（气虚兼有痰瘀）。治宜益气除痰，活血化瘀。拟温胆汤加减。

处方：党参18克，茯苓、丹参各15克，竹茹、法半夏各10克，枳壳、橘红、甘草各6克，三七末（冲）2克。每日1剂，水煎服。

以此方为基础酌加瓜蒌皮、胆南星、五爪龙等，服药近1年，症状得以控制。

二诊：1992年11月18日。症见胸前闷痛，近日因气候因素加重，伴疲乏、头晕，舌嫩苔浊脉稍数左涩，治以益气养阴，佐以活血。

处方：太子参、千斤拔各30克，茯苓、白术、威灵仙各15克，桃仁、麦冬各12克，五味子10克，红花、炙甘草各6克，大枣3枚。

此后长期以本方加减调治，后期加生晒参10克（另炖兑服）以增强益气动，痰浊盛合温胆汤，睡眠差加夜交藤、酸枣仁，血瘀加丹参、三七，关节疼痛加豨莶草、鸡血藤等。患者病情平稳，胸闷疼痛、倦怠乏力等症状明显减轻，发作次数大大减少。

例7. 杨某，女性，52岁。

因"反复胸闷、心悸30余年，加剧伴胸痛1个月"于1999年12月20日入院。患者于30年前开始出现胸闷、气促，反复发作。就诊于广州市某医院，诊为"风湿性心脏病"。其初因症状较轻而未经治疗。10年来，诸症逐渐加剧。1个月前，去北方受凉后，胸闷、气促加剧，稍走动即发。伴夜间阵发性胸痛，需端坐呼吸，遂入我院。入院时症见：稍动则气促，生活难以自理，近日胸痛频作，伴神疲乏力，口干不多饮，纳差，二便调。舌淡红，苔白、微腻，脉沉细。神清，疲倦，贫血貌，营养欠佳。端坐呼吸。心率68次/分，律齐，二尖瓣、主动脉瓣、三尖瓣听诊区可闻及Ⅲ～Ⅳ级收缩期杂音。肝大，肋下两指，肝颈静脉反流征阳性。双下肢轻度水肿。心电图示：频发房早，心肌劳累。X线检查示：心影向两侧增大。心脏彩色B超示：中重度主动脉瓣狭窄并轻度关闭不全；中度二尖瓣狭窄并轻中度关闭不全；轻度肺动脉高压。冠状动脉造影示：冠状动脉无异常，主动脉瓣重度返流。

西医诊断：风湿性心脏病，联合瓣膜病变、心功能不全、心功能Ⅳ级。中医诊断：心衰，证属气血两虚。

入院后，拟行手术治疗。但因患者一般情况较差，故请余会诊进行术前准备。症见：精神疲倦，面色萎黄，动则气促、心悸，纳差，夜寐不安，小便可，大便干结，双下肢轻度水肿，唇色暗红，舌黯淡，苔白、微腻，脉沉细尺弱，月经量多，色淡，经期延长。

本病按八纲辨证，属里证。属先天禀赋不足，气血两虚。病位在心脾肾。心居胸中，为阳中之阳。心主血脉，靠心气的推动，血液方能如环无端的周流全身。气血亏虚，邪气入侵，"脉痹不已，复感于邪，内含于心"，故有瓣膜受损。心气亏虚，不能把所有回心血液博出，全身循环血液减少，表现为心阳亏虚，产生气促、神疲、心悸等症。日久"母病及子"，而表现为脾气亏虚。脾虚运化无力，则纳呆，面色萎黄；脾气虚不能统血，故月经量多。故治以八珍汤加减。

处方：西洋参12克（另炖），党参24克，归尾15克，川芎10克，白芍15克，熟地24克，茯苓12克，艾叶10克，阿胶10克（烊化），白术12克，炙甘草6克，砂仁6克（后下）。

患者服上方6剂后，精神好转，纳增，无气促，偶发心悸，夜寐安，二便调，双下肢水肿消，舌质淡，苔薄白，脉沉细。于2000年1月12日行主动脉瓣及二尖瓣替代术。术后患者一般情况好，于2000年3月3日出院。

例8. 郑某，男性，25岁，农民。

反复心慌心悸、气喘、水肿4年。两月前因受凉出现发热恶寒，咳嗽气喘，不能平卧，心慌心悸，腹胀，肝脏肿大，X线检查示右侧胸腔积液。在当地医院住院治疗，诊断：①右侧胸腔积液；②风湿性心脏病，二尖瓣狭窄并关闭不全，Ⅲ度心力衰竭，房颤。治疗两周，好转出院。出院后坚持服用地高辛、卡托普利、心痛定及抗结核药物。近日病情加重而来信求诊。诉心悸、气喘，动则加剧，咳嗽，咯白色泡沫痰，腹胀纳呆，无口干口苦，双下肢水肿，形体消瘦，苔薄白，脉搏快慢强弱不等，心率每分钟100次左右。

处方：生晒参12克（另炖兑服），党参18克，黄芪15克，桃仁10克，红花5克，威灵仙18克，麦冬12克，五味子10克，千斤拔30克，鸡血藤30克，熟附子6克，薏苡仁20克，茯苓皮30克，甘草6克。

1个月后来信告知，服上方后病情明显好转，水肿逐渐消退，腹胀减轻。但仍心悸，活动后气促，神疲乏力，食欲欠佳，睡眠、大小便正常。

处方：太子参30克，茯苓15克，白术15克，麦冬10克，五味子6克，桃仁10克，红花5克，鸡血藤20克，威灵仙15克，五爪龙30克。

例9. 蔡某，女，46岁。

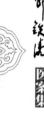

因"反复劳力性心慌、心悸、气促14年，加重1年"入院。

患者于14年前劳累后经常出现心慌、气促，曾在当地医院诊为"风湿性心脏病，二尖瓣狭窄"，予地高辛、速尿、肌苷等治疗，病情时有反复。近1年来上述症状明显加重。入院时精神疲倦，面色晦暗，劳力性心慌、心跳、气促、胸闷、纳差、寐差、大便调，小便少。查体：口唇紫绀，形体消瘦，颈静脉充盈，双肺可闻及少许湿啰音，心界左下扩大，呈抬举性搏动，心率96次分，律不齐，房颤征，心尖区可闻及SM4/6，中度DM，主动脉瓣区可闻及SM2/6，肝肋下约5cm，脾肋下约4cm，腹水征（－），舌淡黯，苔薄腻，脉弦滑。X线片示：风湿性心脏病，肺瘀血，心胸比例0.8。心脏彩超示：风湿性心脏病，重度二尖瓣狭窄，中、重度二尖瓣关闭不全，轻度主动脉关闭不全。诊为风湿性心脏病，联合瓣膜病变，心律失常，慢性心功能不全，心功能Ⅳ级。入院后予强心、利尿、扩血管等基础治疗，并请余会诊。根据症、舌、脉判断，本病属于心衰范畴，证属气阴不足，瘀血阻滞心脉，治以益气利尿，活血祛瘀。

处方：党参、黄芪、茯苓、毛冬青、防己各30克，白术8克，桂枝12克，丹参20克，郁金24克，炙甘草6克。4剂，水煎服。

二诊：患者心慌、心悸、气促明显减轻，胸闷好转，食纳增加，小便增多，舌脉同前。上方去毛冬青、防己，加薏苡仁12克以健脾利水，麦冬15克养阴以防利水太过，生地、当归尾各12克以增强活血化瘀之功，再进5剂。

患者心功能由Ⅳ级转为Ⅱ～Ⅲ级，肝脏明显缩小，心胸比例降至0.67。

[按语] 例1为风湿性心脏病伴心律失常，例2、例3、例5、例7、例8、例9为风湿性心脏病并二尖瓣狭窄，其中例2、例5、例7、例8还伴有二尖瓣关闭不全；例4为风湿性心脏病伴肺部感染；例6、例7是主动脉瓣不全并反流（轻度至中度）。病变部位主要涉及心，与他脏（肺、脾、肝、肾）关系密切。9例病人病程均较长，属于慢性风湿性心脏病，因而症状复杂，且病情较重。例1为心气阴两虚，治以养阴益气，在生脉散的基础上加用桑葚子、女贞子、玉竹养阴之品，丹参、鸡血藤活血祛瘀，桑寄生、白蒺藜、威灵仙等祛风湿。例2为心脾肾阳气欲脱，血瘀水饮交结难解，每日炖红参，处方以真武汤、桂枝甘草汤、苓桂术甘汤、防己黄芪汤等加减化裁，以益气温阳利水。例3、例5、例9以四君子汤为主方，例3出现了咯血，加鸡血藤、桃仁、当归、丹参、红花等以养血活血；例5有阴虚兼血瘀的表现，故以四君合生脉散，再加活血祛瘀之属；例9有轻微的心衰症状，加黄芪、防己、桂枝，丹参以益气利尿，活血祛瘀。例4患者在风心病的基础上出现了肺部的感染，在症状上表现为一派气阴两虚之象，故以四君子汤合生脉散为主方，加桃仁、红花、鸡血藤之属以活血养血。例6痰瘀明显以温胆汤为主方，加党参、丹参等以益气活血。例7属先天禀赋不足，气血两虚，病位在心脾肾，故以八珍汤加减气血双补，重用西洋参以补气，阿胶滋阴补血，佐以艾叶温阳益气，砂仁芳香醒脾，以防诸补药碍胃之弊。纵观全方，气血双补而兼顾阴阳，共奏补而不滞之功。例8气阴两虚并伴水肿，方以生晒参合生脉散益气养阴，加黄芪、桃仁、

红花、鸡血藤、熟附子、茯苓皮温阳利水，养血活血。

二、评析

（一）辨证要点

风湿性心脏病简称风心病，是风湿性炎症过程所致的瓣膜损害，其中以二尖瓣受累最为常见，本病主要累及40岁以下人群。风湿性心脏病多属中医"心痹"范畴。

1. 病因病机——本虚标实，五脏相关

慢性风湿性心脏病是在人体正气内虚的情况下，风寒湿三气杂至侵犯，引起痹证，痹证迁延不愈，或复感外邪，内舍于血脉、心脏，反复日久，导致心脏瓣膜损害而成。正如《济生方·痹》说："皆因体虚，腠理空疏，因风寒湿气而成痹也。"《素问·痹论》说："脉痹不已，复感于邪，内舍于心。"于是便产生"脉不通，烦则心下鼓，暴上气而喘"等一系列临床病症。

慢性风湿性心脏病常有心悸怔忡，气短乏力，咳逆倚息，咯血颧红，胸闷胸痛，小便不利，大便溏薄，肢肿身重，胁下积块，唇舌紫暗等。其病机可以概括为本虚标实，或以心之阳气（或兼心阴）亏虚为本，血瘀水停为标；或以心病为本，他脏（肾、脾、肺、肝）之病为标。

就心气、心阳而论，心居胸中，为阳中之阳。心主血脉，靠心气的推动，血液方得如环无端地周流全身。慢性风湿性心脏病心瓣膜损害，不能把所有回心血液搏出，久之心脏增大，全身循环血液减少，表现为心阳气亏虚，产生气短、神疲、怔忡、自汗、面白、形寒、肢冷等症状；有的人兼见口干心烦、舌嫩红少苔，乃因阴阳互根，气（阳）损及阴，致气阴亏损。

就血瘀而论，心气亏虚不能推动血液运行，停积而为瘀；痹证久病入络亦为瘀。瘀积心中，引起心脏增大、心痛、怔忡；瘀积肺中，引起咯吐痰血、喘咳不宁；瘀积肝脏，引起肝大、疼痛；瘀积血脉中，引起唇舌紫暗、面晦肢痛等。

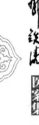

就水饮停积而论，心在五行属火，脾在五行属土，心气虚，火不生土，脾必亏损，致运化失职；心脾虚损，"穷必及肾"，致肾气渐衰，肾阳不足，温煦气化无权；加之肺气衰弱，血瘀阻肺，不能通调水道，于是水湿不能运化排泄，浸渍于脏腑经脉，泛滥为肿。晚期水气上冲，凌心射肺，易成脱证危候。

气虚、阳虚愈重，导致血瘀、水停愈甚；反之，血瘀、水停加重，更加耗散阳气，从而形成恶性循环，使病情不断加深。

2. 辨证论治——益气活血，治重阳气

治疗慢性风湿性心脏病，余主张标本同治，而以补虚治本为主。《素问·阴阳应象大论》说："治病必求于本。"又说："不能治其虚，安问其余？"治本首先要补气温阳。水饮之停蓄、泛滥，瘀血之郁滞、留着，皆因阳气不足之故。《素问·生气通天论》说："阳气者，若天与日，失其所则折寿而不彰，故天运当以日光明。"人体的生命活动全赖乎阳气的充足。《素问·脏气法时论》又说："心病者，日中慧，夜半甚，平旦静。"日中阳气最盛，故心脏病人神清，一般情况较好；夜半阳气衰虚，故病情严重；临床上心脏病人也多数死于夜晚。这显然是阳气起决定性作用。

（二）方药特色

慢性风心病，属重病顽症，必须辨证精确，治法恰当，遣方用药合理灵活，方能收效。余认为，治疗风心病，以治本为主，在补虚的基础上标本同治。自拟"治风湿性心脏病方"。

基本方：太子参30克，白术15克，云茯苓15克，甘草5克，桃仁10克，红花5克，五爪龙30克，鸡血藤24克，桑寄生30克。

治法：益气活血。

方解：用四君子汤以健脾益气，五爪龙益气健脾，祛痰平喘，行气化湿，舒筋活络，可加强其益气作用，桃仁、红花、鸡血藤以活血养血，桑寄生祛风湿、舒筋络利关节，补肝肾，强筋骨。

坊杞尽根性
心脉病方
党参两　威灵仙半
麦冬半　白术半
麦冬半　五味子半
鸡血藤两　桃仁半
红花半　丹参半
炙甘草半　大枣
此方宜于毛陂两虚
之阳心病
邓铁涛秘方

加减：若出现肢冷畏寒，面暗汗泄，脉微细或迟虚等阳气衰虚之证，可在原方再加桂枝、熟附子，或用四逆汤加人参（高丽参或吉林参），急急益气温阳强心，以防阳气虚脱。若卫阳不固，汗出如注，虽投参附、四逆而汗出仍不止者，应重用黄芪以补气温阳固表，并助参附之力；并用煅龙骨、煅牡蛎重镇潜阳以敛汗。

若见心悸怔忡、头晕目眩、颧红燥热、夜卧不安，或见咳痰咯血，此为阳损及阴，成气阴两虚或阴阳两虚之证。常以生脉散加沙参、玉竹、生地、女贞子、旱莲草、仙鹤草之属，可用西洋参或红参参须。俟阴热一清，当酌加益气扶阳之品。

如患者出现面色晦暗，唇甲发绀，或胁下积块，或咯血，或舌青紫，脉结代或涩，可在补虚药的基础上加用桃红饮（桃仁、红花、当归尾、川芎、威灵仙），也常加失笑散。

若患者出现肢肿身重，为水

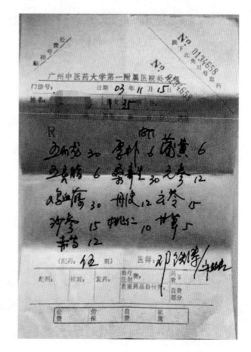

饮内停之象，可在益气扶正的基础上加用五苓散或五皮饮之类以利水消肿。

若患者病情较重，出现气急喘促，怔忡烦躁，此乃心肾阳气大虚，水气射肺凌心，恐有阴阳将脱之虞，当急急以独参汤（用高丽参）合真武汤浓煎频服，温阳益气，利水解危。紧急时可先用高丽参针静脉注射，再服煎剂。如此，常能拯救病人于垂危。

慢性风湿性心脏病数次感受风寒湿热之邪，出现发热、关节红肿热痛、屈伸不利，此为风湿痹证复发，必将数次出现急性心肌炎而加重原有心脏病变。急性风湿性心肌炎以心阴虚和风湿多见，而心气虚与血瘀也不可忽视。因此，可以生脉散益气养阴以固本，酌加威灵仙、桑寄生、稀莶草、木瓜、防己、鸡血藤、络石藤等以祛风湿，并选加桃仁、红花、丹参、失笑散之类以活血祛瘀止痛。

（二）临证体会

邓老认为，慢性风湿性心脏病多已有心瓣膜的损害与变形，中药与西药一样，不能使其在解剖结构上恢复到正常，但中医通过辨证论治，补不足，损有余，调节机体在有瓣膜损害的情况下，最大限度达到阴阳平衡，从而减轻病人痛苦，减少并发症，改善患者生活质量，延长患者寿命。

慢性风湿性心脏病患者应注意生活调理。适当锻炼身体，但不能过劳，"劳则气耗"。坚持练气功、打太极拳等运动，不但能促进气血周流，增强抗病能力，而且能锻炼心脏，有效地提高心脏储备力，起到"治本"的作用。其次要注意后天之本脾胃的运化，"有胃则生，无胃则死"，饮食宜清淡，易消化，富于营养，勿食滞胃肠而增加心脏做功；食物不宜过咸，以免凝涩血脉，加重心脏负担。还应注意防寒避湿，防止外感，避免风寒湿邪再次侵入为害。如此，方能带病延年。

心功能衰竭

一、医案

例1. 梁某某，女性，30岁。

因"反复胸闷，气促45天"于2000年3月20日入院。

患者于2月6日感冒后出现反复胸闷、气促、呼吸困难，动则加剧，心悸、凸眼、多食、腹泻、烦躁、怕热、消瘦、双下肢浮肿、月经紊乱等。查体：体温36.8℃，脉搏96次/分，呼吸20次/分，血压123/68mmHg，神清，凸眼征（+），颈静脉怒张，双甲状腺Ⅲ度肿大，可闻及血管杂音，左肺呼吸粗，未闻及干湿性啰音，右中下肺呼吸音消失，心率150次/分，心律绝对不齐，心音强弱不等，肝脏于肋下四指平脐，质中，无压痛，双下肢浮肿Ⅱ度，伸手、伸舌有细微震颤，神经系统检查正常。理化检查结果：甲状腺功能：T3＞9.24nmol/L，T4＞308.88nmol/L，TSH4mu/L，甲状腺ECT示：甲状腺功能亢进。胸片示：右胸大量积液，结核性胸膜炎。血常规：WBC：5.1×10^9/L，N：51.2%，L：40.4%，动态心电图示：心房纤颤，心动过速，频发室早，部分连发，短阵室上速，T波改变。心脏彩超示：符合甲亢型心脏病改变。症见舌红苔薄黄，脉沉结代。

西医诊断：甲状腺功能亢进，甲亢性心脏病，慢性全心功能不全；右侧胸腔中等量积液查因。

中医诊断：喘证（气虚血瘀，湿热阻滞）；水肿（湿热阻滞）。

入院后予低盐饮食，并先后予丙基硫氧嘧啶、他巴唑控制甲亢，慢心律、倍他乐克抗心律失常，强心利尿及抗感染，胸腔穿刺抽胸水，诊断性抗结核，参麦液益气养阴，中药用生脉散合五苓散加减。经上述处理后患者胸闷、气促、呼吸困难、双下肢浮肿明显缓解，但仍有心慌心悸，遂于4月6日请余会诊。

症见：患者精神可，时有心慌心悸，动则尤甚，纳可，眠可，怕热，多汗，烦躁，二便调，舌黯舌尖红苔少，脉促，目前舌脉表现以气阴亏虚、痰瘀互结为多见，中药以益气化痰，散结消瘀为主。

处方：西洋参12克（另炖），太子参50克，麦冬15克，五味子10克，玄参15克，浙贝母18克，山慈姑6克，石斛20克，生牡蛎30克（先煎），炙甘草10克。

患者服药后心慌、心悸发作减少，无胸闷、气促，怕热、多汗减少，二便调，诸症好转，上方继服并于2000年4月14日带药出院。

例2. 温某，女，45岁。

因"反复心悸、气促20年加重1个月"于2000年4月1日入院。

患者1981年在某医院确诊为"心室间隔缺损（VSD）"，1993年10月在广东省人民医院行主动脉瓣置换（AVR）及三尖瓣De-Vega成形术，1997年因子宫肌瘤在省人民医院行子宫次全切术。

西医诊断：主动脉瓣置换术后二尖瓣关闭不全（重度），三尖瓣关闭不全（重度）；心力衰竭，心功能Ⅳ级。中医诊断：心悸（心气不足，心脉瘀阻）。

4月6日查房时，患者精神可，时觉心慌、气促，纳眠欠佳，小便量可，大便二日未解，舌黯淡、苔薄白，右关浮紧，左手脉细数。患者久病体弱，心气不足，致血行无力，停而为瘀，心脉瘀阻，心失所养则见心慌、心悸，气虚则舌淡、脉细数，血瘀则舌暗，目前以气虚表现为主，气虚推动无力，故大便难解，故治疗上重在补气，气行则血行，故以健脾益气为主。

处方：高丽参10克，西洋参5克，党参30克，茯苓皮30克，白术30克，枳壳5克，火麻仁15克，大枣4枚（去核），炙甘草10克。

配合西药凯时、硝普钠，并予强心、利尿等药物，治疗1个月余。

5月11日第二次查房：服药后患者心慌、气促改善，现头痛，纳差，眠差，右寸脉浮、结脉，舌质嫩胖、边有齿印，苔白、微腻。仍以气虚为主，脾失健运生痰，故仍见气促，纳差，而舌嫩胖、有齿印，苔腻。脾为气血生化之源，脾气亏虚，气血生化乏源以致心血不足，同时气虚运血无力，血行迟滞而为瘀，脉络阻滞，心失所养则见心慌、眠差；头目失养则头痛；脉结为有瘀之征。治疗以健脾益气为主，兼以补血调血、化痰。

处方：黄芪20克，党参30克，茯苓15克，白术15克，当归头12克，川芎10克，熟地18克，白芍12克，炙甘草6克，熟枣仁24克，法半夏10克，竹茹6克。

服后心慌、气促明显改善，头痛消失，半个月后带药出院。

例3. 吴某，男性，52岁。

因"反复心悸气促2年余，加重伴头晕2天"于2001年1月10日入院。

患者两年前开始出现心慌，劳后气促，2个月前开始症状加重，伴恶心、乏力、无尿，于广东省某医院诊为"扩张型心肌病、心功能Ⅲ级"、"急性肾功能衰竭"，行"抗心衰、血透"等治疗，心衰、肾衰缓解，但恶心乏力、纳差一直未愈，两天前症状再次加重，伴头晕、血压低（50/20mmHg）入我院，查体：神清，精神极差，慢性病容，发育正常，营养较差，半卧位，唇稍发绀，颈静脉稍充盈，双肺呼吸音稍粗，双肺底少许湿啰音。心尖搏动无弥散，叩诊心界向左下扩大，心率140次/分，闻及早搏3次/分，心尖区可闻及SM4/6级吹风样杂音，向左腋下传导。腹稍膨隆，腹软，肝右肋下2横指可及，叩诊移动性浊音（＋），双下肢无浮肿。化检及辅检：血生化示：肌酐249μmol/L，尿素氮23.7mmol/L；心电图示：心房扑动，频发室性早搏，心肌劳损。

诊断：①扩张型心肌病，心功能Ⅲ级；②急性肾功能不全；③休克。

一诊：患者气促心悸，神萎困倦，气短息微，头晕，呕恶，纳食即吐，尿少，阙庭暗淡，准头晦滞，口渴欲饮，大便3日未行，肢体尚温。

舌嫩、色暗、苔浊。尺脉弱，余脉虚。

按八纲辨证，属里证，阴阳俱病，虚实夹杂，病位与心脾肾有关，病理因素涉及痰瘀，按气血辨证，主要为"气"病，综合起来，属于气阴两虚，痰瘀互结，闭阻于脉，枢机不利，治宜益气养阴，化浊行瘀。

处方：橘红6克，法夏12克，茯苓15克，枳壳6克，竹茹10克，党参30克，黄芪12克，田七末3克（冲服），麦冬10克，五味子6克，白术5克，生姜2片，益母草30克，甘草5克。

二诊：患者用药后头晕、呕恶已愈，气促心悸大减，小便频数量多，口干饮多，双下肢始现浮肿，按之凹陷，腹稍膨隆，血压恢复正常，脉虚，尺脉弱、舌质嫩、暗，准头、厥庭转亮。检查肾功能示：血清肌酐156μmol/L，尿素氮8mmol/L。心电图示：阵发性室上性心动过速。

此胃气来复之象，中焦脾胃功能渐复，枢机一转，故诸症皆减轻，但为何反见肢肿，盖胃气来复，患者引水自救，但中焦运化功能、肾主水功能、心化气行水功能仍未及恢复，加以痰瘀未去，阻碍水液的正常运化，故入水不化，津液泛于肢体，治法仍宜抓住中焦脾胃、痰瘀阻络的病机关键，治疗继予原方案治疗，是谓不治水而治水，现口干、尿多，慎防伤津，原方加石斛12克，另以生晒参10克炖服，进7剂。

患者药后小便量多、次数减少，肢肿腹胀尽退，无气促，纳食如常，口稍干，稍觉疲劳，大便正常。查体：血压130/70mmHg，心率84次/分，肾功能：血清肌酐125μmol/L，尿素氮8mmol/L，恢复正常；心电图示：肢体导联低电压。临床症状痊愈出院，继以二诊方调理。

例4. 梁某，女，65岁。于2003年9月27日入院。

反复气促、心悸，肢肿7年，加重3个月。今年6月患者自觉小便少（具体量不详），腹胀，气促心悸，胸闷肢肿逐渐加重，9月27日来我院求治。急诊予静脉推注速尿20mg，西地兰0.4mg，并静脉滴注生脉注射液后，收入本病区。入院体查：体温：36.5℃，脉搏：88次/分，呼吸：22次/分，血压：98/64mmHg。神清，消瘦，口唇轻度紫绀，气促胸闷，心悸，不能平卧（以夜间为甚），颈软，颈静脉怒张，肝颈静脉回流征阳性。双肺呼吸音粗，两下肺闻及湿性啰音。心前区无隆起，心尖搏动弥漫3～4cm²，心界向左右扩大，心率90次/分，心房纤颤征，心尖部可闻及3/6收缩期杂音，吹风样，向左腋下及左肩胛下传导。腹膨隆，未见静脉显露，上腹轻压痛，无反跳痛，肝肋下3cm，质软、触痛，腹水征阳性。双下肢及腰骶部凹陷性水肿。口干不欲饮，腹胀，双下肢及腰骶部重度水肿，纳差，尿少，大便尚可，无咳嗽、咯痰，舌质暗红，苔黄干，脉结。未发现药物过敏史。患者曾经3次行多发性甲状腺瘤部分切除术，末次在1985年，否认高血压、糖尿病病史。血常规：WBC 6.4×10^9/L，N71%，L23%，RBC 3.66×10^9/L，Hb 107g/L。心电图示：心房颤动，电轴右偏，频发室早（多源性），短暂阵发性室速，肢导联低电压，高侧壁异常q波，前壁等位性q波，ST-T改变，心脏顺钟向转位。急诊生化检查：Cr（肌酐）73μmol/L，Na^+（钠）138mmol/L，K^+（钾）3.3 mmol/L，Cl^-（氯）103 mmol/L，TCO_2（总二氧化碳）22mmol/L，Glu（血糖）9.8 mmol/L，Urea（尿酸）7.7mmol/L。8月1日行肝脏B超检查示：肝脏多发性血管瘤、肝大、肝瘀血、少量腹水。心脏彩超：全心增大，主动脉瓣退行性变并轻度关闭不全，二尖瓣病变并中重度关闭不全，三尖瓣增厚并中重度关闭不全，肺动脉瓣轻度关闭不全。EF（射血分数）33%。

西医诊断：①冠心病，全心扩大，心律失常，心房纤颤，频发室早，慢性心功能不全，心功能Ⅲ级；②老年性退行性联合瓣膜病，主动脉瓣轻度关闭不全，二尖瓣中重度关闭不全，三尖瓣中重度关闭不全，肺动脉瓣轻度关闭不全；③多发性甲状腺腺瘤部分切除术后；④肝脏多发性血管瘤。

中医诊断：心悸。证属气阴两虚，水停瘀阻。

入院后发病重通知，低盐饮食，给予心电、血压监护，持续低流量吸氧，西药予速尿、安体舒通利尿，鲁南欣康扩冠，蒙诺合倍他乐克抗心衰。同时给予肠溶阿司匹林抗血小板聚集，加强补钾等，因患者长期服用地高辛、速尿，见多源性频发室早，为防止洋地黄过量，暂不用地高辛。

初诊：以益气养阴，活血利水为法。

处方：黄芪25克，茯苓皮30克，葶苈子、白术各12克，泽泻、党参、大枣、麦冬各15克，石斛20克，桃仁10克，红花、炙甘草、砂仁（后下）各6克。每日1剂，水煎温服。

二诊：次日复查洋地黄浓度正常，给予地高辛 0.125mg，每日1次，口服。1周后患者心悸、气促略好转，但复查洋地黄浓度2.53ng/L，即停用地高辛。10月15日患者病情突然变化，烦躁不安，气促加重，张口抬肩，伴多汗、头晕、胸闷、口唇苍白、稍发绀，颈静脉怒张，心率150次/分，房纤律，并随即出现心搏骤停，经心肺复苏成功，但血压75/45mmHg，尿少，予维持可达龙，多巴胺、多巴酚丁胺泵入，复查生化：Cr $286\mu mol/L$，Na^+135mmol/L，K^+7.3 mmol/L，Cl^-93 mmol/L，TCO_2（总二氧化碳）14mmol/L，Glu（血糖）5.7 mmol/L，Urea28.7mmol/L。血气分析示严重代谢性酸中毒。请肾脏内科会诊考虑患者血压低，存在严重的心衰，全身状态差，故暂时不行床边CRRT（透析）治疗，给予深静脉插管，予血流动力学监测，并静脉滴注利尿合剂补碱，并纠正水电解质平衡等。同时静脉滴注参附注射液益气回阳。治疗后患者小便增加，但仍气促心悸，腹胀满，大便可，纳差，舌淡、苔白，脉促。以益气温阳，活血利水为法。拟真武汤加减。

处方：黄芪25克，茯苓皮30克，桃仁10克，党参、木香（后下）、泽泻各15克，附子（先煎）、葶苈子、白术各12克，红花、炙甘草各6克。每日1剂，水煎温服。

患者精神略好转，仍腹胀，大量腹水，气促，咳嗽，痰多，皮肤巩膜黄染，舌淡、苔少，脉促。考虑患者肝功能异常系由于心力衰竭致肝瘀血所致，予以腹穿抽腹水，静脉滴注古拉定护肝。

三诊：患者已阴损及阳，湿热蕴结，治以益气温阳，利水消肿，佐以清热利湿为主。方以中满分消丸和真武汤加减。

处方：黄芪、益母草、泽泻各30克，制川乌（先煎）8克，蒲黄（布包）9克，茯苓、党参各15克，法半夏、厚朴、升麻各12克，木香（后下）、柴胡、干姜、吴茱萸各10克，黄连、炙麻黄、附子（先煎）各6

克，水煎服。

患者尿量增多，气促心悸明显减轻，纳食增加，无咳嗽，双下肢水肿明显减轻（仅踝关节附近浮肿），血压波动在75～98/58～60mmHg之间，心率80～115次/分之间，继续用多巴胺、多巴酚丁胺维持治疗，并静脉滴注速尿利尿、西地兰减慢心率，蒙诺和倍他乐克每2周根据病情变化，分别调整剂量至10mg和18.75mg，适当补镁。经治疗患者明显好转，无心慌气促，能自行下地缓慢行走，纳可，无腹胀，二便调，舌淡、苔薄白、脉结。血压98/63mmHg，心率82次/分，房纤律。复查心脏彩超示EF46%，全胸片示：双肺纹理及肺门结构较前清晰，心影较前缩小，心力衰竭好转，血气分析和各项生化指标均基本正常，病情好转并稳定，于12月12日出院。

例5．周某，男，76岁。

因"劳累后气促5年，双下肢肿1年，加重伴咳嗽咯痰2周"入院。

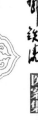

患者于5年前开始出现劳累后气促，初起于体力劳动时感到气促，渐加重至走平路亦觉气促，近1年出现双下肢水肿，休息后可减轻，近两周因受凉症状加重，气促，动则加剧，伴神疲、咳嗽、咯痰、量少质粘、胸闷、口干、大便干结，小便短黄，双下肢浮肿，查体：血压107/80mmHg，神清，唇稍绀，颈静脉充盈，双肺满布细湿啰音，心率120次/分，律齐，第一心音低钝，心尖区、三尖瓣听诊区闻及收缩期3/6级吹风样杂音，腹平软，肝肋下2cm可触及，肝颈逆流征（＋），双下肢凹陷性浮肿；检查：血常规：WBC 13.9×10⁹/L，NE92%；空腹血糖9mmol/L；心电图示：心率127次/分，窦性心动过速，心肌劳累；全胸正侧位片示：①慢性肺气肿，并肺感染；②心影大；③心衰改变。心脏彩超示：主动脉瓣退变伴轻度关闭不全，二尖瓣、三尖瓣重度关闭不全，符合冠心病，射血分数26%。

西医诊断：老年退行性心瓣膜病，心功能不全，心功能Ⅳ级；糖尿病。中医诊断：喘证。

入院后曾先后予头孢拉定、泰能等药抗感染，并予强心、利尿、扩血管等作抗心衰、化痰、降糖等治疗，中药则予益肺健脾补肾、化痰清热之品治疗，症状缓解不显。请余会诊，症见气促、动则尤甚，双下肢肿、声低息微、口开短气、面色晦暗、咳嗽且痰难咯、纳差、神疲、口干欲饮、大便软、小便少，舌偏红、苔少、脉细数。证属气阴两虚，痰浊阻肺，治宜益气养阴、润燥化痰。

处方：西洋参（另炖）、生晒参（另炖）各10克，麦冬12克，炙甘草6克，大枣4个，浙贝母15克，山药60克，玉米须30克。每日1剂，水煎服。

二诊：服药7剂，咳嗽、咯痰、肢肿减轻。仍气促，精神好转，口干减轻，纳仍欠佳，兼胸闷，药已对症，但内有痰浊。加法夏10克，橘红6克，进7剂。

三诊：气促、咳嗽咯痰明显减轻，无肢肿，纳转佳，口稍干，气阴渐复，病情好转出院，守方继续调理。

[按语] 例1为甲亢性心脏病，慢性全心功能不全；证属气虚血瘀，湿热阻滞。余认为患者心悸、怕热、多汗、烦躁乃由于气虚痰浊瘀血阻络，心失所养而发，痰浊瘀血不去，心悸难平。故立方以生脉散为底，并加西洋参大补元气，玄参、石斛加强养阴作用，炙甘草益气复脉，在此基础上用浙贝母、山慈菇、生牡蛎以化痰散结，邪去则正气来复，心脉得通，血能养心，则脉律自复。

例2患者久病体弱，心气不足，致血行无力，停而为瘀，心脉瘀阻，心失所养则见心慌、心悸，气虚则舌淡、脉细数，血瘀则舌暗，目前以气虚表现为主，气虚推动无力，故大便难解，故治疗上重在补气，气行则血行，故以健脾益气为主。

例3属于气阴两虚，痰瘀互结，闭阻于脉，枢机不利，治宜益气养阴、化浊行瘀；方用邓氏温胆汤加减，方中法夏、橘红化痰燥湿，入脾胃、肺经，为君药，党参、白术、黄芪益气培正，脾气旺而痰浊自化，竹茹降逆化痰泄浊，共为臣药，田七活血化瘀，麦冬、五味子养阴，为佐药，再以甘草调和诸药、生姜降逆，益母草化瘀，共奏益气养阴，化浊行瘀，调理枢机之功。

例4为难治性或顽固性心力衰竭，证属气阴两虚，水停瘀阻，余治疗本例，以中满分消丸清热利湿，攻下逐水，该方出自《兰室秘藏》。方中重用厚朴、枳实，合姜黄，苦寒开泄，行气平胃；黄芩、黄连、干姜、半夏同用，取泻心之意，辛开苦降，分理湿热；又知母治阳明独胜之火，润胃滋阴；泽泻、猪苓、茯苓、白术理脾渗湿，少佐橘皮、砂仁、红参、白术、茯苓、甘草以扶正，寓补脾胃之法于分消解散之中。诸药相合，可使湿热浊水从脾胃分消，使热清，水去，气行，中满得除。

例5为老年退行性心瓣膜病心功能不全案，证属气阴两虚，痰浊阻肺，治宜益气养阴、润燥化痰，本例患者咳嗽痰难咯，口干欲饮，气阴不足，内有燥痰，故一诊以西洋参、生晒参大补气阴，以浙贝母清热化痰，麦冬养阴，山药重用健脾养肾，不利水而有消肿之功，玉米须有降糖之功，炙甘草、大枣补气血阴阳之虚损，取炙甘草汤之意。二诊咳痰易出，量不多，气阴渐复而痰浊未清，故以益气养阴为主，兼顾化痰通阳，故用法夏、橘红。回顾该病例诊疗思路，体现了余治疗心衰注重五脏相关、以心为本，重在补虚的学术思想。

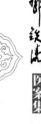

142

二、评析

（一）辨证要点

充血性心力衰竭（简称心衰）是临床上极为常见的危重症，是多数器质性心脏病几乎不可避免的结局。其发病率在普通人群中约为1%。随着年龄的增加，发病率相应升高，在65岁以上人群中约达8%。而且心衰死亡率高，在确诊后5年死亡率达45%～60%，严重心衰（休息时亦有心衰症状）的1年死亡率达50%以上，因此，心衰的防治一直是倍受重视的研究课题。

心衰一般属于中医学"怔忡""心痹""心水""喘证""水肿""气衰阳脱"等病证的范畴，对心衰的辨证论治，应该首先辨明病位，详审病机，同时宜与西医的辨病结合起来，从而找出规律，以提高辨证论治的水平。

1. 病因病机——五脏相关，以心为本，以脏为标

辨证首先要辨明病位，余认为，心衰病位在心，但不局限于心。据中医"天人相应"的理论，人体是一个有机的整体。五脏六腑，息息相关，肺、肝、脾、肾的功能失调都可影响于心，而发生心衰。故"五脏皆致心衰，非独心也。"五脏是一个相互关联的整体。在心衰的发生发展过程中，肺、脾、肾、肝都与心互相制约，互相影响。将心孤立起来看待就不可能正确地认识心衰的病因病机。如久患肺病，失于肃降治节之功，通调水道不利，水津不布，痰水内结，则可遏伤心阳，阻塞心气；久患肾病，肾精匮乏，命门火衰，精亏不能生血以上奉于心，火衰则气化不利而水饮内停，以致心体失养，水气凌心；"脾病不能为胃行其津液，气日已衰，脉道不利。"这些都可能是诱发心衰或使心衰加重的因素。反过来，心衰又可以引起多脏腑的功能衰竭。如心衰时，血脉瘀阻，肺气怫郁而喘咳；母病及子，中阳不运而脘痞纳呆；水火不济，心肾两虚而水饮停积等。

2. 病因病机——本虚标实，以心阳亏虚为本，瘀血水停为标

辨证必须分清标本主次。正如《素问》所言："知标本者，万举万当，不知标本，是谓妄行。"就脏腑病位而言，也有标本之别。心衰虽关联五脏，但以心病为本，他脏为标，治疗应重点调理心脏的气血阴阳。

病位确定，则应详审病机。心衰虽然病情复杂，表现不一，但病机可以概括为本虚标实，以心之阳气（或兼心阴）亏虚为本，瘀血水停为标。心主血脉，血脉运行全赖心中阳气的推动，诚如《医学入门》所说："血随气行，气行则行，气止则止，气温则滑，气寒则凝。"心之阳气亏虚，鼓动无力，血行滞缓，血脉瘀阻，从而出现心衰。故心脏阳气（兼阴血）亏虚是心衰之内因，是心衰发病及转归预后的决定因素，标实则由本虚发展而来。阳气亏虚可以导致血瘀，也可以导致水饮停积。

3. 辨证论治——阴阳分治，以温补阳气为上

余认为，治疗必须重点调补心脏的气血阴阳。而气属于阳，温阳即所以

补气；血属于阴，滋阴即所以养血。因此，辨治心衰主要可分为两大类型，即心阳虚型与心阴虚型，故立温心阳和养心阴为治疗心衰的基本原则。

（二）方药特色

基本方：治疗慢性心衰常用方为心阳虚者用暖心方（红参，熟附子、薏苡仁、橘红等）和心阴虚者用养心方（生晒参、麦冬、法半夏、茯苓、三七等）。

治法：温心阳/养心阴

方解：二方均以人参为主药，培元益气，一配附子温阳，一配麦冬养阴，薏苡仁、茯苓健脾以利水，法夏、橘红通阳而化痰，三七虽功主活血，但与人参同科，也有益气强心的作用。二方均属以补虚为主，标本兼顾之剂。

加减：除二方外，阳虚亦可用四君子汤合桂枝甘草汤或参附汤，加五爪龙、黄芪、酸枣仁、柏子仁等；阴虚用生脉散加沙参、玉竹、女贞子、旱莲草、桑椹子等。在此基础上，血瘀者加用桃红饮（桃仁、红花、当归尾、川芎、威灵仙）或失笑散，或选用丹参、三七，鸡血藤等；水肿甚者加用五苓散、五皮饮；兼外感咳嗽者加豨莶草、北杏仁、紫菀、百部；喘咳痰多者加苏子、白芥子、莱菔子、胆南星、海浮石；湿重苔厚者加薏苡仁。喘咳欲脱之危症则用高丽参合真武汤浓煎频服，配合静脉注射丽参针、参附针或参麦针，以补气固脱。

（三）临证体会

治疗心衰虽强调辨证论治，但不能忽视西医辨病对治疗的重要意义。严格控制水、盐摄入，改善睡眠，严格按照目前西医心衰的国际治疗指南规范进行治疗，如包括利尿剂、β-受体阻断剂、洋地黄、血管紧张素转换酶抑制剂（ACEI）等，在治疗过程中，患者虽然多次出现急性左心衰，并心搏骤停数次，但治疗仍然坚持根据病情变化和国际指南的要求增加蒙诺和倍他乐克进行抗心衰治疗，坚持中西医结合治疗本病是取效的关键。

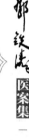
144

对于心衰的辨治，必须病证结合，灵活变通。根据心衰的不同病因，适当调整治疗方案。病因为冠心病者，多见气虚夹痰，痰瘀互结，可用温胆汤加人参、白术、豨莶草、田三七等，益气祛痰，温阳通脉。若属阴虚，则多用温胆汤合生脉散加减。病因为风湿性心脏病者，每有风寒湿邪伏留，反复发作，治疗则在原基础上加用威灵仙、桑寄生、豨莶草、防己、鸡血藤、桃仁、红花以祛风除湿，并嘱患者注意防寒避湿，预防感冒，防止风寒湿邪再次侵入为害。病因为肺源性心脏病者，可配合三子养亲汤、猴枣散以及鹅管石、海浮石等温肾纳气，降气平喘。病因为高血压性心脏病者，大多数肝阳偏亢，则需配合平肝潜阳法，常用药物有草决明、石决明、代赭石、龟板、牡蛎、钩藤、牛膝等。若心衰尚不严重时，可先按高血压辨证论治，常常也可同时收到改善心衰的效果。原有糖尿病或甲亢的患者，证候多属气阴两虚，治疗一般以生脉散加味。糖尿病患者可加山萸肉、桑螵蛸、玉米须、仙鹤草、山药等，山药用量要大，一般用60～90克。甲亢者则加用浙贝母、生牡蛎、山慈姑、玄参等，以化痰软坚、散结。

心肌炎

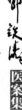

医案

雷某，女，40岁。1997年7月1日入院。

心慌、心悸、胸前区翳闷半个月。患者于5月1日受凉感冒，头痛鼻塞，自服康泰克等药，症状消失，仍有咽部不适。半个月前因过劳后出现心慌、心悸、胸前区翳闷不适，心电图示：偶发室性早搏。服心血康、肌苷等，症状未见缓解。3天后某医院行动态心电图示：频发单纯性早搏。诊为病毒性心肌炎，予抗病毒口服液、抗生素及慢心律等药治疗，疗效不明显，遂收入我院。自述胸闷、心慌、心悸，时作时止，疲倦乏力，睡眠差，纳一般，二便调，舌淡暗、边有齿印，苔少，脉结代。检查：神清，疲倦，双肺未闻及干湿性啰音，心界不大，心率66次/分，律欠齐，可闻早搏2~3次/分，未闻及病理性杂音。实验室检查：血常规、类风湿因子、血沉均正常。心脏彩色超声：各房室腔均不大，各瓣膜形态及活动尚可，左室心肌、心尖部内膜增厚，回声增强，有瘢痕形成，运动减弱。超声诊断：心肌炎改变。ECT：静态心肌显像示心肌前壁病变。既往有风湿性关节炎史20年，经治疗病情稳定，有慢性咽炎史20多年，且常复发，有青霉素、链霉素、海鲜等过敏史。

西医诊断：心肌炎，心律失常，频发室性早搏。

中医诊断：心悸。四诊合参，证属气阴两虚，痰瘀内阻。治以扶正祛邪，补益气阴，养心安神为主，佐以祛瘀通脉。方以炙甘草汤加减。

处方：炙甘草、党参各30克，生地、火麻仁（打碎）各20克，麦冬15

克，阿胶（烊）10克，桂枝12克，大枣6枚，生姜9克。5剂，每日1剂，水煎服。配合中成药宁心宝、生脉液、滋心阴口服液、灯盏花素片治疗。

二诊：7月5日。精神好转，偶有心慌、心悸、胸闷，胃纳、睡眠均可，无口干，二便调，舌淡暗、边有齿印，苔薄白，脉涩。查体：心率81次/分，律欠齐，可闻早搏1~2次/分，心电图示：大致正常。气阴已复，痰瘀渐显，治以益气养阴，豁痰祛瘀通脉。

处方：炙甘草、党参、茯苓各30克，生地、丹参、火麻仁（打碎）各20克，麦冬15克，阿胶（烊）10克，桂枝、桃仁、法夏各12克，大枣6枚。4剂，每日1剂，水煎服。

三诊：7月9日。精神好，心慌、心悸、胸闷偶作，胃纳、睡眠尚可，二便调，舌淡暗，苔稍腻，脉细涩。心率78次/分，律欠齐，可闻及早搏1~2次/分，此为养阴太过，痰瘀明显，改益气健脾，涤痰祛瘀通脉为治。

处方：枳壳、橘红各6克，白术、茯苓各15克，竹茹、炙甘草、法夏各10克，太子参、五爪龙各30克，三七末（冲）3克，火麻仁（打碎）24克，丹参20克。每日1剂，水煎服。

守方服20天，诸症消失，胃纳、睡眠尚可，二便调，舌淡红苔薄，脉细。心率80次/分，律齐。24小时动态心电图示：窦性心律，偶发性室性早搏，仅原发室性早搏4个，出院。

[按语] 心肌炎、心律失常、室性早搏表现为心慌、心悸、胸闷，属中医学心悸范畴，辩证属于心气虚为主的心悸、心慌，余常用炙甘草汤治疗。炙甘草汤原用于治气血不足，心阴阳虚之脉结代，心动悸证，与本例辨证相符。方中重用炙甘草甘温补脾益气，通经脉，利血气为主药；人参、大枣补益中气，化生气血；桂枝、生姜辛甘，通阳复脉；又以阿胶、生地、麦冬、火麻仁滋阴养血，诸药合用使阴阳得平，脉复而悸止。三诊时余认为除气阴虚外，兼见痰瘀之实邪，若一味滋阴，恐有生痰助邪之嫌，故阴复后，则将治法易为益气涤痰祛瘀为主。以温胆汤加减，意在益气健脾，涤痰祛瘀，邪去则胸中清阳得以正位，心神得养而神自安，从而获得良好疗效。但仍留有炙甘草汤之太子参、火麻仁、炙甘草以助脉复，且防伤阴。

先天性心脏病

医案

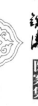

甘某，男，67岁，2001年5月8日入院。

因反复胸闷11年，加重1月入院。患者1989年出现反复胸闷，多于活动后发作，休息数分钟可缓解，于广东省人民医院检查确诊为"先天性心脏病，二叶型主动脉瓣，轻度主动脉狭窄"。使用营养心肌药物果糖、极化液等后好转。其后症状反复。1994年查心脏彩超示轻度主动脉狭窄，轻度主动脉关闭不全。1998年查心脏彩超示中度主动脉狭窄，轻度主动脉关闭不全。1个月前胸闷有所加重，并伴有胸痛，多于夜间休息时及体力活动时发作持续数分钟可缓解。省人民医院检查示：重度主动脉狭窄，轻度主动脉关闭不全。服用"万爽力，复方丹参滴丸"后症状略缓解。医院建议患者行手术换瓣，患者拒绝，要求来我院中医治疗。

症见神疲，偶胸闷痛，于夜间休息时发作，数分钟可缓解。无剧烈胸痛及冷汗出。偶咳，痰黄白量中等，无气促，无足肿，纳可，眠差，便调。既往有十余年吸烟史，每日约半包，10年前戒烟。平素长期咳嗽咯痰，无气促，否认肺系慢性疾病史。否认冠心病。

体格检查：唇紫绀，颈静脉无怒张，双肺呼吸音粗，未闻及干湿性啰音，心界向左下扩大，心尖搏动应手，心率68次/分，律齐，主动脉瓣听诊区SM3/6粗糙吹风样杂音。肝脾未及肿大，双下肢无浮肿。舌淡暗，苔薄白，脉细。

西医诊断：先天性心脏病，二叶主动脉瓣，重度主动脉狭窄，轻度主动脉关闭不全，心功能代偿期。

中医诊断：胸痹（气虚痰瘀）。

患者以胸闷痛为主诉，属中医胸痹范畴。因年老体衰，正气不足，脾气虚失于健运则痰浊内生。气鼓动血脉不利则瘀血内停。气虚故疲乏气促，脾失健运故纳差便溏，痰瘀互阻于胸中，故胸闷痛。舌淡暗，苔薄白，脉细为气虚痰瘀之象。病位在心脾，病性为本虚标实，气虚为本，痰瘀为标。

入院后，以调脾法辨证，用方益气活血化痰。

处方：橘红6克，法夏9克，茯苓15克，甘草6克，枳壳6克，竹茹10克，党参24克，丹参12克，豨莶草10克，黄芪30克，五爪龙30克，三七末（冲）3克，服10剂。

药后胸闷痛未再发作，精神纳眠及体力改善，但仍时有咳嗽，痰多。偶有一过性肢体麻木感。

二诊：5月18日。患者无胸闷心悸，偶咳，痰多，右手麻木，纳可，眠欠佳，便调。面色偏黑，鼻准色尘垢，唇紫暗，舌嫩，齿印，苔白浊，右脉弦细，左脉寸浮关弱。查心率62次/分，律齐，杂音同前。四诊合参，证属心脾两虚，气虚痰瘀。气虚故神疲，舌嫩，有齿印，脉右脉弦细，左脉寸浮关弱。血脉运行不利故肢麻，心失所养故失眠，脾失健运故纳差，痰瘀内阻故胸闷痛，痰多，苔浊，患者病程较长，形体偏肥，痰湿体质。以益气活血化痰为法，原组方合理，用药得当，但治疗全面取效尚需一定时间，原方维持不变。按原方用药4天后患者咳痰显著减少，肢麻亦未发作。

三诊：5月24日。患者自觉精神体力好转，未发胸闷心悸，痰少，纳可，眠渐佳，便调。舌淡、边有齿印，苔略浊，左右脉细。患者仍属气虚痰瘀，较前减轻。原方去豨莶草，加炒枣仁30克，养心安神，余味同前，补而不滞。嘱苔浊尽去后可适当加用补肾药如桑寄生、菟丝子、杜仲等。5月26日患者出院，按上方加桑寄生20克，菟丝子18克，带药出院维持治疗，专科门诊随诊。

［按语］先天性二叶型主动脉瓣易导致主动脉瓣狭窄，且病情多呈渐进性。重度狭窄患者一旦出现心肌缺血表现，西医内科多难以控制，而需手术治疗。患者11年内主动脉瓣由轻度狭窄逐步变为重度，并出现胸闷痛等心肌缺血表现，经中医药治疗取得了较好的疗效。余认为，心属阳，心脏病或年老或病久皆有心气亏虚。本病虽为心病，但五脏相关，心阳气不足，心火受挫，火不生土，母病及子，脾土受损，脾不养心，反更加重心气虚，故见一派脾胃功能失调的症状。心肺共处胸中，同为上焦之官，气血相通。心气虚损易致肺气不足，心火耗伤而致脾土受损，肺脾同为津液水液运化之脏，两脏亏虚，易致水饮内停，贮于肺而为痰证。余注重调理脾胃功能，治疗时注重益气除痰活血。舌淡、苔浊或腻，用温胆汤加党参或四君子汤疗效颇好（可以橘红或橘络易陈皮），经临床观察温胆汤为基础的冠心方不但对咳痰、胸闷等症缓解好，且对很多脾胃症状有效。

本例患者入院时除胸闷、心悸等症状外，尚有神疲、纳差、咯痰、舌淡、苔浊等脾虚痰浊表现。故以益气活血化痰为法，以温胆汤为基础的冠心方加减治疗。在连用10天中药后仍咳嗽痰多，余考虑组方正确，且患者属久病及痰湿体质，需较长时间用药，二诊对原方未作任何更改，仅要求继续服用。又用药4天后，患者痰量明显减少，三诊才将处方作了部分调整。

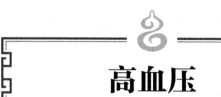

高血压

一、医案

例1. 赵某，男性，54岁。1972年7月8日初诊。

时当夏令，症见头晕，怠倦，睡眠欠佳，胃口不佳，血压105/90mmHg。诊其面色黯滞，唇稍黯，舌嫩色淡暗，苔白润（稍厚），脉软稍数而重按无力，寸、尺俱弱。患者一向血压偏低，舒张压从来没有这么高。从症、脉、舌来分析，此属脾胃素虚。最近工作时至深夜，致肾阴有所损耗，肝阴便为之不足，致肝阳相对偏亢所致。病为阴阳俱虚，治疗脾阳当升而肝阳应降，但升提不能太过，潜降不应过重。

处方：党参15克，茯苓12克，白术12克，甘草5克，干莲叶9克，扁豆花9克，醋龟板30克，素馨花5克。

此方用四君子汤以健脾，李东垣认为干莲叶有升发脾阳的作用，故与扁豆花同用以升脾阳兼解暑，用龟板以潜肝阳，素馨花以舒肝气。服药3剂后，精神转好，脉转细缓，血压为95/75～95/80mmHg，脉压差仍小。上方加黄芪9克，去干莲叶与龟板，服3剂后，血压在100/75～100/80mmHg之间。当脉压差超过30mmHg时，患者症状便消失。此后改用补中益气场，服后患者精神较好，面色转润，脉稍有力，血压在105/70～105/80mmHg之间。连服补中益气汤一个多月，以巩固疗效。

例2. 宋某，男，59岁。

因"头晕、心悸、胸闷，高血压8年"于1976年3月20日入院。

8年前开始觉头晕眼花，高血压，血压波动在170~200/110~136mmHg，伴心悸、胸闷、气短、四肢麻木，视物模糊，近两周来症状加重而入院。3年前患者在某医院普查经心电图二级梯双倍运动试验阳性，诊为高血压冠心病。

入院时检查：神清，体形肥胖高大，血压230/136mmHg，心律规则，A2＞P2，舌嫩红稍暗，苔腻，脉弦滑。X线片示：主动脉段增宽、伸长、纡曲。心电图检查：心肌劳损，左室电压稍高。二级梯双倍运动试验阳性。眼底动脉硬化Ⅰ度至Ⅱ度。

西医诊断：高血压冠心病。

中医诊断：胸痹，眩晕。

中医辨证认为病因心气不足、痰瘀阻滞，肝阳偏盛所致。治疗以补气化痰、活血通瘀、平肝潜阳立法。

处方：党参18克，茯苓18克，枳壳5克，橘红5克，竹茹12克，赤芍15克，代赭石30克（先煎），牛膝15克，草决明30克，粟米须30克，黄芪30克（或五爪龙30克代）。

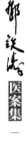

152

入院后处方多重用黄芪。经用上方随证加减治疗（血压过高时曾配合用复方降压素），患者头晕、眼花、气短等症状大为减轻，胸闷消失，血压稳定维持在160~170/100~110mmHg，复查心电图为慢性冠状动脉供血不足、二级梯运动试验阴性，共住院88天，自觉症状明显改善，于1976年6月17日出院。出院后继续在门诊治疗，病情稳定。

例3. 黄某，男性，48岁。

因"头晕头痛胸翳7年"来诊。患者7年前因驱钩虫治疗服药后眩晕而往医院诊治，当时发现血压180/120mmHg，经服利血平、益寿宁和中药等治疗，血压能下降，波动在120~130/90~100mmHg。1976年6月曾在某医院作心电图检查确诊为"冠心病"，因1977年8月服利血平治疗高血压，引起消化道大出血而要求中医中药治疗。

体查：体温36℃，血压200/130mmHg，体肥胖，心率68次/分，心尖区闻二级收缩期杂音，心界向左扩大，肝脾未触及，未引出病理神经反射。

心电图检查：左室肥大，心肌劳损，X线片示：主动脉升降部加长加宽与左心室向左后扩大，符合主动脉硬化及高血压性心脏病。眼底检查：早期动脉硬化，黄斑部陈旧性病变。舌暗淡、胖、苔腻，脉弦细。

西医诊断：高血压冠心病。

中医诊断：胸痹、眩晕。

病属气虚兼痰浊瘀阻，治宜补气、化痰、活血。拟温胆汤加味。

处方：黄芪30克，茯苓18克，法夏12克，橘红5克，枳实5克，竹茹9克，川芎9克，磁石30克（先煎）。

经上方随证加减，配合冠心片治疗，并于血压过高时兼服复方降压素，头晕头痛等症状逐渐减轻、胸翳消失，血压常稳定在130/80mmHg左右，共住院89天，症状改善后于1978年6月13日出院，出院后继续来院服冠心片治疗，病情及血压均稳定。

例4. 湛某，女，56岁。1988年8月18日初诊。

自诉有十多年高血压病史。血压常波动于150～173/90～113mmHg，症见头晕，头痛，胸闷，心慌，动则汗出，纳呆，大便干结，舌淡暗，苔薄白，脉细涩。

西医诊断：原发性高血压病。

中医诊断：头痛，眩晕。

辨证：气虚痰阻兼瘀。

治法：益气除痰兼祛瘀。

处方：丹参20克，茯苓15克，法夏10克，枳壳6克，竹茹10克，橘红6克，白术15克，甘草3克，五爪龙30克，草决明30克，糯稻根30克。

其后，治法以用益气除痰佐以调理肝肾。

处方：竹茹10克，枳壳6克，草决明30克，甘草3克，泽泻10克，生牡蛎30克（先煎），丹参15克，太子参15克，杜仲12克，牛膝15克，橘红6克。

用此二方加减治疗。患者头晕、头痛明显减轻，胸闷、心悸不明显，除有时因情绪激动、疲劳或外感血压波动临时自行加服降压药外，一直坚持用中药治疗。1992年9月18日复诊时诉血压稳定，多保持在128～150/83～90mmHg，平时时有头晕，精神、胃纳、睡眠良好。仍用益气祛痰适加平肝潜阳、调理肝脾之剂调理。

例5. 王某，男，78岁。1992年3月14日初诊。

患者素有高血压病史，症见头晕，头胀，头痛，心烦易怒，失眠，目眩耳鸣，腰膝酸软，口干口苦，大便干结，面红，舌嫩红，苔黄浊，脉弦数。体检：血压160～180/100～105mmHg，胸片：左心室肥厚。

西医诊断：高血压病Ⅱ期。中医诊断：眩晕。

辨证：肝肾阴虚，肝阳上亢。

治法：滋肾养肝，平肝潜阳。

处方：桑椹子10克，女贞子10克，旱莲草15克，白芍15克，牛膝15克，首乌30克，石决明30克，生牡蛎30克（先煎），鳖甲30克（先煎），钩藤15克（后下），夜交藤30克，甘草5克。每日1剂，复渣再煎。

连服7剂，药后，血压比较稳定，以原方加减治疗半年多，无面红，诸症减轻，惟睡眠仍欠佳，梦多，故每晚临睡前间服安定2.5mg，自觉症状明显好转，仍继续服药以巩固疗效。

例6. 颜某，女，35岁。1993年9月23日初诊。

患者从1993年2月初始反复出现头痛且胀，眩晕，心悸，胸闷不适，间有疼痛，腰膝酸软，失眠健忘，手颤，口苦；月经量中，有血块。形体肥胖，面部潮红，舌胖、暗红，苔薄，脉沉细、稍滑。体检：血压135/98mmHg。眼底检查：A反光增强，变细，A：V=1：2，呈轻度A硬化。

西医诊断：原发性高血压病。中医诊断：眩晕、头痛。

辨证：气虚痰浊兼肝肾阴虚。

治法：益气除痰，兼养肝肾。

处方：太子参30克，竹茹10克，胆南星10克，茯苓15克，橘红10克，甘草5克，枳壳6克，丹参24克，首乌30克，桑寄生30克，牛膝16

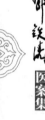

克，玉来须30克，适当加草决明、钩藤等降压之药。服药5剂后血压降至128/83mmHg，症状明显好转，继用上方加减治疗四个多月，患者血压一直稳定在128/83mmHg。

例7. 吕某，女，84岁。

因"多饮、多尿11年，加重伴尿频、失禁1周"于1999年12月8日入院。

患者11年前始出现多饮、多尿，并确诊为糖尿病，1周前出现尿频急，尿失禁，气喘。既往有高血压病史5年。查体：体温：36.7℃，脉搏：70次/分，呼吸：22次/分，血压：188/105mmHg，神清，呼吸稍促，双肺呼吸音粗，可闻及干湿性啰音，心界向左下扩大，心率70次/分，律整，未闻及病理性杂音，肝脾肋下未触及，神经系统检查正常。舌淡暗，边有瘀点，苔白，脉弦滑。检查示：K^+5.25mmol/L，Na^+129mmol/L，GlU 7.4mmol/L，BUN 30.4mmol/L，Cr341μmoL/L，WBC15.0×10^9/L，HB78g/L。心电图示：交界性逸博，心动过缓，心肌缺血。

西医诊断：①冠心病，慢性心功能不全，心功能Ⅳ级；②Ⅱ型糖尿病、糖尿病肾病、慢性肾功能不全（氮质血症期）；③高血压病Ⅱ期、高血压性心脏病；④泌尿系感染。

中医诊断：①消渴（气阴两虚）；②淋证（湿热下注）；③喘证（肺肾两虚）。

入院后予糖尿病及优质蛋白饮食；尿毒康口服，结肠透析液灌肠以泻浊通便降肌酐、尿素氮；胰岛素降血糖；安噻铭、环丙沙星等抗感染；洛汀新降血压；氢氯噻嗪、安体舒通利尿。中药以六味地黄丸加减等治疗病情尚稳定，但于2000年1月8日突然出现胸闷、气促、不能平卧、神志不清、烦躁、血氧分压降低等急性左心衰、呼吸衰竭表现，经呼吸机通气、抗感染、扩冠、利尿等抢救后生命征稳定，血压150/60mmHg，K^+4.79mmol/L，Na^+141mmol/L，GlU 4.93mmol/L，BUN13.1mmol/L，Cr 221μmol/L，WBC9.2×10^9/L，多饮多尿减轻，无尿失禁，但感气促、咳嗽、咳剧大便自遗，遂请余会诊。

症见：疲倦，气促，咳嗽无痰，咳剧则大便自遗，每日十余次，如糊状，小便量少，纳少，眠可，舌红润少苔，脉紧按之涩，双寸浮，双尺沉，证属气阴两亏，气不固摄，治疗上以健脾益气，酌加固摄之品及化痰之药。

处方：太子参30克，石斛12克，赤石脂12克，枇杷叶10克，紫菀10克，百部10克，山药30克，扁豆衣12克，甘草5克，鸡血藤30克，茯苓15克，五爪龙50克，吉林参12克（另炖）。

加服地高辛、速尿、络活喜、糖适平等。服药后精神好转，气促减轻，咳嗽减少，大便无自遗，次数减少，小便量可，眠可，诸症好转，于2000年2月1日原方带药出院。

例8. 贾某，男，38岁，2001年3月16日初诊。

患者诉反复头痛一年，伴头晕头胀，间服西药心痛定、倍他乐克等治疗，血压控制不理想，遂求助于中医。测血压为165/95mmHg，诊查见：舌质淡红、苔薄黄，脉细滑弦。

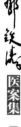

西医诊断：高血压病。中医诊断：头痛。

辨证：肝阳上亢，痰浊内阻。

治法：平肝潜阳，祛痰化浊。方药以温胆汤加减。

处方：茯苓15克，竹茹10克，胆南星10克，枳壳6克，甘草6克，钩藤15克（后下），菊花15克，白芍15克，丹参24克，牛膝15克，桑寄生30克，草决明30克。

二诊：4月6日。患者仍头痛头晕、口干，舌尖红，苔薄白，脉细弦，测血压为170/105 mmHg，治以清肝为主。

处方：菊花15克，钩藤15克（后下），夏枯草15克，赤芍15克，草决明30克，石决明30克，丹参24克，牛膝15克，桑寄生30克，生地24克，天麻10克，薏苡仁24克。

同时嘱患者杭菊泡茶晨喝。

三诊：4月13日。患者诉头痛有减轻，舌尖红，舌质淡红，苔微黄，脉细弦。测血压170/120 mmHg。

处方：茯苓15克，竹茹10克，胆南星10克，枳壳6克，甘草6克，橘红10克，石菖蒲10克，杜仲10克，丹参24克，牛膝15克，桑寄生30克，草决明30克。

四诊：4月27日。患者头痛减轻，口干，寐可，舌质淡，苔薄白，脉细弦。测血压140/105 mmHg。

处方：茯苓15克，竹茹10克，枳壳6克，甘草6克，石菖蒲10克，丹参24克，桑寄生30克，草决明30克，石决明30克，生牡蛎30克，豨莶草15克，菊花15克。

五诊：5月11日。患者头痛、头胀明显减轻，口干，寐可，舌质淡，测血压130/90 mmHg。

处方：茯苓15克，竹茹10克，枳壳6克，甘草6克，石菖蒲10克，丹参24克，草决明30克，石决明30克，生龙骨30克，生牡蛎30克，菊花15克，牛膝15克。

六诊：6月1日。患者头痛时作，时有头晕眼花，舌质淡红，苔微黄浊，脉细，测血压130/100 mmHg。

处方：石决明30克，生龙骨30克，龙牡蛎30克，茯苓15克，甘草6克，丹参24克，桑寄生30克，白蒺藜10克，豨莶草15克，白芍15克，牛膝15克，菊花15克。

七诊：6月8日。患者头痛时作，次数较前明显减少，口干，舌质淡，苔薄黄，测血压140/90 mmHg。

处方：茯苓15克，竹茹10克，胆南星10克，枳壳6克，甘草6克，橘红10克，石决明30克，生龙骨30克，龙牡蛎30克，桑寄生30克，牛膝15克，丹参24克。

八诊：6月29日。患者头痛不显，口干，颈部不适，舌质淡，苔薄白，测血压130/90 mmHg。

处方：竹茹10克，胆南星10克，枳壳6克，甘草6克，橘红10克，白蒺藜10克，生龙骨30克，龙牡蛎30克，桑寄生30克，牛膝15克，丹参24克。

九诊：7月6日。患者偶尔头痛头晕，时有流鼻涕，口干好转，舌质淡，苔薄白，脉细，测血压130/90 mmHg。

处方：竹茹10克，胆南星10克，枳壳6克，甘草6克，橘红10克，泽泻10克，草决明30克，桑寄生30克，牛膝15克，丹参24克，玉米须30克，蔓荆子10克。

此后，患者复诊两次，血压都为130/90mmHg左右，头痛不明显，由于经济原因未坚持治疗。

例9. 林某，男性，53岁。

因"反复胸闷、气促10天，加重3天"，于2001年4月2日入院。

患者于入院前10天开始出现胸闷、气促，伴心悸，活动时加剧，曾在门诊服中药治疗，症状无明显好转。于3月31日，上述症状突然加重，气促、呼吸困难，不能平卧，汗出、紫绀，即到我院急诊科就诊，拟诊"急性左心衰"，予吸氧、强心、利尿、扩张血管等治疗，症状稍缓解，为进一步诊治，收住本院。入院时症见：神清，疲倦乏力，胸闷，活动时气促，心悸，纳谷一般，二便调，舌淡黯，苔白厚腻，脉细。体格检查：体温37.2℃，脉搏92次/分，呼吸20次/分，血压150/100mmHg。神清、疲倦，双肺呼吸音粗，未闻及干湿啰音。心尖搏动呈抬举样，向左下移位，心界向左下扩大，心率92次/分，律齐，心尖部闻SM2/6吹风样杂音。腹平软，无压痛，肝脾肋下未及，双下肢无浮肿。理化检查：尿蛋白（++），BUN：9.6mmol/L，Cr：301μmol/L，纤维蛋白原：5.08g/L。全胸片示：主动脉迂曲、延伸，心影增大、靴形心。心电图示：左心室肥厚，伴心肌劳损。心脏彩色多普勒示：符合高血压所致超声改变，左心收缩功能减退，左室射血分数（EF）31%。眼底检查示：视网膜动脉硬化Ⅲ级。

西医诊断：高血压病3级，极高危组；高血压性心脏病，慢性心功能不全，心功能Ⅲ级；高血压性肾病，慢性肾功能不全，氮质血症期。中医诊断：胸痹（气虚痰瘀）。

入院后中医治疗以益气除痰、活血祛瘀为法，汤药以温胆汤加减治疗，并予圣通平、倍他乐克、安体舒通、洛汀新等药降压治疗，病人血压不稳定，波动于130~180/85~115mmHg之间，仍觉疲倦乏力、胸闷气促，于4月5日请余会诊。

诊视病人见：患者面色晦暗，准头无华，舌质淡嫩，边有齿印、白苔满布、质润，左关脉浮、尺脉弱，右寸、尺脉弱，患者辨证属脾肾俱虚、痰湿内阻，治疗予健脾益气、除痰利湿，仍以温胆汤加减。

处方：橘红6克，法夏10克，茯苓15克，枳壳6克，竹茹10克，五爪龙30克，党参15克，白术18克，豨莶草10克，牛膝15克，石决明40克（先煎），甘草3克。

服7剂后患者胸闷、气促消失，血压稳定于120~140/75~90mmHg之间，但仍觉神疲乏力，于4月12日再请余会诊，见患者面色垢，准头稍有华，舌质淡、边有齿印、满布白苔，尺脉弱，辨证同前，治疗继予健脾补肾、利湿化浊。

处方：橘红6克，法夏12克，茯苓15克，枳壳6克，竹茹12克，五爪龙30克，党参20克，白术20克，桑寄生30克，牛膝15克，薏苡仁30克，川朴花6克。

服3剂后患者疲倦乏力改善，复查尿蛋白（+），BUN：11.1mmol/L，Cr：222umol/L，纤维蛋白原：2.81g/L；心电图示：左心室高电压，伴心肌劳损。于4月15日出院，门诊治疗，服原方7剂巩固疗效，随访2个月病情稳定，无特殊情况。

例10. 李某，男性，51岁。

既往体健，因"头胀痛2天"于2001年8月22日入院。

2天前患者出现头胀痛，呈持续性，伴少许胃脘部胀闷不适，当时无明显头晕目眩、恶心呕吐等症状，无神志改变，于当地诊所测血压为196/126mmHg，予圣通平（20mg，每日2次）口服后血压仍控制欠佳，头胀痛无明显缓解。遂来我院就诊。入院时患者神清，倦怠，面色潮红，诉头胀痛明显，无明显头晕目眩、恶心呕吐，无口干口苦。纳食尚可，夜眠差，二便尚调。舌黯红，舌苔薄白，脉沉弦。查体：血压185/110mmHg。神清，精神疲倦，面色潮红。心界不大，心率74次/分，律齐，各瓣膜听诊区未闻及杂音。肝脾肋下未及，双下肢无水肿。

入院诊断：西医诊断：高血压病3级（高危组）。中医诊断：头痛（肝阳上亢挟瘀）。

监测血压，给予低盐低脂饮食，完善相关检查，中药以平肝潜阳、活血止痛为法，予香丹针静滴以活血，配合开搏通及倍他乐克以控制血压。中药处方（8月23日）：天麻12克，钩藤15克（后下），草决明30克，丹参18克，赤芍12克，牛膝12克，益母草20克，橘红6克，枳壳6克，生地12克。每日1剂，水煎服。药后患者头痛缓解不明显，面色潮红稍减，血压仍高，达180/120mmHg，服心痛定后不降，予压宁定30mg口服后可降至160/90mmHg，但仍波动较大。次日肾上腺CT检查结果正常。考虑为原发性高血压病，予开搏通，停用倍他乐克，改以络活喜、钠催离联合降压，但患者血压仍居高不下，枕部剧烈胀痛反复发作，并多次呕吐。26日行头颅CT检查未见异常。28日再次将络活喜、钠催离、开搏通等加量，中药改以活血祛风止痛为法。但疗效仍差，血压波动在160~180/90~110mmHg。遂请余会诊。

一诊：8月31日。患者倦怠乏力，头胀痛，时恶心欲呕，纳谷不香，夜眠差，大便稍溏，小便正常。舌淡红稍暗，中根黄腻，边有齿痕，脉沉弱。辨证属脾虚痰瘀，治以益气健脾、祛痰活血。

处方：黄芪60克，茯苓15克，白术15克，薏苡仁30克，枳壳10克，竹茹10克，橘红6克，牛膝15克，佩兰10克，扁豆花10克，草决明30克，甘草3克。

服1剂后即觉诸症缓解，头痛消失，胃脘舒畅，全身得轻，血压平稳下降。续服2剂后诸症基本消失，头痛全无，仅胃纳稍差，略觉乏力。降压药已减至单用开搏通控制，血压平稳。

二诊：9月3日。患者头痛已消失，无恶心欲呕，纳谷欠香，略觉倦怠，夜眠尚可，二便正常。舌淡稍暗，苔薄白微腻，边见少量齿痕，脉

邓铁涛
医案集
一

弱。证属脾虚挟痰，治以益气健脾化痰为法。

处方：黄芪60克，党参20克，五爪龙30克，茯苓15克，白术15克，山药15克，砂仁（后下）6克，枳壳10克，橘红6克，佩兰10克，扁豆花10克，甘草6克。

患者血压平稳，9月4日出院，带中药续服。

[按语]例1患者脾阳不足，最近工作时至深夜，肾阴有所损耗，致肝阳相对偏亢。其病阴阳俱虚，治以脾阳当升而肝阳应降，但升提不能太过，潜降不应过重。方用四君子汤配干莲叶和扁豆花健脾升阳兼解暑，用龟板以潜肝阳，素馨花以舒肝气。

例2、例3、例4、例6、例8、例9均为气虚痰浊型高血压，例2、例3、例4兼瘀，例6兼肝肾阴虚，例8辨证为肝阳上亢，例9患者合并有心衰，证属脾肾俱虚。方药均以温胆汤加减益气除痰，兼瘀者加丹参、五爪龙活血祛瘀；兼肝肾阴虚者加首乌、桑寄生、牛膝等；肝阳上亢者，加用菊花、白芍、钩藤、生牡蛎平肝潜阳；脾肾虚者加党参、五爪龙健脾益气。高血压的发生中医认为与恣饮膏粱厚味及形体肥胖有关。恣饮膏粱厚味，伤脾生湿生痰化热；肥人多痰湿，痰湿随气血流行，内而脏腑，外而筋肉，其停滞与流动，必然影响、阻碍气血的正常运行，痰血交结，而成痰瘀。而患者年轻，除痰浊、气血外，尚有肝阳上亢，三者相互为因，相互影响而上犯巅顶，扰乱清窍而发病。故选用温胆汤加平肝潜阳滋阴之品而取得满意疗效。

例5辨证为肝肾阴虚，肝阳上亢，方用余自拟"莲椹汤"滋肾养肝，平肝潜阳。

例7患者年老久病，肾精亏虚，元气不足，气阴两虚而发为消渴，又因脾气不足，湿浊内生，郁而化热，下注膀胱则发为淋证，元气不足，失于固摄则尿频、多尿甚至遗尿，肾气虚摄纳无力则气喘。治宜补脾固肠，温肺止咳。原所用六味地黄丸加减以补肾为主，而现以中气不足、大肠不固为主要矛盾，故以四君子汤化裁，方中太子参、吉林参、茯苓、山药、扁豆衣、五爪龙、甘草益气健脾，枇杷叶、紫菀、百部温肺止咳，赤石脂涩肠止泻，石斛养阴，标本同治。因辨证论治准确，故药后咳嗽既减，遗矢亦止，诸证好转。

例10患者脾气本虚，入院后一味药以寒凉苦降之品，更伤脾胃，致脾虚运化失司，痰瘀内生，故反见舌苔由薄白转为黄腻，脉象由沉弦转为沉弱。方以益气健脾、祛痰活血，用大剂量黄芪补气，白术、茯苓健脾，佐以祛痰活血之品，则仅1剂患者即觉诸症缓解，全身得轻，真正可谓"效如桴鼓"。二诊在原方基础上加强益气健脾之品，治本为重，并佐以化痰之品，意在补益而不滋腻，徐徐收功。

二、评析

（一）辨证要点

随着社会的发展，人们饮食和生活习惯的改变，高血压已经成为影响人类健康的现代生活方式病。而且发病年龄有越来越年轻化趋势，近年来已引起医学界的高度重视。中医无高血压之病名，根据本病的主要症状及其发展过程，属于中医之"眩晕"、"头痛"、"肝风"、"中风"等病证的范围。

1. 病因病机——五脏相关，以肝为主

从高血压病的证候表现来看，其受病之脏主要属于肝的病变。肝脏的特性，《临证指南医案·肝风》曰："肝为风木之脏，因有相火内寄，体阴用阳。其性刚，主动主升，全赖肾水以涵之，血液以濡之，肺金清肃下降之令以平之，中宫敦阜之土气以培之。则刚劲之质，得柔和之体，遂其条达畅茂之性，何病之有？"足见肝脏之阴阳能相对的平衡则无病，而肝脏的阴阳得以平衡，又与其他各脏有密切的关系。

情志失节，心情失畅，恼怒与精神紧张，都足以伤肝，可出现肝阳过亢的高血压，肝阳过亢的继续发展，可以化风、化火而出现中风证候（脑血管意外）。肝阳过亢不已，可以伤阴伤肾，又进而出现阴阳两虚的证候。

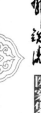

肝与肾的关系最为密切,前人用母(肾)与子(肝)形容两者的关系。先天不足或生活失节而致肾阴虚,肾阴不足不能涵木引致肝阳偏亢,出现阴虚阳亢之高血压。其发展亦可引起阴阳俱虚的高血压或中风等症。

忧思劳倦伤脾或劳心过度伤心,心脾受损,一方面可因痰浊上扰,土壅木郁,肝失条达而成高血压;另一方面脾阴不足,血失濡养,肺失肃降,肝气横逆而成高血压。这一类高血压,往往兼兼心脾之证。

2. 辨证论治——调肝为主,兼顾他脏

邓老认为对确诊为高血压病患者,宜详查症脉,如症见头晕、头痛、心烦易怒、夜睡不宁,或头重肢麻、口苦口干、舌微红、苔薄白或稍黄、脉弦有力,则为肝阳上亢型,此型多见于高血压病早期。若症见眩晕耳鸣、心悸失眠、腰膝无力、记忆力减退,或盗汗遗精、形瘦口干、舌质嫩红、苔少、脉弦细或细数,则为肝肾阴虚型,本型常见于久患高血压病者。气虚痰浊型则于高血压病中期多见,症见头晕头重、胸闷、气短、纳减、怠倦乏力,或恶心泛吐痰涎,舌胖嫩、舌边有齿印,苔白腻、脉弦细滑或虚大而滑。阴阳两虚型则常见于高血压病后期,症见头晕眼花、耳鸣、腰酸、腰痛,或阳痿遗精、夜尿多、自汗盗汗,或形寒肢冷、气短乏力、舌淡嫩或嫩红,苔薄白润、脉细弱。上述诸证,临床上有时单独出现,有时相互兼见,临证时须根据具体情况进行辨治。

在治疗时,邓老认为高血压与肝的关系至为密切,调肝为治疗高血压病的重要一环。同时由于五脏相关,肝脏之阴阳得以平衡,又与肾水、肺金、脾土有密切的关系。若其中任何一方出现矛盾,即可影响肝脏阴阳的平衡而发病。在治疗时,邓老也抓住这一特点,或平肝潜阳,或滋肾养肝,或肝肾双补,或健脾益气平肝。

(二)方药特色

1. 肝阳上亢型

基本方用石决牡蛎汤(自订方):石决明(先煎)30克,生牡蛎(先煎)30克,白芍15克,牛膝15克,钩藤15克,莲子心6克,莲须10克。

治法：平肝潜阳。

方解：此方用介类之石决明、生牡蛎以平肝潜阳为主药，钩藤、白芍平肝熄风为辅药，莲子心清心平肝，莲须益肾固精为佐，牛膝下行为使药。

加减：如苔黄、脉数有力加黄芩；若兼阳明实热便秘者，可加大黄之类泻其实热；苔厚腻去莲须加茯苓、泽泻；头痛甚属热者加菊花或龙胆草；头晕甚加明天麻；失眠加夜交藤或酸枣仁。

2. 肝肾阴虚型

基本方用莲椹汤（自订方）：莲须12克，桑椹子12克，女贞子12克，旱莲草12克，山药15克，龟板（先煎）30克，牛膝15克。

治法：滋肾养肝。

方解：此方以莲须、桑椹、女贞子、旱莲草滋养肝肾为主药；山药益气养阴，补脾肺肾，龟板平肝滋阳为辅药；牛膝下行为使药。

加减：气虚加太子参；舌光无苔加麦冬、生地；失眠、心悸加酸枣仁、柏子仁。

3. 阴阳两虚型

基本方用肝肾双补汤（自订方）：桑寄生30克，首乌24克，川芎9克，淫羊藿9克，玉米须30克，杜仲9克，磁石30克（先煎），生龙骨30克（先煎）。

治法：补肝肾潜阳。

方解：此方桑寄生、首乌、淫羊藿、杜仲补益肝肾，川芎活血，磁石、生龙骨平肝潜阳。

加减：若兼气虚加黄芪30克，若以肾阳虚为主者，用附桂十味汤（肉桂3克，熟附子10克，黄精20克，桑椹10克，丹皮9克，茯苓10克，泽泻10克，莲须12克，玉米须30克，牛膝9克）。若肾阳虚甚兼浮肿者，用真武汤加黄芪30克、杜仲12克。

4. 气虚痰浊型

基本方用赭决九味汤（自订方）：黄芪30克，党参15克，陈皮3克，法半夏10克，茯苓15克，代赭石30克（先煎），草决明30克，白术15克，甘草3克。

治法：健脾益气。

方解：重用黄芪合六君子汤补气以除痰浊，配以代赭石、草决明以降逆平肝。

加减：若兼肝肾阴虚者加首乌、桑椹、女贞子之属，若兼肾阳虚者加肉桂心、仙茅、淫羊藿之属，若兼血瘀者加川芎、丹参之属。

另外，广东草药红丝线有降压作用，可用红丝线30克，瘦猪肉100克煎水饮用。

（三）临证体会

对高血压病的治疗，务宜"审证求因，合理用药，调养巩固"。除药物治疗外，日常的调养锻炼同样重要。邓老在这方面造诣精深，邓老常谓本病患者，皆宜起居有常，冬不极温，夏不极凉，珍惜精气，节戒色欲，情志舒畅，饮食清淡。邓老还认为，体育疗法至为重要。高血压病患者，坚持早上户外散步，睡前做气功、太极拳、八段锦以配合治疗，收效甚佳。同时，合理安排工作与休息时间，对缓和高血压和巩固疗效颇有好处。适当运动肢体，能使气血流通，柔和筋骨，安养精神。汉代名医华佗指出："人体欲得劳动，但不当极耳，动摇则气谷得消，血脉流通，病不得生。"若能持之以恒，对辅助高血压病治疗和调养都是很好的。邓老自己虽患高血压多年，但常以散步、气功、八段锦等运动进行调适，效果十分显著。

浴足也是具有中医特色的一种外部调养法，对高血压病有着较好的辅助治疗作用。邓老强调："中药浴足这种看似简单的方法不能丢。"邓老常用浴足方：牛膝30克，川芎30克，天麻15克，钩藤10克，夏枯草10克，吴茱萸10克，肉桂10克。上方加水2000mL煎煮，水沸后煮10分钟，取汁趁温热浴足30分钟，上下午各1次，2～3周为1个疗程。广东省中医院吴焕林等报道用该方治疗高血压32例，降压疗效为显效9例，有效18例，无效5

例，降压总有效率84.37%；症状疗效为显效12例，有效17例，无效3例，症状总有效率为90.63%。

20世纪80年代，邓老指导研究生杜少辉，从免疫学的角度探讨高血压病中医分型的物质基础。杜氏根据邓老上述治疗高血压病的经验，拟定含有滋阴、潜阳、补肾等方药的"邓氏降压汤"，对64例高血压病患者（含对照组30例）进行临床研究与实验研究。两组降压疗效比较，第一周中药组不及西药组，有显著性差异（P<0.001），但此后两组之间疗效则无显著性差异（P>0.005），西药降压特点为下降幅度大，降压速度也较快，而中药降压特点为逐渐性下降，远期疗效好。同时症状疗效中药组明显优于西药组。患者经中医药治疗后，除临床症状得到改善以外，升高的体液免疫指标有所下降，IgG和补体C_3治疗前后有显著性差异（P<0.001）；低下的T淋巴细胞转化率有所增强，差异有统计学意义（P<0.01）。人体免疫失调的平衡得以纠正，支持了邓老关于"高血压病是内脏阴阳失调的结果而不是原因"的学术主张。

高血压与冠心病经常联系在一起，邓老又指导研究生张英民，对119例确诊为"高血压、冠心病"患者按中医辨证分为四型：痰证43例，痰瘀证28例，瘀血证23例，其他证型25例，以及正常组30例，进行血小板聚集性和血脂水平的测定。结果痰证、痰瘀证、瘀血证患者的血小板最大聚集率明显高于正常组和其他证型组（P<0.01），而血脂异常与血小板聚集性相互影响，其中低密度脂蛋白胆固醇（LDL-C）偏高引起血小板聚集性增强更为明显。根据邓老经验拟定的"降压一号方"，对其中44例高血压、冠心病痰证（包括痰瘀证）患者治疗观察，降压疗效总有效率为83.3%，症状疗效总有效率94.4%。治疗后患者血小板最大聚集率、血清胆固醇、甘油三酯、低密度脂蛋白胆固醇、致动脉硬化指数（AI）比值均明显下降（P<0.01），而高密度脂蛋白胆固醇有所提高（P<0.05），证实"降压一号方"有抗动脉粥样硬化的作用，其机理可能与改善血脂水平、降低血小板聚集性有关。

脑血管意外

一、医案

例1. 黄某，男，67岁。1968年6月8日初诊。

患者素有高血压及肺气肿病史，7天前早上4时许起床小便，突然觉左下肢无力倒地，当时自己还能爬回床上，顿觉气促，并发现左侧上、下肢活动不灵，当日晚上时说话模糊，连日来神情烦躁激动，服自处之方药数日，5日前结合针灸治疗，症状改善不大而入院。入院时诊断为"脑血栓形成"，并请余会诊。

诊查：烦躁多言，对外界反应冷漠，口角向右歪斜，卧床不起，左上下肢不完全性瘫痪，感觉迟钝，咳嗽有痰，色黄白而稠，7天来仅一次排少量大便，舌质红，苔白润，脉稍弦滑。血压210/100mmHg。

辨证：中风（中腑），肝风内动挟痰。

治法：平肝熄风，除痰醒窍。

处方：羚羊角骨30克（先煎），秦艽25克，枳实10克，郁李仁10克，地龙12克，牛膝18克，钩藤15克，竺黄10克，法夏15克，丹参15克，丹皮10克。每日1剂。

另蛇胆川贝末每次2支，每日2次；同时服用益寿宁，每日3次，50%葡萄糖40mL静脉注射，每日1次。

治疗5天后，口眼㖞斜消失，大便通调，惟仍觉乏力，诉述病情喋喋不休，夜晚畏寒，舌质暗红，苔白润，脉弦滑。上方去秦艽、郁李仁、枳实，以党参15克、白术10克、茯苓12克、黄芪30克、杜仲12克等药加减选用。第11天精神状态正常，血压降至165/95mmHg，惟左上下肢感觉尚未完全恢复，要求出院，出院时已能步行返家。

例2. 林某，女，64岁。1978年1月初诊。

患者3个月前因患脑血栓，左侧上下肢完全瘫痪而入香港某医院治疗，经西医治疗3个月稍效而出院返穗治疗。

诊查：左上肢完全瘫痪，左下肢稍能提高20~30cm，需别人扶持方能坐稳，生活无法自理。面色潮红，烦躁易激动，口咽干燥，消瘦，大便结，舌质嫩红少苔，脉浮弦。

辨证：中风（中腑），气阴虚兼血瘀。

治法：补气祛瘀，佐以养肝肾。

处方：黄芪60克，当归12克，川芎6克，赤芍15克，桃仁10克，红花4.5克，地龙12克，豨莶草15克，牛膝15克，桑寄生30克。每日1剂。

嘱其家人每日助其按摩及活动患肢3次，每次20~30分钟。

一方到底，仅黄芪逐步增加至每剂150克。治疗75天后，已不需扶持，自行站立，借助手杖在户外步行20分钟左右，左上肢功能有所恢复而返香港。返港后继续服上方治疗，2个月后来信言下肢功能基本恢复，上肢亦大有好转，但欠灵活，尤其是手指，走路已不用手杖，煮饭、洗衣等一些日常家务基本能自理，去信嘱其黄芪量减半，隔日服1剂，再服药1个月以巩固疗效。

例3. 陈某，男，62岁。1984年5月9日初诊。

患者于1984年5月8日晚洗头时突觉右侧上下肢活动无力，继而出现失语，右侧上下肢体偏瘫，神志昏迷，即请当地卫生所值班医师检查，体温37.8℃，血压160/110mmHg，神志昏迷，被动体位，体胖，面赤身热，双瞳孔等圆等大，右鼻唇沟变浅，口角左歪，颈软，肺气肿征，双肺底可闻小湿啰音，心率104次/分，律不整，右侧上下肢体弛缓，巴宾斯基征阳性。起病后曾请附近医院神经科医师会诊，拟为脑出血与脑血栓相鉴别，建议暂不宜搬动，应原地治疗，待病情稳定后再送医院做CT检查以进一步确诊。因所在地为工厂卫生所，设备及医疗条件有限，治疗上颇感棘手，遂请余会诊。

初诊：症见烦躁，间有抽筋，气粗口臭，喉间痰声辘辘，大小便闭，口唇红而干，舌红绛，苔黄厚干焦，脉弦滑数。

辨证：中风证（中脏），肝风内动，痰瘀阻塞清窍。

治法：平肝熄风，豁痰化瘀开窍。

处方：①安宫牛黄丸每日一粒半，其中一粒内服，剩余半粒用冷开水10mL调匀，用棉枝频频点舌。②针刺泻太冲（双）。③中药：羚羊角骨30克（先煎），竹茹12克，竺黄5克，草决明20克，胆南星、地龙、田七、橘红各10克，连翘12克，陈皮5克，丹参18克。每日1剂，连服4日。

第2日由于患者合并肺部感染较明显，故加强抗感染，肌内注射青霉素80万U、链霉素1克，每日2次，连用1周。

二诊：5月13日。患者神智转清，喉间痰鸣消失，呼吸平顺，口臭略减，失语及右侧上下肢偏瘫如前，大便自起病后秘结，舌红，苔黄厚干，脉弦滑。血压140/90mmHg。

处方：①安宫牛黄丸用法同前。②大黄30克，煎水为200ml，低位保留灌肠（灌肠后约一小时排便三次，量约1000克）。③中药：石决明30克（先煎），竹茹12克，白芍15克，枳实、石菖蒲、胆南星、法夏、田七、橘络、丹参各10克，太子参20克，每日1剂，连服4日。

5月17日，外出到某医院作颅脑CT检查，结果为：大脑左半球底部和内囊部位血肿（大小约5.5cm×3.6cm×6cm）。因病情稳定，经家属要求于5月17日转某中医院住院治疗。住院期间，中药用安宫牛黄丸、温胆汤，西药用能量合剂，醒脑净等。

三诊：6月6日。神清，体倦神疲，语言不利，右侧肢体偏瘫，二便自调，舌质淡，苔薄白，脉细。证属气血两虚，脉络瘀阻。改用益气养血、祛瘀通络。拟方用补阳还五汤加味。

处方：黄芪100克，赤芍、川芎、归尾、桃仁、红花各6克，地龙、石菖蒲各10克，五爪龙、鸡血藤各30克，每日1剂。另加服猴枣散早晚各1支。

以上方为基本方加减作善后调治近1年。1985年6月6日颅脑CT复查：大脑左半球血肿吸收后空洞形成。

例4. 胡某，男，60岁。于1999年8月3日入院。

患者于10天前晨起洗脸时突觉双下肢乏力，活动不利，卧床休息后症状缓解。当日上午突发头部胀痛，尤以前额及后头部为甚，呈持续性发作，休息后未见改善，当时无恶心呕吐，无抽搐、昏迷，曾在我院门诊治疗，头颅CT报告示：左颞叶硬膜下血肿（出血量约9mL）。收入我院针灸病区治疗，患者及其家属请余会诊。

诊见：神清，精神差，痛苦面容，头痛，尤以左颞部为甚，呈持续性发作，伴右侧肢体乏力、睡眠差，纳可，二便调，舌淡暗，舌边有齿印、苔薄白，脉细涩。既往有皮肌炎、痛风病史。体查：左侧肢体肌力、肌张力正常，右侧肢体肌张力、腱反射正常，肌力Ⅳ级，未引出病理征，脑膜刺激征阴性。

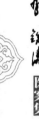

中医诊断：中风（中腑）；头痛。证属气虚血瘀痰阻，脾肾两虚；治以益气活血化痰，佐以健脾补肾，方用补阳还五汤加减，并配合针灸治疗。

处方：黄芪60克，地龙12克，茺蔚子12克，五爪龙60克，赤芍15克，竹茹10克，桃仁12克，鸡血藤30克，薏苡仁15克，红花5克，田七末3克（冲），牛膝15克。服4剂，每日1剂，水煎服。

针灸取穴：太阳、印堂、足临泣、风池（均取左侧穴），合谷、足三里（均取双穴），以平补平泻手法，每日1次，留针30分钟。

二诊：8月8日。患者头痛减轻，以夜晚为甚，睡眠较前好转，舌淡暗，舌边有齿印，苔薄黄，脉弦细。患者舌苔黄，可减少黄芪用量，重用五爪龙。针灸暂不针头部，肢体穴位可开四关为主。

处方：黄芪30克，茺蔚子15克，五爪龙90克，瓜蒌皮30克，枳实10克，桃仁12克，红花6克，水蛭10克，赤芍15克，川芎10克，田七末3克（冲），牛膝18克。服4剂，每日1剂，水煎服。

针灸取穴：合谷、太冲、外关、足三里（均取双穴），平补平泻，每日1次，留针20分钟。

三诊和四诊：8月12、8月14日。头痛继续减轻，睡眠稍差，舌脉同前。症状渐趋稳定，予以健脾补肾固本。

处方：黄芪50克，桃仁12克，红花6克，水蛭10克，茺蔚子15克，法半夏10克，薏苡仁30克，牛膝15克，五爪龙60克，川芎10克，茯苓15克，白术15克，杜仲10克。服4剂。

针灸取穴治疗同前。

五诊：8月19日。轻微头晕、头痛，睡眠欠佳，左膝关节酸痛，活动时加剧，考虑其有痛风病史，仍用补阳还五汤加健脾祛湿之药。守三四诊方去法半夏、杜仲、牛膝、白术，加厚朴10克（后下）、红花、泽泻、猪苓、地龙各12克。服4剂。

针灸取穴：太阳、合谷、太冲、外关、足三里、三阴交（均取双穴），平补平泻，每日1次，留针20分钟。

六诊：8月23日。头晕头痛消失，左侧肢体活动灵活，肌力Ⅴ级，左膝关节酸痛，活动后尤剧，睡眠佳，舌淡暗，苔薄黄，脉弦细。发现其双手掌、脚掌黯红，经进一步问病史，诉20余年前曾患肝吸虫病后治愈，B超检查示：脂肪肝。嘱其注意饮食调护，中药治疗守方不变。

针灸取穴：梁丘、血海、犊鼻、外膝眼、阳陵泉、足三里、三阴交（均取双穴），平补平泻，每日1次，留针20分钟。

七诊：8月27日。右侧肢体活动自如，左膝关节酸痛减轻，睡眠佳，舌淡暗，苔薄白，脉弦细。复查头颅CT示：左颞叶硬膜下出血灶已全部消失。病愈出院，继服药巩固，随访3年无复发。（注：针灸治疗由针灸科医生主诊。）

［按语］例1、例2均属脑血栓形成，辨证为中腑。但例1为即时起病，症见半身不遂、烦躁多言，反应淡漠，且痰黄白而稠，证属肝风内动挟痰，故以自拟羚羊角骨汤加减，因患者大便秘结，加枳实、郁李仁润肠

通便。待症状稍好转，大便通调，去通便之药，加强益气温肾之功。例2起病已久，属后遗症时期，故以补阳还五汤为主加减治疗，患者虽有烦躁易怒，口咽干燥，舌嫩红少苔等气阴虚表现，黄芪仍大胆用至60克，同时以牛膝、桑寄生加强补养肝肾之力，最后患者症状好转，疗效甚佳。

例3中，患者为脑出血，辨证属中脏，见其面赤身热，气粗口臭，口唇红干，舌红绛，应属阳闭证，且喉间痰声辘辘，苔黄厚干焦，证兼有痰瘀，故以安宫牛黄丸醒神开窍，加平肝熄风，除痰化瘀之剂，并配合针灸治疗，泻太冲以助药效。后见患者腑实便闭，以大黄灌肠，釜底抽薪，待患者神智转清，大便通调，再改以益气养血，祛瘀通络，予补阳还五汤加味。

例4中，患者为颅内积瘀，不能及时排散，血瘀阻络，清阳不升，故见头痛甚，且患者为老年男性，既往有皮肌炎、痛风病多年脾肾已受损，故治以益气活血，兼健脾补肾，佐以化痰，方用补阳还五汤加减，头痛加用茺蔚子。早期以活血化瘀除痰消血肿为主，待中后期，症状渐趋稳定，则加大健脾补肾之力。并同时配合针灸治疗，阳明为多气多血之经，阳明经气血通畅，经气旺盛，则运动功能易于恢复，故分别选用手足三阳经要穴，以加强疏通经脉，调和气血的作用，取足三里、三阴交、百会等穴，以滋生化之源，血足气得生，气足无顽麻。

二、评析

（一）辨证要点

脑血管意外属中医"中风病"的范畴，中医的"中风"包括现代医学多种疾病。历代医家对中风病论述甚广，文献资料亦很丰富。在病名上有中风、风痱、风懿、风气、卒中、类中风、真中风、非风、偏瘫、痿证等。通过这些病名，可以概见其理论论述广泛。

1. 病因病机

邓老认为本病的病因病机应以内因为主，内虚为本，加以七情、饮

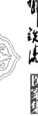

食、劳倦等因素，以致肝风、肝火内动，或湿痰、瘀血内阻，或虚阳浮越而发病。但外风外寒亦往往为本病之诱发原因。

2. 辨证论治

据其临床表现，本病可分为中脏、中腑、中经络三大类。其中中脏以突然昏倒、不省人事，发热或不发热为主要表现，可分为闭证与脱证。闭证属实证，为邪气内闭清窍，以神昏、牙关紧闭、口噤不开、肢体强痉为特征，根据其有无热象，又有阳闭与阴闭之分。脱证是五脏真阳散脱于外，属虚证，可见昏仆，不省人事，目合口开，鼻鼾、息微，肢冷或手撒遗尿，大汗出，或汗出如油，或面色如妆，脉细弱或浮大无根，或沉细欲绝。

中腑以神清或神情默默，善悲而哭，半身不遂或但臂不遂，失语或语言不利，口眼㖞斜，大小便失禁等为主要表现。可分为肝阳亢盛、气虚血瘀、阴亏血虚三型。

中经络以口眼㖞斜，语言不利，肌肤不仁，手足麻木为主要特征。风痰阻络者或可兼见恶寒发热，肢体拘急，舌苔白或兼滑腻，脉浮滑或弦数。阴亏阳亢者可见舌强语謇，舌红苔少，脉弦滑数。

（二）方药特色

在治疗上，邓老吸取尤在泾《金匮翼》卒中八法及张山雷治中风八法的经验，拟定了下述辨证论治方案。对于中脏者，治疗时可将方药配合针灸治疗，疗效较佳。

1. 中脏

阳闭证，因病人常有昏迷不醒、牙关紧闭，无法口服药，故以至宝丹研碎化水，滴入患者舌上，待症状稍好转后用清肝降火、滋阴潜阳之剂，并针刺十二井（针出血）、太冲、人中、丰隆（均用泻法）；阴闭证，予苏合香丸（用法如至宝丹）及熄风豁痰之剂，针刺太冲、人中、丰隆（均用泻法）；脱证可灌服或鼻饲参附汤以急救回阳，若属肾阴亏而虚阳浮越者，用地黄饮子，可艾灸关元、神阙（隔盐灸，不拘壮数）。

2. 中腑

（1）肝阳亢盛型，宜平肝熄风，用羚羊角骨汤（自拟）。

基本方：羚羊角骨25克，钩藤15克，白芍12克，地龙12克，石决明30克，天竺黄10克，杜仲12克，牛膝15克。

加减：兼热盛者，可加黄芩、莲子心、石膏；兼痰者可加胆南星、全蝎、僵蚕；兼失语者加全蝎、菖蒲，或合至宝丹。

（2）气虚血瘀型，治以补气祛瘀通络，用补阳还五汤或黄芪桂枝五物汤。

加减：若兼失语则加全蝎、菖蒲、远志，或合猴枣散（成药）；若以血瘀证为主，气虚不甚者，可用通窍活血汤加减。

（3）阴亏血虚型，宜养血滋阴，用地黄饮子。

加减：兼失语者，加天竺黄、菖蒲、生葱。

针刺治疗：以调和经脉，疏通气血为原则。偏瘫者，上肢取肩髃、曲池、外关，下肢取环跳、足三里、阳陵泉、绝骨、三阴交；失语者，取通里、涌泉、廉泉、哑门。

3. 中经络

（1）风痰阻络型，治疗宜养血祛风通络，用秦艽牵正汤（自拟）。

基本方：秦艽18克，川芎10克，当归10克，白芍15克，生地20克，茯苓15克，白附子10克，僵蚕10克，全蝎10克，羌活10克，防风6克，白术12克。

加减：若兼痰多者，去生地加胆南星；兼热者，加石膏、黄芩，血虚者，加熟地、鸡血藤。

针灸治疗：针刺地仓、颊车、攒竹、合谷（均取患侧）、太冲，久病者当用灸法，或在上述部分以维生素B1、B2作穴位注射。

（2）阴亏阳亢型，宜滋阴平肝潜阳，用钩藤饮加减（自拟）。

基本方：钩藤12克，牡蛎30克，牛膝15克，天竺黄12克，全蝎10克，石决明30克，天麻10克，首乌20克，杜仲12克。

针刺治疗：地仓、颊车、合谷（均取患侧）、太冲。

（三）临证体会

对于脑血管意外后遗症的治疗，邓老较推崇王清任《医林改错》之补气活血法。认为补阳还五汤及通窍活血汤加减，对于脑血管意外后遗症（尤其是中腑）疗效较前人方法有其独到之处。补阳还五汤出自王清任的《医林改错》，原主治中风半身不遂者，确有良效，临床沿用至今。邓老常以此用于治疗中风病属气虚有瘀者，效果甚佳，补阳还五汤适用于中风以虚证为主者。至于在脑出血急性期可否用补阳还五汤，历来有不同的看法，邓老认为，关键在于辨证。脑出血以虚证为主，尤其是气虚血瘀者则可大胆使用，早期即可用补阳还五汤；若脑出血属实证、热证，尤其是肝阳上亢化热化火动血致出血者，则不宜使用，以免有动血之虞。如伴有昏迷者，则可用安宫牛黄丸温开水化开，用点舌法。在药物用量上，邓老认为补阳还五汤取效的关键在于重用黄芪至60～120克，甚至120克以上（此时煎药用水量及煎药时间必须相应增加，否则便不能获得应有的疗效）。通窍活血汤加减则宜用于脑血栓形成，不可用于脑出血。

股动脉硬化

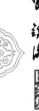

一、医案

例1. 梁某，男，50岁。

患者于1965年起下肢疼痛逐渐加剧，走路困难，只能行走二三百米，站立不能超过半小时，原患有高血压、阳痿等病。经某医院用脉搏描记器描记，足背动脉无搏动，仅得平坦之描线，最后确诊为股动脉硬化症。患者曾到北京、上海等地大医院求治，亦确诊为此病，但未能获得有效治疗。遂邀余会诊。

诊其面色黄滞，下床则下肢疼痛加剧，难以入睡。舌质暗嫩，苔白兼浊，脉尺弱兼涩象。此乃脾肾两虚兼血瘀之证。治以温补脾肾、益气行血、祛瘀通脉。

内服方：吉林参10克（另炖），黄芪30克，茯苓15克，白术15克，山药15克，牛膝15克，杜仲12克，续断15克，丹参15克，当归尾6克，甘草5克，赤芍15克，土鳖虫6克。每日1剂。

外洗方：海桐皮12克，细辛3克，蕲艾12克，荆芥9克，吴茱萸15克，红花9克，桂枝9克，川断9克，归尾6克，羌活9克，防风9克，生川乌12克，生葱4条。煎水加米酒、米醋各60克热洗，每日2次。

患者治疗3个月后下肢疼痛消失，已能行走1500米左右，能站立一二小时。脉搏描记器检查，足背动脉脉搏已恢复，继续服药巩固两个月后停药，追踪20年，未见复发。

例2. 白某，男，50岁。

患者于1972年7月起，渐进性左下肢疼痛麻木，慢行不能超过500米，急行不能达百米即觉股部疼痛不能再行。患腿测不到血压，甘油三酯及胆固醇检验均高于正常值。经某军医院确诊为左股动脉狭窄闭塞性粥样硬化症。经一年多的住院治疗，病情未见好转。遂于1974年1月17日邀余会诊。

证见：左下肢痹痛时轻时剧，不耐站立，走路难过百米，左腿测不到血压，面色暗滞，唇暗，舌边红、苔白，脉稍数而寸弱，左跌阳脉仅可触知而甚弱。此为血瘀闭阻之证，治拟化瘀通络为主，佐以补气凉血。

处方：太子参15克，丹参15克，赤芍12克，丹皮9克，豨莶草9克，桃仁9克，水蛭9克，牛膝12克，银花藤30克，宽筋藤30克，威灵仙9克。

头煎内服，二煎加生葱5条、生姜12克同煎后加米酒、米醋各30克热洗患腿，从腹股沟处直洗至足趾部。

二诊：3月11日。患者每日服上药1剂，兼热洗患腿至再诊，病情逐渐好转，已经能行走五、六里路，急行可达一里，但仍觉患腿麻痹，患腿已能测得血压，右腿血压140/100mmHg，左腿血压114/90mmHg，诊见面色由滞转润，唇稍暗，舌边稍红，苔白，脉数、寸稍弱。治守上法。

处方：太子参15克，丹参15克，赤芍18克，丹皮9克，桃仁9克，牛膝12克，水蛭9克，豨莶草9克，银花藤30克，宽筋藤30克，威灵仙9克，红花4.5克。用法如前。

如此治疗3个月，患者康复出院，恢复工作。

例3. 王某，男，73岁。

患者素有高血压、糖尿病、胃窦炎，2000年8月曾患"败血症"高热40℃，白细胞计数2万多，血压高达220/120mmHg，住院治疗后病情好转。经检查发现右下肢动脉硬化、静脉栓塞，伴疼痛剧烈，行走困难，跛行，站立时间仅能坚持半小时左右，行走不到1000米。西医认为必须手术治疗，家属不同意，遂于2001年2月14日请余会诊。

症见：形体肥胖，下肢浮肿，按之凹陷，行走跛行，不耐站立。大便干结，面色暗滞，唇暗，舌胖、边嫩红，苔浊腻干，有裂纹，脉紧尺弱，右跌阳脉微弱，此为痰瘀互结，以痰为主，兼气阴两虚之证。治拟祛痰活血通络为主，佐以益气养阴。

内服方：竹茹10克，胆南星12克，茯苓15克，枳壳12克，橘红10克，甘草6克，山药60克，丹参18克，五爪龙40克，太子参24克，玉米须30克，天花粉15克，苍术5克，牛膝15克。7剂，每日1剂。

外洗方：海桐皮12克，细辛3克，蕲艾12克，荆芥6克，吴茱萸15克，红花6克，独活9克，川断9克，归尾6克，羌活10克，防风9克，生川乌12克。加全生葱4条切碎，水煎后加米酒、米醋各50克热洗，每日1次。

二诊：2月21日。患者病情逐渐好转，下肢浮肿明显减轻，疼痛减轻，行走时间增加，下床活动增加，大便通畅，每天一次，咳嗽少许，无痰，舌胖嫩红，苔浊腻，脉紧尺弱，左脉涩。治守上方。

处方：竹茹10克，胆南星12克，茯苓15克，枳壳12克，橘红10克，甘草6克，山药60克，五爪龙50克，太子参24克，玉米须30克，天花粉15克，桃仁10克，牛膝15克，苍术6克。每日1剂。

外洗方及用法如前。

三诊：3月7日。患者浮肿已消，疼痛明显减轻，能行1000米。口干减，大便调，舌胖暗红、苔薄腻，脉滑细。守上法加减。

处方：竹茹10克，胆南星12克，茯苓15克，枳壳12克，橘红10克，甘草5克，山药60克，黄芪50克，太子参24克，玉米须30克，桃仁12克，苍术10克。每日1剂。

嘱患者除继续用外洗方热洗患肢外，配合温泉浴疗法，每次5～15分钟，每日1～2次，内服与外洗相结合以巩固治疗效果。

［按语］三个病例都见下肢痹痛，不耐站立行走，足跌阳脉微弱甚至无脉，这些是瘀阻脉道的重要见症。致瘀之因，主要是气虚气滞。正如《灵枢·刺节真邪论》所云："宗气不下，脉中之血，凝而留止"。例1偏重于阳气虚衰，故重用人参、黄芪，佐以茯苓、白术、山药以加强

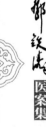

补气之力，立统血行血之帅权。例2虽有气虚，但不甚，主要偏于瘀实并兼有郁而化热的症候，故只用太子参一味以补气，并用了丹皮、银花藤以清络热，祛瘀药用赤芍、桃仁、红花、丹参，此乃效法于王清任之《医林改错》。赤芍活血祛瘀并能疏肝以利气机之舒畅；桃仁破血并能滑肠以利腑气之通调；红花祛瘀力专，轻散而活络；丹参清凉活络，通心利脉。四味合用，相得益彰，共奏祛瘀利脉之功。用牛膝一味引药下行，使药力直达病所。上述两例还分别选用土鳖虫和水蛭，是取其善走窜经脉而更好地发挥活血通脉的作用。其中水蛭破血之力较土鳖虫强，故用在偏于瘀实的例2，例1只用土鳖虫。例1兼有阳虚，故用杜仲、川断以温肾助阳，协助参、芪以解寒凝血脉之弊；例2瘀实郁结，故用稀莶草、宽筋藤以舒筋通络，并用威灵仙以助之，增强其效力。例3合并有糖尿病，故重用山药、玉米须、天花粉等降血糖；患者痰湿较重，故加苍术以燥湿。

本病用外洗药熏洗相当重要，外洗方系邓老家传秘方，对于血瘀经络之痛症、痹症疗效明显。例2阳虚较甚，故另拟外洗方，用大队温经化寒、解凝止痛、祛风行血和活血通脉之品，使局部经脉疏通舒畅。此方是邓老多年临床中用之有效的经验方，对肢节疼痛的风寒湿痹患者屡效。

二、评析

（一）辨证要点

股动脉硬化症，中医无此病名，此病一般发于50岁以上的人（糖尿病患者发病可较早），主要是由于股动脉粥样硬化引起下肢血液供应不足，产生肌肉和神经营养障碍，表现为下肢疼痛，不能久站，间歇性跛行，休息时痛，股动脉搏动减弱，腘动脉和足背动脉搏动减弱甚至消失，严重时可引起足趾溃疡与坏疽。西医认为其病理机制主要是由于股动脉粥样硬化改变，致使股动脉血管壁增厚，血管腔变窄甚至闭塞，影响血液的流通，从而导致下肢神经肌肉营养障碍而产生一系列的病变，中医虽无此病名，但血流阻滞，可属中医的血瘀证范围。

王清任在《医林改错》中把活血祛瘀与理气补气合用，王氏认为："治病之要诀，在明白气血"。王氏在临证中，往往人参、黄芪与桃仁、红花同用；桃仁、红花、赤芍与柴胡、枳壳、延胡索、香附等同用；尤具特色的是王氏善用黄芪，往往在一大队理血祛瘀药中，重加黄芪一味以统之，寓消瘀于补气行气之中，寓生气于理血之内。邓老治疗股动脉硬化症，正是根据王氏的理论与经验指导辨证，立法和用药的。

1. 病因病机

股动脉硬化症患者常见下肢疼痛，不耐站立行走，足趺阳脉微弱甚至无脉，这是瘀阻脉道之明证。劳逸不当，七情内伤，或恣食膏粱厚味，导致正气内虚，故气血失畅，气虚生痰，血滞成瘀，痰浊内阻，血瘀内闭，痹阻脉络而成本病。邓老认为，致瘀之因主要是气虚气滞。正如《灵枢·刺节真邪论》所云："宗气不下，脉中之血，凝而留止。"王清任在《医林改错》中也指出："元气既虚，必不能达于血管，血管无气，必停留而瘀。"气为血帅，血为气母，气行则血行，气滞则血瘀。当然血瘀也可导致气滞。痰湿等引起血瘀，亦可反作用于气。本病多发生于老年人，老年之病多虚。邓老认为，气虚也可引起血瘀，因气虚则无力推动血液流行。现代血流动力学认为，血液的推动力对流速、流量的影响是重要因素。患者血液流变性改变，正是中医血瘀证的病理基础。

2. 辨证论治

根据上述对本病病机的认识，邓老认为治疗上宜益气活血，祛瘀通脉。

（二）方药特色

基本方：黄芪30克，太子参30克，丹参15克，赤芍12克，归尾6克，牛膝15克，威灵仙9克，桃仁9克，红花6克，土鳖虫6克。每日1剂。

治法：益气活血，祛瘀通脉

方解：本方重用人参、黄芪益气补气，立统血行血之帅权。赤芍、归尾、桃仁、红花活血祛瘀，通络止痛，配合丹参通利血脉，共奏祛瘀利脉之

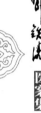

功。加入牛膝一味，引药下行，直达病所。此外，还选用土鳖虫，取其善走窜经脉以更好地发挥活血通脉的作用，并以威灵仙佐之，增强其效力。

加减：如脾肾两虚则选加山药、茯苓、杜仲、川断等温补脾肾；如郁久化热则用丹皮、银花藤以清络热。脉络郁结可用豨莶草、宽筋藤以舒筋通络。

外洗方：海桐皮12克，细辛3克，蕲艾12克，荆芥9克，吴茱萸15克，红花9克，桂枝9克，川断9克，归尾6克，羌活9克，防风9克，生川乌12克。加生葱5根，生姜12克，同煎后加米酒、米醋各50克热洗患处，每日2次。

治法：祛风活血，通络止痛。

方解：股动脉硬化症运用外洗药熏洗很重要。外洗药能直接作用于病所，而且脉中之血得温熏热洗必加强其运行，有利于瘀阻的化解。外洗药中加入生姜、生葱、酒、醋，辛散酸收，走窜渗透，能加强药力的发挥，有助于肌体组织对药物的吸收。用大队温经散寒，解凝止痛，祛风行血，活血通经的药物，外熏热洗以速其效。这是邓老在多年的临床中用之有效的经验方，用于肢节疼痛的风寒湿痹患者屡收效验，治疗本病亦获良效。热洗从肌表直接作用病处，既可直对病所，又与内服药配合，相得益彰。

（三）临证体会

对于股动脉硬化症的治疗，邓老认为动脉已经硬化，一般而论，似已不可逆转，但未到耄耋之年，或仅一支或某一段动脉硬化者，经中医药治疗，亦有可逆转者。另外，外洗法对于血瘀经络之痛证的治疗，有不可忽视之作用。

失眠

一、医案

例1. 肖某，男，40岁，教师，1999年4月2日初诊。

患者受精神刺激后失眠十余年，长期服用中西药治疗，效果不佳。诊见：失眠，不能入睡，伴头晕，胸闷，记忆力差，四肢疲乏，纳食一般，舌淡红、苔黄稍浊，脉弦滑。各项理化检查无发现异常，血压正常，既往有"精神分裂症"病史。辨证属痰湿阻滞，兼肝气郁结，治以理气化痰解郁，尤当以化痰为先，方用温胆汤加味。

处方：竹茹、法半夏、胆南星、素馨花各10克，枳壳、橘红、甘草各6克，茯苓、白术各15克，杜仲12克。共服14剂，每日1剂，水煎服，复渣再煎后晚上服。

二诊：4月16日。服上方后，睡眠好转，头晕、胸闷亦减轻，舌淡红、苔薄白，脉弦滑。痰湿渐化，虚象渐出，仍守上方加合欢花、酸枣仁各10克，并在上方基础上加减调治月余，患者睡眠明显改善。

例2. 肖某，男，53岁。

失眠十余年，经多家医院中西医治疗，无明显效果。诊见：夜间难以入睡，或时寐时醒，伴头昏、疲乏、心悸、纳差、大便秘结，五天解一次，尿频，平素易感冒，舌胖嫩、苔白，脉细、右关弱。证属心脾两虚，治以补益心脾，益气养血。方用归脾汤合甘麦大枣汤加味。

处方：黄芪15克，党参、酸枣仁各24克，茯苓、当归各12克，白术、肉苁蓉各18克，木香、炙甘草各6克，远志3克，大枣4枚。

服上方十余剂后，睡眠明显改善，为巩固疗效，嘱其守方再服一些时日，避免停药过早而使病情反复。

例3．黄某，男，41岁，1999年4月2日初诊。

患者于20年前因枪伤受惊吓后失眠，经服中药及针灸治疗，症状无明显改善。

初诊见：患者形体偏胖，夜间入睡困难，寐而易醒，伴胸闷、头晕、纳差，半身汗出，二便调，舌质胖、苔薄黄，脉沉滑，舌下脉络瘀紫。患者失眠因惊而起，惊伤心脾，枪伤致瘀，素体有痰。辨证为有瘀有痰有虚，治以补益心脾，化痰祛瘀，方用温胆汤加补气活血药主之。处方如下。

一方：竹茹、半夏各10克，枳壳、橘络、橘红各6克，五爪龙、生牡蛎（先煎）各30克，茯苓15克，丹参18克。

二方：炙甘草10克，麦芽30克，大枣5枚。白天服一方，晚上服二方，连服两周。

二诊：4月16日。症状明显改善，舌脉同前，将一方中丹参改为24克，加龙眼肉10克，二方照服。治疗月余，患者睡眠明显改善。

例4．池某，男，75岁。

头晕、失眠20余年，经检查诊断为：原发性高血压病，颈椎、腰椎骨质增生，老年性肺气肿，慢性咽炎、声带息肉。诊见：头晕头痛，睡眠不宁，一直服用舒乐安定方能入睡，停药则无法入睡，伴四肢麻木、咽喉不利、大便秘结，舌暗淡、舌体胖大、苔白，脉左紧右弦滑。综合其诊查资料，辨证为痰瘀互结，风湿痹阻，脾胃虚弱，肝肾不足。病情复杂，虚实夹杂，予中药内服健脾益气，理气化痰，加以中药外洗祛风除湿，活血化瘀。

内服方：竹茹10克，枳壳、橘红各6克，茯苓、肉苁蓉各15克，党参、草决明各24克，白术、鸡血藤、夜交藤各30克，甘草5克。每日1剂。

外洗：川芎、桃仁各12克，艾叶、赤芍、续断各15克，防风、羌活各10克，丹参18克，红花6克，生葱4条，米酒、米醋各20克。煎水浴足，每晚1次。

一周后二诊：头晕失眠好转，舒乐安定已减量，且血压平稳，下肢麻痹亦好转，舌脉同前，仍便秘难解。一方中白术改为50克，肉苁蓉改为18克，去草决明，加牛膝12克，酸枣仁24克，远志5克。二方中加桂枝15克、独活10克、当归尾10克。

上两方调治月余，诸症减轻，痰瘀风湿渐去，虚象渐现，在原方基础上加益气健脾之品，如黄芪、党参、五爪龙等，外洗方不变。

三诊：8月3日。头晕、失眠明显缓解，下肢麻痹明显减轻，精神转好，鼻准头明亮，好转出院。

例5. 患者男，42岁。

因精神受刺激，持续5昼夜不能入睡，遂见头晕、头痛，以后继续失眠不已（每晚服安眠药后只睡3小时左右），病已3个月，经住院治疗未效。诊其舌质如常，苔白润，脉弦滑，血压161/116mmHg。

处方：浮小麦15克，甘草3克，熟枣仁24克，茯苓12.5克，法半夏9克，橘红4.5克，竹茹9克，代赭石30克（先煎）。

服药6剂（1剂药煎2次服2日），血压降至158/79mmHg，睡眠正常。

[按语]失眠是临床比较常见而又难治的病证，长时间的失眠会给患者带来很大的身心损害，甚至诱发或加重其他病证。属于中医不寐范畴。

病例中，例1证属痰湿阻滞，治以理气化痰解郁，尤当以化痰为先，方用温胆汤加味。例2证属心脾两虚，治以补益心脾，益气养血，方用归脾汤合甘麦大枣汤加味。例3辨证为痰瘀互结，风湿痹阻，脾胃虚弱，肝肾不足，有瘀有痰有虚，治以补益心脾，化痰祛瘀，方用温胆汤加补气活血药。例4病情复杂，虚实夹杂，予中药内服健脾益气，理气化痰，以中药外洗祛风除湿，活血化瘀。例5证由肝郁不舒以致肝阳上亢，血压升高而头晕头痛。但起病之由是精神受刺激，主要症状是失眠，故主用甘麦

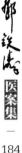

大枣汤加熟枣仁以养心脾而治失眠。苔白润而脉弦滑是兼有痰，故次用茯苓、半夏、橘红、竹茹以除痰；代赭石以平肝。高血压重用甘草不宜，故只用3克另加熟枣仁以作辅助。

二、评析

（一）辨证要点

邓老认为引起失眠的病因病机较为复杂，病因有七情所伤、饮食失节、劳倦过度等，但以情志所伤为最多见，病位则以心、肝、胆、脾、胃为主，总的病机是阳盛阴衰，阴阳失交，临床上可概括为虚、实两大类。

失眠虚者，以心脾血虚、心胆气虚、心肾不交为主；失眠实者以痰热、内火、瘀血为多，其中以痰阻为最多见。临床表现为患者难以入睡或彻夜难眠，伴胸闷，头晕，大便不爽，或恶心，平素喜酒或肥甘饮食，舌体偏胖，苔厚或腻，脉弦滑。邓老常以温胆汤变通化裁，加补气运脾之品以绝痰源，结合南方气候特点，枳壳、橘红因温燥而减量使用，再根据病情，或加重镇之剂，或合养血之方，或佐甘缓之品，治之多效。

失眠患者多从事脑力劳动，或为性格内向，喜深思熟虑之人，因思虑过度则伤神，暗耗心血，心脾两虚。或久患失眠之症，大脑不能得到充分的休息，思想负担重，寝食俱减，脾胃虚弱，气机郁滞，气血不足致心脾两虚。所以在临床上，久患失眠的病人，辨证属心脾血虚者亦不少见，其临床特点为：平素性情忧郁，或久患失眠，寐而易醒，伴多梦，心悸气短，面色萎黄，精神疲惫，纳差，舌淡，苔白，脉细弱。

瘀血与失眠的关系，古今中医医籍较少论述。临床上也不常见，但并非没有，女性患者闭经后出现狂躁不寐即是例证。其机理是瘀血内阻，气机逆乱所致。在临床上，由瘀血直接导致失眠者少，但失眠患者兼有瘀血则多见。如情志内伤，气机郁滞而致瘀；或气血虚弱，推动无力而留瘀；或外伤而致瘀血内停。瘀血不仅是一种病理产物，其又可作为一种病因导致气机阻滞，或留瘀日久，新血不生而致血虚。

（二）方药特色

治疗方面，邓老喜用归脾汤加减治疗，或合用甘麦大枣汤养心安神，补中缓急。对于兼有瘀血的失眠患者，活血化瘀乃是重要的一环。邓老在临床上则喜用补气活血法，重用补气药，配合活血药以消瘀散瘀。

（三）临证体会

临床上，有的失眠患者病情极为复杂，尤其是老年患者，久病之人，或长期失眠久治不愈者，往往虚实错杂，多脏同病，或表里同病，治其实则虚者更虚，治其虚则壅滞邪气，多种治法同用，又显药力不专。遇此类病证，邓老多采用中药内服配合中药外洗的方法，内服中药主要治其本，外洗则主要治其标，标本同治，又不致药力分散。

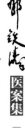

脏躁

医案

例1. 李某，男，39岁，广西北海人。2000年10月22日初诊。

异常出汗18年，遇事紧张，常心悸神疲，多梦，午后潮热、怕热，与人言谈时（尤其是领导）或精神紧张时（如开会发言、吃热东西、运动）时汗出，汗出前身热脸红，夏天更明显。曾到重庆、南宁、广州等医院检查，心电图、脑电图、肝脏、胆、肾均正常，诊断为"植物神经功能紊乱"。经中西医久治不愈，曾用生脉散、当归六黄汤、甘麦大枣汤等方不愈。

"汗为心之液""肾主五液"，心火亢旺，肾水不足，水火失济，故汗出、多梦，"暑气通于心"，逢夏季则病剧。"肝苦急"，紧张、焦急则肝火旺，肝木更助心火，故本病是木火偏亢，金水因之不足，《难经》云："东方实，西方虚，泻南方，补北方"，方用黄连阿胶汤。

处方：黄连4克，黄芩10克，阿胶（烊）10克，生地30克，白芍15克，龙齿（先煎）30克，生牡蛎（先煎）30克，浮小麦30克，炙甘草5克，鸡子黄1枚。服5剂。

二诊：10月30日。服药后症状明显好转，出汗渐减，睡眠良好，梦少，神安，与人言谈除脚心、手心、腋下出汗外，其他部位（头、上身）汗出正常。上方加糯稻根30克以加强止汗之力，服7剂。

三诊：11月6日，服药后出汗渐减，寝好，梦少，心安，症状明显好转，下午有时面潮红，有时感到脚有点累，言谈时脚心、手心有少许出汗，其他正常。前方加怀牛膝15克，继服7剂。

后患者诉汗出已愈，惟感下肢酸软，予上方配合六味地黄丸调理，一度症状消失，后停药又出现汗出、怕冷等症，予桂枝龙牡汤而愈。

例2. 文某，男性，42岁，汉族，山东人，已婚，部队干部。

症见每遇风吹则大汗不止，伴心悸不安5个月。于1973年6月，因胃脘剧痛到某医院急诊入院。经体检及胃肠钡餐透视检查，未发现器质性病变，住院20天左右出现白天或夜间稍一吹风则大汗不止，伴心悸、恶寒、乏力、头痛、失眠、腹胀、胃痛等症状。大汗过后，各种症状相继缓解，但仍觉周身酸软无力。在该院诊断为"神经官能症"，治疗未效出院。后又曾到某院会诊，诊为"自主神经功能紊乱"。另于同处5月发现尿蛋白（＋），自感骶骨部及膀胱两侧有时隐痛不适，尿次数较少，12～14小时解1次，量不多，曾在某院诊为"慢性前列腺炎"。既往史无特殊记载。

1973年11月住某医院。体检：体温37.4℃，脉搏92次/分，血压100/64mmHg，一般情况好，发育水平中等，体质较消瘦，面色较红，脉细数而紧，舌质淡红，舌尖红，苔薄黄，皮肤及巩膜无黄染，全身浅表淋巴结不大，头颅无异常，眼睑无下垂，双眼球活动自如，双眼瞳孔等圆等大，对光反射正常，颈软，甲状腺不大，气管居中，胸廓对称，双肺呼吸音正常，未闻啰音，心界不大，律齐，心率92次/分，未闻杂音，腹软，肝脾未触及，左侧脐旁轻度压痛，肠鸣音正常，脊柱无畸形，四肢活动无障碍，膝反射正常，无病理性神经反射。

西医诊断为自主神经功能紊乱。中医初诊为"表虚自汗"。予玉屏风散、全牡蛎散加减及补肾法治疗多月，曾一度好转，后又反复，仍然风吹汗出，心悸不安。

患者于1974年6月17日来诊，症如上述，诊其舌质稍红，苔白，脉弦、两寸弱，治以甘麦大枣汤加味。

处方：浮小麦45克，甘草9克，太子参15克，大枣4枚，糯稻根30克，黄芪12克，茯苓15克，白芍15克。共服20剂（每剂服2日，共服40日）。

二诊：症见好转，恶风、出汗减少，精神体力见佳，舌红，舌边有齿印，苔白、稍厚，脉两寸弱，关尺稍弦。处方：照上方加白术6克。共服7剂（14天）。

三诊：见风出汗的症状明显好转，心已不慌，胸闷改善，小便较前增多，膀胱区及骶部不痛，胃纳改善，大便正常，两下肢及腰背部肌肉酸痛消失。但迎风仍有小量汗出，睡眠差。诊其舌质淡嫩，苔白，上有薄黄苔，脉右稍滑、左稍弦、两寸弱。照前方继服30日，诸证悉愈。

追踪1年半未见复发。

例3. 某女，公社社员，36岁。

妊娠已3月，症见头痛，头部血管搏动不安，头晕，心慌、心悸，手足发麻，失眠，左胁时痛，恶风寒，胃纳减，便溏。经某医院神经科检查未发现异常体征，诊断为神经官能症。患者精神负担很重，不但不能工作，且不能料理家务。诊其面色唇色如常，舌嫩、苔薄白，脉弦。治法拟养心脾和肝胆，用甘麦大枣汤合温胆汤。

处方：甘草9克，浮小麦30克，大枣3枚，竹茹9克，枳壳4.5克，橘红4.5克，法半夏4.5克，茯苓9克。

服上药3剂后，诸症好转，心慌、心悸减少。脉弦减而寸脉稍弱。照上方去法半夏，加太子参12克以益气。服15剂后，精神转好，睡眠好，胃纳增，前额和后脑部仍有时痛，有时前额和后脑都发痒，发痒时觉舒服。头部血管搏动感觉大为减轻。心不慌，手足不麻，左胁于晚上仍有时痛。照上方服1个月，已基本痊愈。为了巩固疗效，继续以养心健脾为主，稍予养肝为佐，方用甘麦大枣汤合四君子汤加枣仁、何首乌，或去白术（于便秘时）加糯稻根，每日1剂或隔日1剂，再服药2个月。后顺产1婴。

例4. 新中国成立前治一妇女

自诉见恐怖之物，心悸惊恐，整天要人陪伴。诊其面色青，舌色如常，脉弦。治以甘麦大枣汤，2剂而愈。

例5. 1968年治一女干部

心悸惊恐。一天晚上，患者家人外出，她坐于走廊上，竟不敢返回房间去。诊其舌嫩、苔白，脉虚。处方：甘草9克，大枣5枚，面粉1汤匙（冲熟服）。1剂而愈。

[按语] 例1至例3西医诊断为神经官能症。植物神经紊乱即自主神经功能紊乱，自主神经由交感神经和副交感神经两大系统组成，不受意志所控制。人体在正常情况下，功能相反的交感神经和副交感神经处于相互平衡制约中，协调和控制身体的生理活动，如果平衡被打破，便会出现各种各样的功能障碍。

例1异常出汗18年，遇事紧张，常心悸神疲，多梦，午后潮热、怕热，与人言谈时（尤其是领导）或精神紧张时（如开会发言、吃热东西、运动）时汗出，汗出前身热脸红，夏天更明显。"汗为心之液""肾主五液"，心火亢旺，肾水不足，水火失济，故汗出、多梦，"暑气通于心"，逢夏季则病剧。"肝苦急"，紧张、焦急则肝火旺，肝木更助心火，故本病是木火偏亢，金水因之不足，《难经》云："东方实，西方虚，泻南方，补北方"，用黄连阿胶汤法。

例2汗出而兼有心悸，两手寸脉细弱，其自汗之因于心虚者可见。《证治汇补》亦谓"心虚自汗怔忡恍惚"。用甘麦大枣汤合参、芪、糯稻根、白芍等，是取甘麦大枣补虚养心，参芪益气固表，糯稻根、白芍敛阴止汗。

例3患者兼有头部血管搏动不安，头晕，心慌心悸，手足发麻等症，故加用温胆汤以益气祛痰除烦。

例4、例5患者为妇女出现莫名惊恐，《金匮要略·妇人杂病篇》指出："妇人脏躁，喜悲伤欲哭，象如神灵所作，数欠伸，甘麦大枣汤主之"，因此，妇女精神抑郁，心中烦乱，无故悲伤欲哭，或哭笑无常，呵欠频作者，中医称为脏躁，相当于西医学的植物神经功能紊乱等症。

关于脏躁的病理，不能如一般注释家以子宫血虚作解释。经云："心

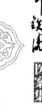

藏神，神有余则笑不休，神不足则悲。"有些学者认为脏躁的发病原因多由情志抑郁或思虑过度，以致心脾受损，脏阴不足而成，是比较合理的。《金匮要略》于甘麦大枣汤煎法服法之后，有"亦补脾气"一句，有注释家认为是后世所加而主张删去。这种考虑似乎脱离了实践。心主神明，悲伤欲哭，象如神明所作，是病与心有关。但心与脾有密切的关系，甘麦大枣汤所治的情志之病往往兼见脾虚之证。甘草、小麦、大枣3药确有补养心脾的作用。《金匮心典》："血虚脏躁，则内火扰而神不宁，悲伤欲哭，有如神灵，而实为虚病……小麦为肝之谷，而善养心气，甘草、大枣甘润生阴，所以滋脏气而止其燥也。"邓老常用甘麦大枣汤治神经官能症，失眠。他认为本方可养心安神，甘缓和中，小麦改为面粉效果更好。基本方组成：甘草10克，大枣5枚，面粉一汤匙（冲熟服）。其用法是用1～2汤匙面粉，先用少许凉开水调匀，再用煎好滚烫之中药汁冲熟后内服。若用甘麦大枣汤治失眠则用面粉最佳。

慢性肝炎

一、医案

例1. 王某，男，9岁，1976年8月27日初诊。

因患慢性肝炎2年，转氨酶长期未降来诊。当时并见面白，疲乏，纳差，大便时溏，舌嫩尖红，苔薄白，脉弦细而弱。GPT 160单位。

诊断：虚损证（慢性肝炎）。

辨证：脾气虚兼肝阴虚。

治法：健脾养肝。

处方：党参15克，茯苓12克，白术10克，甘草4.5克，川萆薢10克，何首乌12克，旱莲草12克。

服药21天后，转氨酶降至110单位。因扁桃腺切除术停药9天，术后并见咳嗽，痰多色白。

9月25日再诊，上方去何首乌、旱莲草加浮海石10克，胆南星10克。

服14剂后转氨酶降至35单位，症状消失而愈，嘱再服四君子汤加川萆薢一段时间，以巩固疗效。

例2. 孔某，男，13岁，学生，1976年11月10日初诊。

缘患者3年多前罹患乙型肝炎久治未愈，到诊时证见纳差，怠倦，心悸，舌嫩红，尖有红点，脉细弱而结。检查：肝大胁下2厘米，频发期前收缩，GPT 512单位，HBA阳性。

诊断：虚损证（乙型肝炎）。

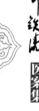

辨证：气阴两虚。

治法：补气养阴。

处方：太子参15克，茯苓12克，山药12克，甘草4.5克，川草薢10克，旱莲草12克，沙参10克，糯稻根30克。

根据病情需要，曾在上方的基础上加白术以健脾，女贞子以养阴，山楂、谷芽以开胃。治疗半年后检查：转氨酶正常，乙肝表面抗原阴性，诸证消失而愈。追踪3年多至今未再发病，身体壮实，发育良好，对紧张的学习生活胜任愉快。

例3. 何某，男，42岁，农民。

患传染性肝炎半年多，初起微有黄疸，曾住院治疗，谷丙转氨酶一直不降。来诊时谷丙转氨酶700单位，证见面色稍黑少华，怠倦，不欲食，口干苦，多梦，舌红苔浊，脉弦滑数。

辨证：脾虚肝阴不足。

治法：健脾养肝。

处方：茯苓15克，山药15克，旱莲草15克，女贞子9克，川草薢9克，甘草4.5克。

此方加减服30剂，谷丙转氨酶降至150单位。上方加太子参12克，服21剂，谷丙转氨酶降至正常。继续服药2个月以巩固疗效，至今2年未复发。

例4. 邓某，男，38岁，推销员，1978年8月27日初诊。

患者4个多月前开始发现目黄、身黄、小便黄，伴疲乏、纳减，右胁部疼痛，黄染迅速加深，症状日益增剧，遂于香港某医院留医，诊断为黄疸性肝炎，经用西药（初为护肝药，后加用激素）治疗1个多月后，病情曾一度好转，黄疸基本消退，谷丙转氨酶由760单位降至180单位。但后来病情又加重。见黄疸加深，疲乏，右胁痛等症状加剧，胃纳极差，每餐只能食二三匙饭，肝功能检查提示肝损害加重，遂于1978年8月25日返穗求医。

1978年8月27日初诊，患者皮肤中度黄染，面色黄而黯晦无华，满月脸，唇红、舌黯、苔白厚，中心微黄，脉滑缓。肝大肋下2.5厘米，质中等，压痛（+）；麝浊2单位，麝絮（阴性），锌浊12单位，谷丙转氨酶463单位，乙型肝炎表面抗原（HBsAg）阴性，尿胆原阳性，胆红素阳性，尿胆红素阳性（+++），血红蛋白104g/L，红细胞3.8×10^9/L，白细胞8.7×10^9/L，杆状4%，中性59%，淋巴36%，伊红1%；B型超声波示：肝上界第五肋骨间，剑突下4.5厘米，肋下2厘米，肝厚11厘米，脾厚4厘米，肋下未触及，肝内稀疏平段波，脾内较密微小波，胆囊排泄功能好。

诊断：胁痛（活动性肝炎合并肝胆道感染）。

辨证：脾虚湿热。

治法：健脾补气，清利湿热。

处方：金钱草、黄皮树寄生各30克，田基黄、土茵陈、麦芽各24克，郁金9克，茯苓、白术各15克，甘草6克。

每天1剂，复渣，共服15天，第7天加用茜根9克，停用一切西药。

二诊：1978年9月10日，黄疸消退，面色稍华，惟胃纳仍差，肝区仍痛，并见左胸胁部时痛，舌嫩，部分色黯，苔白润，脉细缓。

处方：金钱草、黄皮树寄生各30克，白术、茯苓各18克，广木香5克（后下），甘草3克，郁金、茜根各9克，麦芽24克，田基黄18克。

每天1剂，复渣，共服28剂，第14剂后田基黄减为10克。

三诊：1978年10月8日，黄疸基本退去，胃纳增加，满月脸亦基本消失，面色转华，舌嫩红，有瘀点，脉细稍涩。按上方（田基黄10克）加太子参20克，共服7天。

四诊：1978年10月15日，症状消失，惟时觉胸闷。肝功能麝浊2单位（阴性），锌浊12单位，谷丙转氨酶正常，尿三胆均阴性，尿常规正常，胆固醇230mg/dL。舌嫩红，瘀点退，苔白薄，脉细寸弱。

处方：太子参、白术各25克，丹参、麦芽各15克，茯苓、金钱草各18克，广木香5克（后下），郁金9克，黄皮树寄生24克，甘草3克。共服27剂。

五诊：1978年12月12日，仍觉胸闷，肝区稍觉胀。肝功检查谷丙转氨酶（阴性）、麝浊2单位、麝絮（阴性），HBsAg阴性。舌红、苔白，脉

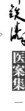

缓稍虚。

处方一：金钱草、茯苓各18克，茜根9克，乌豆衣15克，黄皮树寄生24克，太子参30克，山药12克，甘草5克，麦芽20克，大枣4枚，两剂。

处方二：太子参、桑寄生、黑豆衣各30克，何首乌24克，茯苓、白术各15克，山药、玉竹各12克，郁金9克，麦芽20克，甘草3克，5剂。

以后以处方二加减善后，服药月余以巩固疗效。追踪十余年，病未见复发。

例5. 卢某，男，20岁。

初诊：1979年12月13日。

病史：患者于1979年5月初突发恶寒发热，高热达39℃，并见头痛全身不适，当地卫生院按"流感"治疗，3天后热退，惟觉易疲劳，胃纳不佳，失眠多梦，右胁部时觉隐痛。直至9月13日查体，发现肝大胁下1.5厘米，即到广州某医院检查：肝功能谷丙转氨酶217单位，其余项目正常，HBsAg阳性，超声波示较密微小波。诊为"乙型肝炎"。至今已7个月。

诊查：诊时除上述症状加重外，并见烦躁，右胁肋闷痛持续而明显，舌淡嫩，有齿印，苔浊，脉弦稍数，两寸稍弱。

诊断：胁痛（乙型肝炎）。

辨证：脾虚肝郁。

治法：健脾舒肝。

处方一：太子参18克，茯苓15克，白术12克，川草薢10克，麦芽30克，大枣4枚，甘草5克，黄皮树叶12克。处方二：柴胡10克，枳壳6克，白芍15克，太子参24克，茯苓15克，白术15克，黄皮树寄生30克，甘草5克。

嘱两方药交替服用，每方药连服3天后即转用另方药。

治疗过程中曾根据病情需要，适当选加山药以健脾，郁金以舒肝，玄参、石斛、沙参、花粉、旱莲草、楮实子以养护肝阴。连续服药至1980年7月3日，上述症状基本消失，精神、胃纳均佳，再到该医院复查，肝功正常，HBsAg（-），超声波示肝区稀疏微波，未见明显炎症波型。至此病已基本痊愈，惟肝区时有不适，难入睡易醒等肝炎后综合征症状，乃嘱服健脾之剂以善其后。

例6. 邓某，男，38岁，1997年4月8日初诊。

5年前体检发现"两对半"为大三阳，即乙型肝炎表面抗原（HBsAg）阳性、乙型肝炎E抗原（HBeAg）阳性、乙型肝炎病毒核心抗体（HBcAb）阳性，半年前肝功能出现异常，丙氨酸氨基转移酶（ALT，谷丙转氨酶）120U/L，一直采用西药护肝、降酶治疗，但停药后ALT升高，"两对半"一直为大三阳。查皮肤、巩膜无黄染，未见肝掌及蜘蛛痣，肝肋下1厘米。剑突下3厘米，轻度压痛，脾未及，舌黯红，胖嫩有齿印，苔薄白，脉弦细。

诊断：慢性乙型肝炎（中度）。

辨证：脾虚血瘀。

治法：健脾益气，理气活血。

处方：太子参30克，五爪龙、茯苓、丹参、白芍、虎杖各20克，白术、益母草、茜草根、郁金各12克，柴胡6克。

每天1剂，水煎服。坚持服6个月后复查，ALT32U/L，"两对半"为小三阳，后继续服药3个月，停药后未见复发。

例7. 王某，女，21岁，护士。

于无意间抽血，检得谷丙转氨酶200单位，麝絮（+++）。经治疗恢复正常，3个月后谷丙转氨酶又回升，波动于150～400单位之间，兼闭经。皮肤巩膜无黄染，表浅淋巴结未触及，心肺正常，曾作肝扫描、胎甲球、红斑性狼疮细胞等检查，均未发现异常。就诊时谷丙转氨酶440单位，麝浊12单位。证见面色黄滞晦暗，全身无力，纳差，便秘，肝脾区时觉疼痛，齿龈时出血，闭经，唇黯，舌嫩色黯红，苔少，脉弦细。

辨证：脾肾两虚。

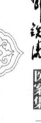

治法：先健脾后双补脾肾。

处方：归脾汤。

服药14天后谷丙转氨酶及麝浊均正常，症状有所减轻，脉舌同前。

处方：党参15克，茯苓12克，白术9克，楮实子9克，熟地12克，何首乌15克，山药12克，菟丝子9克。

服药2个多月而月经来潮，症状明显改善。继续服药4个多月以巩固疗效，至今1年多未复发。

例8. 李某，女，30岁，教师。

患慢性肝炎2年，证见消瘦，失眠，怠倦，纳减，面色黄滞少华，唇淡黯，舌淡嫩，脉虚寸弱，肝大3.5厘米，边缘清楚，质钝稍硬，谷丙转氨酶120单位。

辨证：脾气亏损，兼肝肾不足。

治法：健脾益气为主，兼养肝肾。

处方：黄芪12克，党参24克，白术9克，茯苓12克，扁豆花12克，桑寄生24克，菟丝子12克，女贞子12克，甘草4.5克。

另每周炖服高丽参4.5克（或参须9克）两次。胃纳差加谷芽，失眠甚加熟枣仁，或加丹参于经前，或加熟地于经后，治疗1年而愈，至今10年未复发。

例9. 华某，女，40岁，干部。

患无黄疸型传染性肝炎已1年多，不能工作已数月。证见怠倦，胃纳差，胁痛，面色黄滞，唇淡，舌淡嫩，苔白厚，脉弦。肝大2.5厘米，谷丙转氨酶500单位。

辨证：脾虚不运，湿浊内困。

治法：健脾去湿。

处方：太子参15克，茯苓15克，白术12克，川草薢9克，扁豆12克，黄皮树叶9克，甘草4.5克。

服药半月后，胁痛减，精神稍好，胃纳增，仍怠倦，去黄皮树叶。

又服半月，谷丙转氨酶降至200单位。该方加减治疗3个多月病情恢复正常，再服药半年以巩固疗效，至今5年未见复发。

例10. 庞某某，男，32岁。1996年11月初诊。

患者3年前因胆石症手术而输血300毫升。最近神疲倦怠乏力，少气自汗，食欲不振，胁部不适感，腹胀便溏，舌淡红、胖嫩边有齿印、苔薄白、脉弦细。化验：ALT 102U/L，谷草转氨酶（AST）86U/L，抗HCV（+），HCV-RNA（+），A/G比值1.2：1。

诊断：慢性丙肝。

辨证：脾虚肝郁。

治法：健脾疏肝，佐以活血解毒。

处方：太子参20克，茯苓15克，白术15克，甘草5克，川草薢12克，楮实子15克，黄芪20克，丹参30克，珍珠草25克，白芍20克。

每天1剂，水煎服。

坚持服上方4个月后复查：ALT 26U/L，AST 18U/L，抗HCV（+），HCV-RNA（+），自诉纳食增加，精神好转，体力明显好转，已无不适症状。

[按语] 例1、例2、例3患者均有舌嫩红苔少，多梦等症状，除脾虚外，兼有阴虚，故以邓老自拟慢肝六味饮合女贞子、旱莲草、山药、沙参等养肝阴，待肝阴得复，再加强补气健脾。例4患者有黄疸，苔白黄厚，此为湿郁化热之象，故以金钱草、田基黄、黄皮树寄生、土茵陈等清利湿热退黄。待湿热稍退，见胸胁疼痛，舌嫩色黯，此为气滞血瘀之征，故减少利湿之药，酌加行气活血药，后期以补脾气益肾阴而收功。例5患者烦躁、胁痛，症属肝郁，故以四逆散四君子汤合用，与慢肝六味饮交替服用，以健脾舒肝。例6患者有肝脏肿大，并见舌黯，为气虚血瘀，故益气健脾外，加丹参、茜草根、益母草等药活血化瘀。例7患者兼有闭经，故

先以归脾汤益气补血、健脾养心，再以四君子汤加何首乌、熟地、楮实子等加强健脾养肾。例8患者面色少黄，脉虚寸弱，脾气亏虚较为严重，故以黄芪、党参健脾，另炖服高丽参加强补气。另有失眠、唇淡黯、舌淡嫩等症，为肝肾不足，故以桑寄生、菟丝子、女贞子滋养肝肾。例9患者苔白厚，湿浊较为明显，故以慢肝六味饮合扁豆健脾化湿浊。例10患者为慢性丙肝，主方以慢肝六味饮为主，患者气虚明显，故加黄芪以补气，丹参活血，白芍、楮实子柔肝养肝，诸药合用，健脾疏肝，活血解毒。

二、评析

（一）辨证要点

慢性肝炎是指由于感染肝炎病毒、长期饮酒，服用肝毒性药物等多种病因引起的，病程至少持续超过6个月以上的肝脏坏死和炎症。慢性肝炎反复难愈，是临床常见慢性疾病。

1. 病因病机

中医学认为人体肝之消化、吸收的生理功能，除与肝（肝主疏泄而主脾之健运）有关之外，更主要是属于中医脾的功能（脾主运化）。慢性肝炎患者，大都表现为倦怠乏力，食欲不振，身肢困重，恶心呕吐，腹胀便溏等一系列脾虚不运之证，以及胁痛不适，头目眩晕等肝郁症状。因此，本病病位不单在肝，更重要的是在脾。从脏腑辨证而论，应属肝脾同病而以脾病为主之证。

若患者湿热邪气外袭内蕴于脾胃与肝胆，则发为急性肝炎；若患者脾气本虚，或邪郁日久伤脾气，或肝郁日久横逆犯脾，或于治疗急性肝炎的过程中寒凉清利太过伤及中阳，均可导致脾气亏虚，而转变为慢性肝炎。故急性肝炎的病机以邪实（湿与热）为主要病机，而慢性肝炎则以脾气虚为主要病机。脾虚失运，水湿不化，可致湿浊内生；湿郁日久可化热；气血生化之源不足，阳损及阴，可致肝阴不足；气血运化失畅，可致瘀血内停；脾虚久必及肾，可致脾肾两虚。临床上则可出现各种相应的兼挟证候。但脾气虚这一基本证候，作为共性症状，始终存在于绝大多数慢性肝炎患者身上。

2. 辨证论治

《难经·七十七难》曰："见肝之病，则知肝当传之于脾，故先实其脾气。"根据这一理论，治疗肝炎应先"实脾"，故以健脾补气，扶土抑木作为治疗慢性肝炎的原则。

（二）方药特色

根据长期的临床经验，邓老拟方"慢肝六味饮"，作为治疗慢性肝炎的基本方。

基本方：党参（或太子参）15～30克，茯苓15克，白术12～15克，甘草5克，川草薢10克，黄皮树叶15～30克。

治法：健脾补气，扶土抑木。

方解：本方以四君子汤补气健脾阳；黄皮树叶疏肝解毒，行气化浊；川草薢去除困郁脾土之湿浊。

加减：若脾虚较甚，可加黄芪15～25克；若兼湿浊中阻，加薏苡仁15克、白蔻仁6克通阳除湿；若兼湿浊上泛，加法半夏10克、砂仁3克和胃降浊；若兼湿郁化热，加金钱草25克、田基黄（或鸡骨草）25克、土茵陈25克清利湿热，并以太子参18克易党参；若兼肝气郁结，加素馨花10克、郁金10克以舒肝解郁；若兼肝阴不足，可加桑寄生30克（或桑椹子15克）、旱莲草12克、女贞子12克（或五味子6克），去川草薢，太子参20克易党参以养

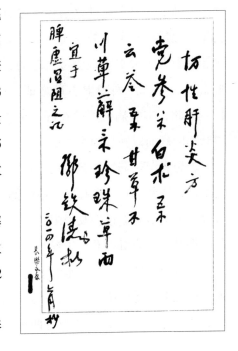

肝阴；若兼肾阳虚者，加杜仲15克、巴戟12克、肉桂2克（焗服）、楮实子10克温补肾阳；若兼肾阴虚者，加何首乌30克、山萸肉12克、熟地20克、桑寄生30克、旱莲草12克滋肾阴，并以太子参18克易党参、山药12克易白术；若兼血瘀阻络，加丹参15克、茜根12克、桃仁12克、土鳖虫10克以活血化瘀。

（三）临床体会

慢性肝炎兼有肝脏肿大者，若肝质尚软或不易扪及，且无其他血瘀表现时，此多为气虚无力推动血液运行而致血瘀，故脾气虚是其矛盾的主要方面，此时不宜过早使用祛瘀药，因祛瘀药多有伤气、破气作用，若使用过早反不利于治疗。只有当肝质较硬易于扪及，或并见面黯、唇紫、舌紫黯或有瘀点、瘀斑等血瘀表现时，才可加入祛瘀药，但"气为血帅"，仍需在补气运脾的基础上使用祛瘀药。

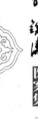
肝 硬 化

一、医案

例1. 梁某，男，47岁，贫农社员。

1968年7月患者经几个医院诊断为血吸虫肝硬化，病已垂危，家人为之准备后事，邀诊时病员卧床不起，诊其见面色苍白无华，气逆多痰，说话有气无力，纳呆，腹大如鼓，静脉怒张，肝区痛夜甚，四肢消瘦，足背微肿，唇淡，舌瘦嫩，苔白厚，脉细弱。

辨证：脾气亏虚，水湿停留。

治法：健脾扶正，养肝驱虫。

处方一：高丽参9克，陈皮1.5克（炖服）。

处方二：太子参12克，茯苓9克，白术12克，何首乌15克，菟丝子12克，丹参12克，楮实子9克，谷芽24克，芜荑9克，雷丸12克，甘草5克。

二方同日先后服，服药后第2天，精神稍好，肝区痛减，能自己起床小坐，尿量增加，舌苔有些斑驳，下生起新苔。

继服上方两天，第4天后处方一高丽参改为吉林参9克，陈皮改为1克，第8天开始改为隔天一服，继续服4剂，以后停服。处方二从第4剂开始去丹参、谷芽加当归、威灵仙各12克。服药20剂后，腹水已消失，能步行25分钟来卫生院就诊，但粪便检查，肝吸虫卵未减少，证明上方驱虫药无效，病得好转全在于健脾，加减为方再服20多剂，已能参加较轻的农活，精神胃口均佳，数月后能从顺德骑自行车来广州，自觉精神体力均佳。但由于肝吸虫未能驱除，不幸于1969年6月，旧病复发，不治亡故。

例2. 刘某某，女，50岁，外籍华人。1983年初就诊。

自述患肝炎多年，由于失治，病情发展，遂成肝硬化，在广州某医院住院治疗，虽经西药护肝、静脉注射人血白蛋白，时达2周之多，但病情未见明显好转，反而症情日渐加重，出现腹水。肝功能检查：麝浊6单位，麝絮（+++），锌浊16单位。谷丙转氨酶400单位。血清总蛋白4.6g/L，白蛋白2g/L，球蛋白2.6g/L，B型超声检查示肝脾肿大，肝硬化图像。医院主治大夫告知其丈夫，病情有急转直下之势，乃邀余会诊。

患者症见精神不振，神疲气短，说话有气无力，纳差，形体瘦弱，胁肋胀痛，肋下癥块，舌质淡，苔白，脉沉弦细无力。

辨证：脾虚，肝木克土，血瘀邪实。

治法：健脾为主，佐以理气活血利水。

处方：四君子汤合黄芪。

医治1个月，精神日振，胃纳渐进，胁肋胀痛大减，腹水消退，临床诸症好转。后转来中医学院附院治疗。重用党参、白术、茯苓、黄芪，加强实脾，继守前法，佐以补益肝肾，用楮实子、女贞子等，再进药两个月，面色红润且有光泽，体重增加，肝脾回缩至常态，肝功能复查：麝浊2单位，麝絮（+），锌浊9单位，谷丙转氨酶正常范围，血清总蛋白6g/L，白蛋白3.6g/L，球蛋白2.4g/L，B型超声波复查显示：肝脾无肿大。出院后随访1年余，病情稳定，肝功能多次复查均属正常范围，能自理家务，参加工作。

例3. 陈某，男，38岁，工人，1984年11月初诊。

10年前患急性肝炎，因久治不愈，遂成肝硬化，入院求治。观其面色晦暗，目身微黄，形体羸瘦，食欲欠佳，胁肋胀痛，胸前、面颈，双上臂多处有散在性红缕，舌苔薄黄，舌质紫黯，有瘀点，切其肋下有癥块，脉弦细涩。肝功能检查：麝浊8单位，麝絮（+++），锌浊18单位，谷丙转氨酶470单位，血清总蛋白5.5g/L，白蛋白2.8g/L，球蛋白2.7g/L，黄疸指数10单位，血清胆红素1.4mg/dL，B型超声波示：肝硬化图像。邀余会诊。

辨证：脾虚，气滞血瘀，肝胆湿热。

治法：扶正祛邪。

处方：以四君子汤合黄芪益气健脾，以茜根、丹参、柴胡、枳壳活血理气疏肝，加减选用川萆薢、黄皮树叶、田基黄清热化湿。

医治两个月，肋下癥块软缩，目身黄疸消失，精神日振，面色转为红润光泽，食欲增加，胁肋胀痛缓解，脉来有力。肝功能复查：麝浊3单位，麝絮（＋），锌浊10单位，谷丙转氨酶100单位。黄疸指数4单位，血清胆红素0.6mg/dL，血清总蛋白6.4g/L，白蛋白3.4g/L，球蛋白3g/L。出院之时，红缕消失，体重增加3千克，B型超声波复查示：肝属正常，脾大左肋下1厘米（入院时脾大左肋下3厘米）。

因病邪已去，正气渐复，出院后乃以四君子汤为君，健脾扶正，调理脾胃，佐以理气活血消癥有关药物，以善其后，巩固疗效，出院半年，据来信反映，病情稳定，已参加日常工作。

例4. 黎某，男，66岁，加拿大华侨，1995年2月2日初诊。

病史：消瘦，怠倦乏力，腹部肿胀，足肿，20多天，体重减轻约9千克。患者于1994年冬，吃禾花雀后，腹泻3天3夜，身体突然消瘦，严重脱水，虚弱、疲倦，气喘卧床十多天，入香港某医院留医，经输血、抗生素及白蛋白治疗，病无好转，反而加重，于1995年1月30日出院。出院之诊断：①心律过快COAP；②慢性气道阻塞性疾病；③早期肝硬化及贫血。患者已失去求生之信心，经介绍来诊。

诊查：形瘦骨立，面目黧黑，唇暗，腹胀足肿，时咳，心悸，气短而喘，口干缺津，舌嫩苔少，中有裂纹，脉细数涩。

辨证：早期肝硬化，病属鼓胀兼喘悸之证。此脾虚不运，肝肾俱虚兼血瘀所致。

治法：健脾养肝肾。

处方：太子参30克，茯苓15克，白术15克，鳖甲30克（先煎），土鳖虫6克（打碎），川萆薢12克，菟丝子10克，山药24克，楮实子10克，何

邓铁涛医案集

204

首乌12克，苏子10克，白芥子10克，甘草3克，茯苓皮24克。

二诊：服药3剂后，口舌生津，食欲渐佳，胃纳好转，精神体力有所好转，增强了治病的信心。舌脉同前，治守前法。

处方：太子参30克，茯苓15克，白术15克，鳖甲30克（先煎），土鳖虫6克（打碎），川萆薢12克，菟丝子10克，山药45克，楮实子10克，苏子10克，白芥子10克，薏苡仁15克，甘草3克。

服上药20多剂，体重增加10磅，上方继服。患者先后请加拿大之肝病专家诊查，均认为肝功能基本正常。

三诊：1995年5月18日，患者面色有所好转，额部及下颌部仍色黯，舌嫩苔白，脉虚大数。仍守前法治之。

处方一：太子参30克，鳖甲30克（先煎），茯苓15克，白术15克，川萆薢12克，楮实子10克，山药30克，苏子10克，白芥子10克，菟丝子10克，内金10克，甘草5克。

处方二：针对其10多年之心悸，拟方如下，花旗参12克，麦冬10克，炙甘草6克，大枣4枚，茯苓12克，白术12克，法半夏10克，竹茹10克。

处方一，每天1剂连服5剂，接服处方二1剂，交替服。

四诊：1995年7月20日，患者已无任何症状，但面还有黯滞之色，舌嫩苔薄，脉虚。嘱其未可停药。治守前法。

处方：仍予前诊之处方一去内金，改用麦芽30克，此方一直服至9月。对心脏病药，患者愿服其已服用多年之西药，故处方二不用。

五诊：1995年9月26日，无任何症状，已全天工作，舌嫩胖，苔薄，脉细缓。治守前法。

处方：太子参30克，茯苓15克，白术15克，白芥子10克，苏子10克，菟丝子10克，麦芽30克，甘草5克，山药24克，大枣4枚，楮实子12克。

例5. 薛某，男，61岁，香港居民，1996年11月30日初诊。

1996年7月因疲劳，走路不稳，纳差，经香港玛丽医院诊断为：①肝硬化失代偿期；②胃溃疡；③高血压病。住院期间出现肝昏迷、黄疸、腹水、食道静脉曲张致便血等，B超检查发现肝脏有2个肿块，性质待查。经治疗2个月，9月30日复查肝功能：TP63g/L，A30g/L，Tbi 120，复查AFP为3。患者病情基本稳定，带药出院（主要药物有：激素、利尿药、胃药和降压药）。患者仍感到疲劳，走路腿发软，于1996年11月30日来广州求诊。

诊见：疲劳，腿软，腹稍胀，胃纳不佳，面暗，唇紫，脉涩。

辨证：脾虚不运，损及肝肾，血瘀水饮内结。

治法：益气健脾养肝肾，佐以软坚化瘀，利湿逐水。

处方：西洋参（另炖兑服）、白芍、土鳖虫、穿山甲各10克，太子参、鳖甲（先煎）、牵牛子各30克，甘草5克，白术、茯苓各15克，薏苡仁15克，酸枣仁20克，楮实子、菟丝子、萆薢各12克。

每天1剂，水煎服。患者坚持服此方近1年，诸症悉减。

二诊：1997年11月10日，患者疲劳、腿软好转，腹胀消失，胃纳尚可，面色黯红，舌嫩红，苔白厚，脉右大涩，左弦尺弱。仍以益气健脾养肝肾为主，原方去牵牛子，加麦芽30克，大枣4枚，酸枣仁改为24克。

患者服药期间每隔2月到香港某医院复查1次，用药1年后，胃镜检查胃溃疡已愈，肝脏扫描肿块阴影消失，因食道静脉曲张便血未再发生，TP60g/L，恢复正常。但RBC偏低，BPC低，凝血功能欠佳，BUN、Cr高于正常值，提示肾功能有损害，血氨偏高，慢性肝性脑病仍存在。继续服中药治疗，于1998年3月底又在香港某医院复查肝功能、血液生化等项目及肝脏MRI均正常。

1998年5月29日，患者来信说："现在感觉吃好睡好，走路踏实，精神更饱满，身体更健康。"根据患者寄来的检查结果，嘱其将二诊处方加黄芪、益母草各15克，改西洋参为5克，加吉林参5克。

2001年3月7日患者致电，告知复查肝功能正常，生活起居均正常，惟血压仍高（BP16～24/12.6～14kPa）。拟下方调理：太子参、鳖甲（先煎）、玉米须、生牡蛎、生龙骨各30克，茯苓、白术、菟丝子、怀牛膝各15克，山药24克，楮实子12克，何首乌、草决明各20克，甘草3克。

例6. 王某，男，54岁，河北省冀州市人。2000年9月21日初诊。

患肝硬化已4年余，近检验：乙肝两对半示"大三阳"，肝功能示TLT：16U/L，ALT：70U/L，余正常。B超示肝硬化。症见右胁下时有胀疼不适，下肢乏力，双下肢胫前浮肿，肝掌，舌体胖嫩，舌边尖布满红点，苔薄白，脉沉弱，形体丰，其他无不适。

辨证：胆热脾寒，水湿内停。

治法：和解散寒，舒肝利水。

处方：予柴胡桂枝干姜汤加减，醋柴胡10克，黄芩6克，法半夏12克，桂枝10克，茯苓30克，生牡蛎（先煎）30克，白术12克，猪苓15克，泽兰15克，泽泻15克，香附10克，玄胡索15克，太子参15克。

先服7~10剂，如水肿好转，再换方。

二诊：2000年10月31日。按9月22日初诊处方，各药按比例加大剂量，制成蜜丸90粒，每丸约9克，每次1粒，每天服3次。

服药1个月，胁下胀疼基本消失，近日因阴雨天气，又开始腹胀，仍下肢乏力，畏寒，二便正常，苔薄白舌稍赤，尖边红点，边有齿印，舌体胖嫩脉稍弦滑。

前方桂枝加至12克，黄芩减为5克，加大腹皮10克，继服。

例7. 洗某，男，58岁，2003年5月19日初诊。

因耳鸣、牙龈出血7个月，于2003年5月13日入院。

患者患有乙型肝炎20年，7个月前出现耳鸣、牙龈出血，在中山三院治疗，中医诊断为"耳鸣"，经给予滋肾养肝等中药治疗（具体药物不详），上述症状略有好转，但常反复发作，且于劳累后加重，来我院求诊时症见：面部及胸部皮肤呈浅灰蓝色，耳鸣，牙龈出血，血色淡，劳累后加重，下肢稍浮肿，胃纳可，眠一般，大便溏，小便黄，舌质黯红，苔薄白，脉弦细。体查：神清，精神一般，面色呈浅灰蓝色，全身皮肤黏膜可见黄染，胸部见蜘蛛痣，肝掌，巩膜轻度黄染，牙龈无肿胀，可见散在出血点，血色淡红，浅表淋巴结无肿大，腹软，移动性浊音（+），双下肢轻度浮肿。肝胆脾B超提示：①肝内光点增粗；②慢性胆囊炎。腹部CT示：肝硬化、脾大、中量腹水。肠镜示：①慢性结肠炎；②结肠息肉（山田II型）；③大肠黑病变。病理诊断：结肠腺瘤性息肉。乙肝两对半示：HBsAg（＋）、HBeAg（＋）、HBcAb（＋）。肝功能示：AST 60U/L，ALT 16U/L，GGT 70U/L，TB 58.5umol/L，DB 20.7umol/L，IB 37.8umol/L。凝血四项：PT20.80s，PT-INR1.71，APTT49.30s，FIB1.78g/L。

西医诊断：①肝炎后肝硬化失代偿期；②慢性活动性乙型肝炎；③结肠息肉（腺瘤性）；④大肠黑病变；⑤慢性胆囊炎。

中医诊断：①黄疸（肝肾阴虚）；②耳鸣（肝肾阴虚）。

主治医生查房，西药以肝安、卡西莱、门冬氨酸钾镁等药物静脉滴注以护肝降酶治疗，并予利尿剂、人体白蛋白等；中药以滋肾养阴，凉血止血为法，方用麦味地黄汤加减。服用5剂中药后，患者仍有耳鸣，牙痛，下肢浮肿，食欲减退，站立时下肢麻木，大便每天1～2次，色黄，质稀烂。

初诊：2003年5月19日。患者仍有耳鸣，牙痛，下肢浮肿，大便每天3次，色黄，质稀烂，小便量多。既往在外院自服中药，长期使用大黄20克。面色呈青色带黑，此为肝病之色伤脾，下肢肿胀，耳鸣，舌胖嫩，有齿印，苔黄染，若脉大则预后不佳，患者左手肝脉陷下，右手脉稍虚，肝肾同源，肾虚寸虚，然见肝之病，知肝传脾，当先实脾，不能泄脾。

辨证：脾虚损及肝肾，水饮内停。

治法：健脾为主，佐以滋养肝肾，软坚利水。

处方：太子参30克，茯苓15克，白术15克，甘草6克，川萆薢15克，菟丝子15克，楮实子15克，鳖甲（先煎）30克，土鳖虫10克，珍珠草12克，山药15克。

服用5剂后，患者耳鸣、牙痛消失，牙龈出血有所好转，下肢浮肿全消，大便每天5次，质软成形，守方继续服用。

二诊：2003年5月30日。病情明显好转，时有耳鸣，牙龈出血已停，牙痛消失，下肢无浮肿，面色青黑，大便每天2次，质软成形，小便量可。实验室检查肝功能各项指针皆有所下降。面色青黑较前变浅，鼻尖较

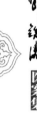

明亮，舌红嫩，舌下脉络充盈，脉象好转。在上方的基础上加五爪龙30克加强益气健脾。继续服用中药，患者面色青黑渐退，额头、鼻头及口周皮肤基本接近正常，精神饱满，心情愉快，时有耳鸣，大便每天3次左右，患者各项功能状态良好，于2003年6月30日出院，面色基本接近正常，无明显不适感。

例8. 吕某，女，42岁。

因腹胀，下肢浮肿反复发作5年余，加重1个月入院，经检查诊断为肝炎后肝硬化腹水。症见面色黄而晦滞，目黄，腹胀，尿少，下肢浮肿，口干不欲饮，大便溏，纳差，食后腹胀甚，唇暗，舌淡边齿印，苔白，舌下静脉曲张，脉沉缓。

辨证：脾虚湿阻，气滞血瘀。

治法：健脾祛湿，软坚化瘀。

处方：太子参30克，茯苓15克，白术15克，川草薢15克，楮实子12克，菟丝子12克，鳖甲30克，丹参18克，土鳖虫12克，薏苡仁15克，甘草5克。

二诊：上方服7剂后，患者腹胀减轻，小便增多，食欲稍好，下肢仍肿，守上方加五爪龙15克，再服7剂。

三诊：患者精神好转，腹胀减轻，大便成形，下肢微肿，小便增多。守上方调治2周，症状明显缓解，好转出院，继续门诊治疗。

[按语]例1患者已至病危，故方一用高丽参急以扶正，方二以健脾养肝肾为主，佐以活血，另加芜荑、雷丸驱虫。服后尿量增，舌生新苔，此为脾得健运，湿浊退减的征兆，可见病有转机。故肝硬化腹水患者，若患者正气过虚，则不宜用攻逐之法消腹水，强用攻伐必死。例2同样采用健运脾胃以化湿来治疗肝硬化腹水，可见肝硬化腹水可攻不可攻主要在于辨证。例3患者肝硬化黄疸，邓老在健脾益气的基础上，常用川草薢、黄皮树叶、田基黄以清利湿热。例4患者除肝硬化外，还有心悸、气喘，邓老论治始终以健脾为主，脾得健运则四脏俱安，以软肝煎为主方，加苏

子、白芥子以降气除痰而治其喘悸。例5患者为肝硬化晚期，以软肝煎为治疗主方，另以西洋参炖服补气阴，因腹水未退，加牵牛子逐水、炒穿山甲活血软坚。例6患者胁胀痛，下肢浮肿无力，乃肝胆之热未清，而脾阳已伤，气化不利，为胆热脾寒证，故以柴胡桂枝干姜汤和解散寒，舒肝利水，另加茯苓、白术、猪苓、泽泻等健脾利水，香附、延胡索行气止痛。例7、例8皆因慢性肝炎迁延不愈发展而来，除脾气亏虚外，病久已伤及肝肾，邓老以健脾养肝肾，软坚化瘀为治法，均以软肝煎为治疗主方。

二、评析

肝硬化是一种常见的慢性肝脏疾病，是各种肝损伤的共同的终末阶段，它是由多种原因引起的肝纤维化发展而来的。引起肝硬化的原因很多，我国以病毒性肝炎引起的肝硬化最为常见，肝硬化病程长，病根深固，属难治之症。肝硬化多属中医"积聚""癥瘕"范畴，肝硬化腹水则属"鼓胀"范畴。

（一）辨证要点

1. 病因病机

肝硬化常因慢性肝炎迁延不愈发展而来，或感染虫毒而致。病机以本虚标实为特点，肝硬化除脾气亏虚外，病久已伤及肝肾，本虚是指脾肝肾三脏功能失调，实指气滞、血瘀、水饮互结于腹中。

2. 辨证论治

根据"见肝之病，知肝传脾，当先实脾"之旨，邓老以健脾养肝肾，软坚化瘀为治法。

（二）方药特色

经过多年的临床实践，邓老拟定"软肝煎"作为治疗肝硬化的基本方。

基本方：太子参30克，白术15克，茯苓15克，川萆薢10克，楮实子12

克，菟丝子12克，鳖甲（先煎）30克，土鳖虫（研末冲服）3克，丹参18克，甘草6克。

治法：健脾养肝肾，软坚化瘀。

方解：此方以健脾养肝肾为主，软坚化瘀为辅，治疗时再具体根据患者的临床表现辨证加减，此方需耐心久服，一则以阻慢其硬化过程，二则冀其软化。

加减：如伴有肝炎，转氨酶高者，加四金汤、黄皮树叶；酒精中毒所致之肝硬化，加葛花；肝阴不足，见舌红苔少者，加旱莲草、女贞子或石斛，更兼苔剥者，加龟板；牙龈出血或皮下有出血点者，加仙鹤草或紫珠草；有黄疸者，可加田基黄。

肝硬化晚期出现腹水，邓老认为此时患者腹胀饮食减少，更兼运化失职，食越少，营养越不足，腹越胀，如此恶性循环，实者愈实而虚者愈虚，故治疗时应"急则治其标"，予攻逐之法，待其腹水渐退，再予攻补兼施，辨证论治。

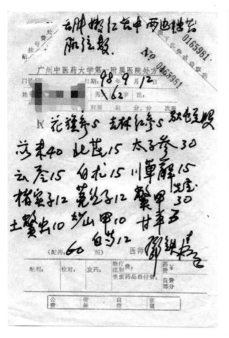

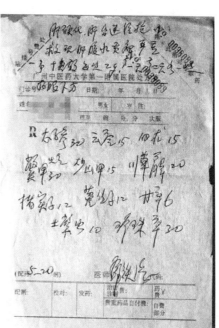

攻水之法，邓老喜用甘草甘遂煎，其用法如下：

用等量甘草煎浓汁，浸泡打碎的甘遂，共泡3天3夜，去甘草汁，将甘遂晒干研为细末口服。

可先从1克开始，用肠溶胶囊装吞，于清晨用米粥送服。服后1天内泻下数次至十数次，甚者可泻水几千毫升。翌日即用健脾益气之剂或独参汤补之。有些患者服补益之剂后，可能又再泻水，此时不用有所顾虑，待一二日予调补之剂后便不再泻。若以后腹水再起时，可再予甘遂攻之，而后根据症状辨证施治。

（三）临床体会

邓老认为健脾益气之剂是较好的护肝药。食疗可用鳖或龟约斤许加山药30克、薏苡仁15克炖服，每周1次或10天1次，临床观察对白蛋白的提高有较好的作用。

若肝硬化腹水并上消化道出血时，宜急用止血法，予白及粉、三七粉各3克顿服，每天4次，或用云南白药每天8克分服。若出血过猛，可用西医之三腔二囊管压迫法，或手术结扎胃底和食管曲张静脉等法处理。

肝硬化早发现、早治疗是关键。此外，患者的精神因素对病情的影响也较大，保持心情开朗，对争取病情早日恢复同样重要。同时，坚持太极拳之类的柔软运动，注意饮食营养及节减房事也十分重要。

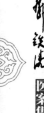

肝 吸 虫

一、医案

例1. 李某，男，54岁，1969年1月10日初诊。

1968年发现大便有肝吸虫卵及蛔虫卵，某医院建议住院治疗。患者不愿住院及服西药，要求中药治疗。证见上腹时痛，食欲不佳，眩晕，四肢困倦，乏力，舌淡胖有齿印，苔白，脉弦滑。乃为邪实体虚之证。

辨证：虫积肝郁，脾失健运。

治法：健脾驱虫疏肝。

处方一：党参12克，茯苓12克，白术10克，扁豆12克，山药15克，郁金10克，槟榔25克，使君子25克，甘草5克。

处方二：郁金10克，苦楝根白皮15克，炒榧子肉25克，槟榔25克。

嘱先服处方一3天，后服处方二6天。服药9天腹痛已消失，食欲精神大有增进，大便复查各种寄生虫卵均已消失，嘱其再服处方一10天以巩固疗效。以后多次镜检未发现肝吸虫卵，病告痊愈。随访11年多，一直未见有复发。

例2. 孔某，男，42岁，厨师，1969年3月初诊。

1967年12月发现大便有肝吸虫卵，除右胁不适外，无其他明显自觉症状，曾服F30066（每天3克，连服14天），每月复查1次，连续2个月，大便镜检仍有肝吸虫卵。

现要求中药治疗，视其体格硕大，体重约85千克，嘱先服处方二6

剂，再服处方一3剂，如此交替服用。因药店所售苦楝根皮不是纯净白皮，而杂有表皮，故嘱其自采新鲜苦楝根皮，药量改为每剂用50克，以加重驱虫效力。先后共服处方一9剂，处方二18剂，治后1年内大便镜检10次，均未发现肝吸虫卵而痊愈。随访11年未再复发。

例3．周某，男，40岁，教师，1979年10月初诊。

因头晕恶心，右胁痛3个月，大便镜检发现肝吸虫卵而来诊。

症见头晕头痛，失眠多梦，恶心，倦怠乏力。右胁胀痛。舌质红苔少，脉弦细数。肝在剑突下3横指，质软，边钝。GPT214单位。

辨证：虫积，脾虚肝阴不足。

治法：健脾养肝驱虫。

处方一：党参12克，茯苓12克，白术10克，扁豆12克，山药15克，郁金10克，槟榔25克，使君子25克，女贞子15克，旱莲草15克，钩藤15克，甘草5克。

处方二：郁金10克，苦楝根白皮15克，炒榧子肉25克，槟榔25克。

服处方一3天为1个疗程，处方二7天为1个疗程。连续服2个疗程后，前证消失。肝功能检查各项正常，每月复查大便1次，连续3次，均未发现肝吸虫卵。

例4．卢某，男，45岁，干部，1980年3月5日初诊。

因反复右胁闷痛2年多，大便镜检发现肝吸虫卵而来诊。症见疲乏倦怠，右胁胀闷，舌淡嫩有齿印苔薄白，脉濡缓。肝在肋下1.5厘米，质软，有叩压痛，GPT204单位。

辨证：虫积，脾虚肝郁。

治法：健脾驱虫疏肝

处方一：党参12克，茯苓12克，白术10克，扁豆12克，山药15克，郁金10克，槟榔50克，使君子25克，甘草5克。

处方二：郁金10克，苦楝根白皮50克，炒榧子肉25克，槟榔25克，鹤

虱30克。

先服处方一，后服处方二。服处方一4天为1个疗程，处方二8天为1个疗程。连续3次均未发现虫卵，并作十二指肠引流，四管均未发现肝吸虫卵，疗程结束时及1个月后2次复查肝功能均正常，病告痊愈。

［按语］例1虫邪内舍于肝，肝失条达，肝郁乘脾，脾失健运，故见纳差、倦怠乏力，舌淡胖有齿印，肝郁日久，气血运行不畅，故见眩晕、胁痛等症，治以健脾驱虫疏肝。例2、例4因病程较久，需加强驱虫之效，故加大槟榔、苦楝根皮用量，例4还加入鹤虱以增驱虫之效。例3除脾虚外，症见头晕头痛，失眠多梦，乃肝郁虫积，而致肝阴受损，故加入女贞子、旱莲草滋养肝阴。

二、评析

（一）辨证要点

肝吸虫病，全称中华支睾吸虫病，是由中华支睾吸虫引起的肝胆管寄生虫病，该病是由于食用不熟的含有该虫囊蚴的淡水鱼而受感染，乃是我国南方常见的寄生虫病之一，可引起胆道梗阻、胆管炎、胆石症等，甚至恶生病变。

本病一般临床表现为消化不良、腹胀等胃肠道症状，此外常有消瘦，右上腹胀痛，肝大。根据本病的主要症状及其发病特点，应属于"虫积""积证""虫膨（虫胀、蛊胀、蛊）"等范畴。

1. 病因病机

本病证候表现多为邪实正虚。本病虫积肝郁为本，脾虚为标，虚实并见，或虚多实少，或实多虚少，或虚实并重。

虫邪侵袭人体，内舍于肝，肝失条达，肝郁乘脾，脾失健运，故临床上多见有食欲不振，倦怠乏力，脘闷不适，胁部满闷，腹胀便溏，消瘦，舌淡苔白，脉弦弱等肝脾不和的证候；肝郁、脾虚日久，必致气血运行不畅，瘀结胁下，则可见肝大之积证；有些患者，因肝郁虫积，损伤肝之阴血，故见胁痛，头晕头痛，耳鸣，失眠多梦，消瘦，舌嫩红，苔薄，脉弦细稍数等肝阴不足之证；若病延日久，肝不疏泄，脾阳不振，水湿内停则症见腹部日渐胀大，如裹水之状，发为鼓胀；少数患者，因虫积肝郁化火，加之脾不健运，湿浊内生，郁湿化热，故见胁痛，寒热往来，脘痞厌食，身肢倦重，黄疸，便溏，舌苔黄腻，脉滑数等湿热内郁证。

2. 辨证论治

基于上述的认识，邓老拟定治疗原则为健脾驱虫疏肝。"四季脾旺不受邪"，若脾气健旺，气血生化之源充足，则正气内盛，正盛可致邪却。本病之根本是虫积肝内，故又须予以驱虫药，杀灭或驱逐肝吸虫出体外。

（二）方药特色

邓老拟定两个方治疗本病，处方一健脾扶正，处方二驱虫疏肝，两方交替使用，标本兼顾，以达到治病之目的。

肝吸虫处方一：

党参（或太子参）12克，茯苓12克，白术10克，扁豆12克，山药15克，郁金10克，枣子槟榔（切）25克，使君子10克，甘草5克。

肝吸虫处方二：

郁金10克，苦楝根白皮15克，榧子肉25克，枣子槟榔（切）25克。

加减：根据临床证候差异，于处方一适当加减，处方二不变。若兼见脘闷，恶心呕吐，肢体困重，湿困明显者，加法半夏、陈皮、砂仁，苍术易白术，以化湿燥湿；若胁痛明显，嗳气呃逆，脘闷，肝气横逆者，酌加枳壳、白芍、柴胡以舒肝；若头晕头痛，失眠多梦，舌嫩红，肝阴并有不足者，酌加女贞子、旱莲草、白芍，太子参易党参，以养护肝阴；若出现肝硬化腹水者，酌加丹参、何首乌、菟丝子、楮实子，人参易党参，以增强健脾除湿柔肝之效，并根据病情延长处方一服用时间，待条件许可再予处方二；若症见发热，寒热往来，胁痛，黄疸，苔黄厚腻，脉弦滑数者，为湿热内盛，应先予清热利湿之剂，待湿热之邪消退后，方可服用处方一、处方二。

用法：先服处方一，每天1剂，复煎当天服，连服3~4天；后服处方二，服法同上，连服5~7天为1个疗程。1个疗程未愈，复查大便仍有虫卵者（可于第1个疗程结束时及5天后各查大便1次，连续2次），再接服第2个疗程，服至病愈为止。若体质壮实者，则先服处方二，后服处方一，剂次不变，感染轻者，一般服1~2个疗程可愈；感染重者，一般3个疗程可愈，最多可服至4个疗程。

（三）临床体会

邓老根据多年临床经验体会到，采用中医中药治疗肝吸虫患者，近期及远期疗效均较满意，未发现有药物副作用，特别是未见有严重副作用，不必住院治疗，简便易行，值得进一步验证，以便推广使用。

中药驱虫药，具有广谱的驱虫作用。据文献报道，苦楝根皮可治蛔虫、鞭虫、钩虫、蛲虫、预防血吸虫；槟榔可驱蛔虫、钩虫、姜片虫、绦虫、华支睾吸虫，等等。它们有治疗肝吸虫病的作用，但药量宜适当加大使用（文中所述驱虫药中，除苦楝根皮外，均无毒或仅有小毒。但亦有报道鲜苦楝根皮，成人1次用60克，而无严重副作用。同时药物亦宜精选，如苦楝根皮一定要用纯净的白皮部分，即去除表皮及小质部分余下的二层皮）；槟榔最好选用枣子槟榔，因其多未切片，其中驱虫的主要成分保存较好；使君子与榧子若发霉，即不宜用，这样才能充分发挥中药的驱虫作用。

通过临床的观察，初步认为，健脾扶正的药物，似可提高机体的免疫功能，造成一个不适于肝吸虫寄生的环境，有利于驱虫药物更好地发挥驱虫的作用，同时可以抑制驱虫药物对正气的攻伐，可以减少其副作用的产生。

有些患者因肝吸虫所致肝功能损害，服药驱虫后，肝功能亦随之恢复正常。有些患者肝功能严重损害，如肝吸虫性肝硬化患者，仍能耐受驱虫药的治疗，且症状有所好转。可见肝功能损害，不一定是中药驱虫的禁忌证。推想本方可能有促使病变的肝脏组织恢复，改善蛋白代谢，从而促进肝功能恢复的作用，有待进一步研究探讨。

肝　癌

医案

林某，男，59岁，1999年5月番禺区人民医院CT检查确诊肝癌。

3年前曾介入2次（共花费约4万元），巨块性肝癌8厘米×11厘米无扩散，经服金福安（自研抗癌观察中成药）4盒以后服中药。

一诊：1999年10月4日，舌嫩苔白，脉弦数。

辨证：脾虚无力运化，血瘀痰浊蕴结。

治法：健脾益气扶正，活血化瘀，软坚散结。

处方：黄芪30克，党参24克，茯苓15克，白术15克，炒山甲20克，山慈姑10克，浙贝母30克，生甘草6克，薏苡仁60克，猪苓12克，胆南星12克，丹参24克。30剂。

二诊：1999年11月27日，处方：黄芪50克，党参30克，茯苓15克，白术15克，炒山甲20克（先煎），山慈姑12克，浙贝母30克，薏苡仁60克，胆南星12克，半枝莲20克，白花蛇舌草20克，甘草6克，丹参24克，玄参12克。30剂。

三诊：2000年3月12日，处方：黄芪30克，党参40克，茯苓15克，白术15克，炒山甲24克，浙贝母30克（打碎），山慈姑12克，薏苡仁60克，胆南星12克，白花蛇舌草30克，玄参15克，甘草6克，丹参24克，半枝莲20克，土茯苓20克。30剂。

四诊：2000年4月11日，处方：黄芪30克，太子参40克，茯苓15克，白术15克，炒山甲20克（先煎），山慈姑12克，浙贝母30克，薏苡仁60

克，胆南星12克，升麻10克，半枝莲20克，白花蛇舌草20克，甘草6克，玄参15克，丹参24克。30剂。

五诊：2000年5月11日，处方：黄芪30克，党参40克，茯苓15克，白术15克，山慈姑12克，浙贝母30克（打碎），炒山甲24克，薏苡仁60克，玄参15克，土鳖虫10克（打碎），胆南星12克，甘草6克，鳖甲30克（先煎），白花蛇舌草20克，半枝莲20克。30剂。

六诊：2000年6月30日，处方：黄芪30克，党参30克，太子参20克，茯苓15克，白术15克，山慈姑12克，浙贝母30克，玄参18克，鳖甲30克（先煎），土鳖虫10克（打碎），薏苡仁60克，甘草6克，炒山甲24克，白花蛇舌草30克，半枝莲30克。30剂。

七诊：2000年9月23日，舌嫩红苔浊，脉弦数。处方：黄芪30克，党参30克，太子参30克，茯苓15克，白术15克，山慈姑12克，玄参20克，浙贝母30克，鳖甲30克，炒山甲24克，薏苡仁60克，甘草6克，白花蛇舌草30克，半枝莲30克，土鳖虫10克（打碎）。30剂。

八诊：2001年6月3日，舌嫩红苔白，左弦右涩，右寸弱。处方：太子参30克，党参30克，茯苓15克，白术15克，山慈姑12克，浙贝母30克，生牡蛎先煎30克，玄参15克，生薏苡仁30克，胆南星10克，甘草6克，麦芽30克，白花蛇舌草30克，大枣4枚，守宫2条。30剂。

[按语] 癌症属于中医癥瘕的范畴，治疗颇为棘手。邓老根据肝脾相关，见肝之病当先实脾之理论，始终以健脾益气扶正为主，配伍活血祛瘀之炒山甲、丹参以驱邪消癥，后期更以软肝煎加减治疗，以健脾养血为主，软坚化瘀为辅。

本例患者先后治疗两年多，对提高肝癌患者的生存质量、减轻痛苦起到很大的作用。考虑到辨证与辨病相结合，故除辨证之外，其处方用药还有以下特点：①重用薏苡仁（60克）、猪苓淡渗利浊以抗癌；②炒山甲软坚散结，配以鳖甲、土鳖虫、守宫等虫类药物搜剔络邪，祛瘀消癥，以上相伍同奏抗癌之功；③白花蛇舌草、半支莲清热解毒，为治疗肝癌之要药。

219
—
肝癌

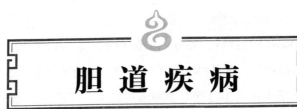

胆道疾病

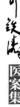

一、医案

例1. 陈某，男，22岁，广东顺德人，学生，1957年2月5日初诊。

患者自6岁至8岁之间即不时有上腹部疼痛，发作频数，自数天至半年1次不等，以多食油腻物时为甚，每次发作，即有皮肤发黄，发作后一二天自止，其他情况不明。1954年10月发作入院行手术（手术情况不明），术后痛止出院，以后又反复发作，1957年1月13日辗转呼痛不止，且有恶心呕吐，吐出食物残渣无血，痛时不能进食。无发热，未有血尿，黑色大便等，患者面部皮肤无染，眼巩膜中度黄染，口微有臭气，舌有白苔，胸腹皮肤微黄，腹壁平坦，肝脾不可触及（前日在门诊扪得肝在肋下二横指），在上腹剑突下及右季肋部有疼痛及压痛，莫氏征明显阳性，麦氏压痛点无痛，肾区无叩痛，无肠鸣。医院认为系胆绞痛给以保守治疗，禁食，接胃管接虹吸加消炎止痛药物，两天后情况好转。于1957年1月25日出院（曾准备行胆管探查术）。出院时腹痛停止，巩膜及皮肤黄染减退，脑磷脂胆固醇絮状反应（++）。

患者2月5日腹部仍常有疼痛改中医治疗，当时有肠鸣，消化不良，小便深黄等症状，诊其脉滑任按，舌质深红苔白，两颧赤色，山根色青，面黄巩膜黄色，唇红。

辨证：阳黄，湿热内蕴。

治法：清热疏肝活血。

处方：川郁金12克，北柴胡9克，桃仁6克，蒲黄3克，白芍12克，五灵脂12克，当归尾6克，绵茵陈24克，枳壳9克。

服药后腹鸣增加，腹部微痛，小便比从前更黄，大便稀烂，黄中带黑，每天2~3次，每次不多。

本方连服7剂（加赤芍6克），腹痛不再发作，小便清长，巩膜黄色已退去大半，大便每天1次较为正常，胃口好，精神好，各种症状已消除，患者以为基本痊愈，未继续治疗，至2月19日病又再次发作，左腹痛，胸部刺痛，右肩痛，小便深黄，巩膜黄色，20天痛剧不能就诊，乃自取方配药照服，连服2剂，痛略轻减，巩膜色较初诊时黄，腹痛亦较初诊时为甚，脉舌与初诊略同。

处方：绵茵陈30克，山栀子3克，五灵脂12克，蒲黄3克，黄芩6克，川郁金12克，玄胡索9克，北柴胡9克，赤芍9克，桃仁6克。

服1剂后，疼痛略减，照方继续服药2剂，每天1剂，各种症状退减，继服以下方，每3天1剂收功。

处方：何首乌12克，蕤仁肉8克，绵茵陈18克，五灵脂9克，北柴胡9克，川郁金9克，白芍12克，川枳壳6克。

患者于1957年4月1日再往某医院检查，认为胆管疾患已消除，不必再行探查手术。

例2. 蒙某，男，35岁，干部，1968年初诊。

1968年患胆囊炎，经常急性发作，疼痛，呕吐，发黄，每月发作二三次，大发作时痛8~10天，少则痛几天。多发于饮食不注意或疲劳之后，发黄，腹痛，舌红、苔浊，脉弦数。

辨证：肝胆郁结，湿热内蕴。

治法：清热利湿活血。

处方：柴胡、郁金各9克，金钱草30克，蒲黄、五灵脂、甘草各5克，太子参12克，百部3克，黄皮树寄生24克，共服30剂。

1978年3月14日来诊云：经上述治疗后1976年、1977年每年只有较轻疼痛发作二三次。基本治愈。

例3. 简某，30岁，教师，1973年11月4日初诊。

患胆石症，经1972年手术治疗，至1973年5月胆绞痛又再发作，巩膜黄染，肝功能改变。从5月至9月发作7次（牵拉样痛）。医院建议再一次手术治疗，未做，来就诊。

症见胆区钝痛，每天早上10时、下午5时左右其痛必增，舌黯苔白，舌边齿印，脉稍滑。

辨证：肝胆郁结，湿热内蕴。

治法：舒肝利胆活血。

处方：太子参、白芍各12克，柴胡、郁金各9克，金钱草24克，蒲黄、五灵脂各6克，甘草5克，服12剂。

11月再诊病减，未见大发作，舌稍红活，齿印明显，脉缓滑。治守前法，处方：金钱草30克，太子参15克，柴胡、郁金各9克，白芍12克，蒲黄、五灵脂各6克，甘草5克。

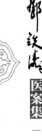

服上药10剂后已无痛，稍见口干，加白芍18克，以后每周服二三剂，至1974年3月已能上班工作。

服之日久，曾出现贫血，乃减去蒲黄、灵脂，加何首乌，金钱草亦减量，或予四君子汤加味以健脾间服。至今已20余年，据患者说已能掌握什么情况服攻、补之剂，并曾介绍该药方给其同类病症之友服用，均能取效云云。

[按语] 例1患者黄疸腹痛、唇红、舌红苔白、脉滑，症脉俱实，乃瘀热在里，故以柴胡、郁金、白芍、茵陈等清热疏肝，桃仁、蒲黄、五灵脂、归尾活血止痛。例2患者黄疸腹痛，舌红苔浊，乃湿热内蕴，多发于疲劳之后，有呕吐等症，为肝气郁结犯脾，运化失常所致。故以柴胡、郁金、金钱草、黄皮树寄生清利湿热，蒲黄、五灵脂活血止痛，太子参健脾。例3患者为胆石症，舌有齿印，除以柴胡、白芍、郁金、金钱草舒肝利胆排石，以太子参加强健脾，脾得健运，则疼痛少发。后期出现贫血，减去蒲黄、灵脂等活血药，以何首乌养血，四君子汤健脾善后。

二、评析

胆道系统疾病包括胆结石、胆囊炎、胆绞痛等，临床以胆绞痛、黄疸为特征，中医无此病名，根据其证候，近似于中医所说"结胸发黄"证。

（一）辨证要点

1. 病因病机

本病一般属于肝胆郁结兼湿热内蕴。胆腑以疏泄通降为顺，若肝胆郁结或中焦湿热滞结，均能引致胆道不通而发生痛证。气郁与湿热多与精神刺激、气候失常和饮食不节有关，加上局部刺激因素如胆道内异物、寄生虫体、虫卵或细菌等，引发胆道感染与结石。

本病所见寒热往来、恶心呕吐等，均属少阳胆经证。若出现肠胃症状，是肝气郁结侵犯脾胃，运化失常所致。如果湿热停留，湿郁化热，可出现黄疸，所谓"瘀热在里，身必发黄"。

2. 辨证论治

邓老认为此证苦寒药不宜多用，否则易损伤脾胃，特别是慢性炎症期间，过于苦寒攻下则有虚虚之弊，此时应疏肝利胆排石，健脾活血。

（二）方药特色

邓老经过多年临证，根据其证候，采用自拟方治疗本病。

基本方：柴胡10克，太子参15克，金钱草30克，郁金12克，白芍15克，蒲黄6克，五灵

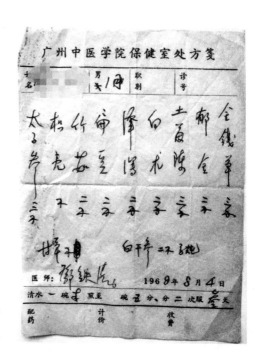

脂6克，甘草3克。

治法：疏肝利胆排石，健脾活血。

方解：方中柴胡、太子参、郁金、白芍、甘草疏肝健脾；蒲黄、五灵脂活血止痛；金钱草清利湿热，为排石化石之上品。

加减：若热甚者去太子参加黄芩、栀子；湿盛者去太子参加茵陈、木通；大便秘结者去太子参加元明粉、枳壳或大黄；脾虚较甚者加茯苓、白术；兼有黄疸者，加用郁金、金钱草、鸡内金、海金砂等舒肝利胆。田基黄为退黄之要药，桑寄生既可补肝肾，降血压，又可作为肝胆之引经药，常用于黄疸之治疗。

（三）临证体会

本方可多服，患者脾得健运，疼痛减少，饮食增加，身体自复。以后可每月连服5～7剂或半月内连服4～5剂，以防胆石停留引起复发。

慢 性 胃 炎

一、医案

例1. 严某，男，49岁，干部。

患胃痛多年，证见上腹部胀痛放射至背部，空腹时恶心，胃口一般，不反酸（胃酸检查偏低），胃部有灼热感，大便时溏，唇黯，舌嫩红有齿印，苔白润，脉细。血压偏低。X线检查为胃窦炎、胃黏膜脱垂。

辨证：脾虚肝郁。

治法：健脾舒肝，兼降虚火。

处方：太子参15克，茯苓12克，白术12克，柴胡6克，黄连1.5克，黑山栀4.5克，郁金6克，升麻4.5克，吴茱萸9克，枳壳4.5克，炙甘草4.5克。

二诊：服7剂后，胃痛减轻，恶心减少，郁金改为12克，山栀改为3克，每天2剂。以后按此原则加减为方，于胃部灼热消失后，去郁金、山栀。

服药3个月后症状基本消失，精神振作，X线检查接近正常。

例2. 吴某，女，47岁。1978年3月9日初诊。

患胃病30余年，近3个月加剧，纳呆消瘦，间歇性呕吐，某医院作纤维胃镜检查诊断：浅表性萎缩性胃炎及十二指肠球炎、胃下垂。经治疗未见好转，入本院后经补液、解痉止痛、镇静、消炎等治疗，呕吐止，继以助消化药后渐好转，能进半流质食物，但每天进食只50克左右，故体重仍在下降，几个月来共减重12千克。

诊见：面色黄滞少华，唇黯，舌黯嫩、齿印、舌边有瘀点瘀斑，苔剥近于光苔，只于舌根部尚有疏落之腐苔，脉左弦细，右虚寸弱尺更弱，低热，大便7天未行，背部夹脊有多处压痛点。

辨证：此乃气阴大虚，胃失煦养，血失鼓动，瘀阻脉络之候。

治法：补气健脾和胃，养阴救津，佐以活血通络，兼退虚热。

处方：太子参24克，茯苓12克，山药12克，石斛9克，小环钗9克，丹参12克，鳖甲30克（先煎），麦芽18克，甘草5克。

另：参须9克，每周炖服1次，7剂。

二诊：1978年3月15日，低热退，精神较好，食量稍增，唯大便尚秘结难排，面色由黄滞转稍有润泽，唇黯，舌嫩色黯，苔薄白（中根部），舌边见瘀斑，脉右细弱，左细而弦，稍滑缓。病有起色，治守前法，于前方中加白术9克，火麻仁18克，另炖服参须9克，5天1次。

三诊：1978年3月22日，又见低热，开始有饥饿感，大便仍靠开塞露始能排出。舌嫩胖色黯，舌边有瘀斑，苔薄白润，脉缓细弱，右稍弦。

处方：太子参30克，茯苓12克，山药18克，石斛18克，小环钗10克，丹参15克，鳖甲30克（先煎），麦芽18克，百合15克，甘草5克。

另：炖服参须9克，4天1次，7剂。

四诊：1978年3月29日，头痛头晕，月经来潮已3天，翌日将净；胃纳转佳，每餐能尽25克米饭；唇黯稍淡，舌黯嫩，瘀斑稍减少；苔薄白，尖部少苔；脉细数，右稍弦。照上方加百合24克、炙甘草6克，去丹参（因月事未完），并嘱从第4剂起加丹参18克，百合加至30克，连服10剂。仍4天炖服参须9克1次。

五诊：1978年4月12日，体重比入院后最低时（41千克）增加3千克多，有饥饿感，面色转好，面部较前饱满。舌黯，白苔复长，舌边瘀斑减少，脉细稍弦。

处方：太子参30克，茯苓12克，山药18克，小环钗18克，龟板30克（先煎），百合30克，素馨花6克，麦芽30克，丹参18克，大枣4枚，炙甘草6克。7剂。

六诊：1978年4月18日，病况继续好转，纤维胃镜检查示慢性浅表性溃疡（注：已非萎缩性胃炎）。活检亦为慢性炎症细胞。舌质淡黯，苔薄白（全舌有苔），舌边瘀斑缩小，脉缓稍弦。照上方小环钗改为15克，百合24克，丹参15克。共服半个月。

七诊：1978年5月3日，患者自觉良好，每天可食150～200克米饭，面色转润，颧部仍黯。唇淡，舌质淡嫩，有瘀斑，但色变浅，苔薄白，脉左细右稍弦。

处方：太子参30克，黄芪15克，茯苓12克，白术9克，山药18克，龟板30克（先煎），小环钗12克，丹参15克，麦芽30克，大枣4枚，甘草5克。

患者带药出院，继续到杭州疗养，半年后恢复工作。追踪观察7年余，未见反复。

例3. 李某，男，54岁。1991年1月31日初诊。

胃脘胀痛两年余，每次进食后胃脘胀痛，良久得矢气而痛渐止，但下次进食后胀痛复作。无嗳气、吐酸、口苦、口干等症，大便尚可。以往检查示"慢性胃炎，胆囊炎伴结石"。查腹无结聚及压痛，舌边尖红苔白，脉弦细。

辨证：脾虚兼肝郁气滞。

治法：健脾舒肝，行气活血。

处方：柴胡15克，郁金12克，太子参18克，琥珀末2克（冲服），枳壳6克，茯苓15克，白芍15克，蒲黄6克，五灵脂6克，甘草5克。7剂。

二诊：1991年2月7日，服药7剂后，胀痛之症大减，食后仍有隐痛，但持续较短，苔白，脉弦细。

处方：太子参30克，茯苓15克，佛手片6克，柴胡12克，白芍15克，石斛15克（先煎），炙甘草6克，救必应15克，丹参15克，郁金12克。7剂。

例4. 谢某某，男，47岁，2000年7月6日初诊。

患者5年前无明显诱因下出现胃脘不适，恶心、呕吐，进食生冷等物后易引发，病情反复发作。曾在南方医院等医院住院治疗，先后曾做4次胃镜检查，结果示：慢性浅表性胃炎伴胆汁反流。曾用胃复安、西沙比利等药治疗（具体用量用法不详），症状曾一度缓解，近一周来症状又发。时觉恶心，呕吐（食后则吐胃内容物），头晕乏力，纳呆。为求系统中西医治疗，于2000年7月1日入住我院内二科。查B超：肝血管瘤、胆囊息肉；B超下观察胃排空时间：大致正常；内窥镜检查：慢性浅表性胃窦炎，慢性反流性食管炎、贲门炎（轻度）；HP（－）；胃电节律紊乱。诊断为：①胃肠功能紊乱；②慢性浅表性胃炎；③反流性食管炎、贲门炎；④肝血管瘤；⑤胆囊息肉。入院后给予清开灵20毫升加液静滴，每天1次；消胀片4粒、维生素$B_6$20毫克每天3次口服，及其他营养支持治疗后，患者呕吐虽止，但腹胀、恶心、眩晕等症仍未缓解。慕名延请余会诊。

诊见：患者神清，精神疲倦，头晕乏力，时觉恶心，无呕吐，纳呆，口干，腹胀，自诉进食后腹胀更甚，无腹痛，无反酸、嗳气，无发热耳鸣，小便黄，大便两天未排，舌红苔黄腻，脉弦。

辨证：脾胃虚弱、痰浊中阻。

治法：健脾化痰为主，兼以降逆止呕。

处方：党参30克，茯苓15克，白术15克，陈皮5克，法半夏12克，台乌15克，川连6克，吴茱萸3克，乌梅6克，炙甘草3克。

二诊：2000年7月14日。患者神清，精神一般，自诉昨晚觉恶心，无呕吐，纳差，头晕，眠差，口干，食入后腹稍胀，无反酸、嗳气，小便清，大便质软，色黄，舌嫩红苔白，脉弦。嘱患者可加服谷维素10毫克每天3次；舒乐安定2毫克睡前服。中药仍守原方加减：

党参30克，茯苓15克，白术15克，法半夏12克，台乌20克，吴茱萸3克，川连3克，乌梅6克，陈皮5克，炙甘草3克。

三诊：2000年7月25日。患者神清，精神可，纳转佳，无恶心呕吐，轻微腹胀，食入后无腹胀加重，头晕减轻，口稍干，夜眠尚可，二便调，舌嫩红苔薄白，脉弦。症状明显缓解，西药治疗基本全停用，仅口服维生素B_6、谷维素等调节精神，营养神经之药。效不更方，中药守前方继服。

四诊：2000年7月29日。患者神清，精神可，纳眠佳，无腹胀，无恶心呕吐，无头晕乏力，口稍干，二便调，舌嫩红苔薄白，脉弦。治疗在前方基础上加用益气补血化湿之五爪龙。

处方：五爪龙30克，党参30克，茯苓15克，白术15克，陈皮5克，法半夏12克，台乌15克，川连6克，吴茱萸3克，乌梅6克，炙甘草3克。

患者于2002年8月3日出院，后继服上药调理，症未再发。

例5. 张某，男，11岁。

因反复呕吐伴腹痛半年于2002年4月25日入院。

缘患儿平素饮食不节，近半年来每于食后10多分钟，或1个小时后发生呕吐，为胃内容物，每天少则用4～5次，多则十余次，伴上腹部疼痛，隐隐作痛或剧烈作痛，呈阵发性，时嗳气，反酸。曾在广州市儿童医院行胃镜示：①食道炎；②慢性浅表性胃炎；③十二指肠球。予西药治疗3个月后症状缓解不明显，遂求治于中医。诊见：神疲，面白少华，每天呕吐十余次，多于餐后半小时发作，阵发性上腹部隐痛，心情烦闷，间或嗳气，反酸，口干，无口苦，纳寐可，二便调，舌淡苔白稍厚，脉弦。

辨证：脾虚肝郁。

治法：重镇降逆，益气和胃，健脾疏肝。

处方：旋复花（包煎）6克，代赭石（先煎）30克，法半夏10克，生姜3片，太子参15克，白术15克，茯苓15克，大枣3枚，竹茹10克，广木香（后下）6克，川连3克，素馨花10克，三七片6克。

服用2剂后，患儿呕吐次数减少，每晚平卧时呕吐1～2次，时伴胃脘部隐痛，舌淡苔薄黄，脉沉。胃镜复查示：轻度红斑渗出性胃窦炎，贲门口—食管末端呈炎症改变。去白术、半夏，加柴胡8克，黄芩8克，白芍12克。

服用4剂后，患儿已无呕吐，仅偶有恶心感，上腹部仍隐隐作痛，继服5剂后无呕吐及腹痛，5月5日出院。随访至今4个月，患儿饮食正常，无呕吐及腹痛。

［按语］例1辨证为脾气虚肝郁，故治疗时予四君合四逆健脾舒肝，

加左金丸合山栀清其虚火，升麻助其升清阳。例2患者病程已久，除脾气亏虚外，胃之阴津亏甚，且久病瘀滞阻络，故补气健脾外，以石斛、小环钗、山药滋养胃阴；以丹参配鳖甲活络通瘀、清降虚热。例3因气滞而胃痛，故用四逆散合郁金行气疏肝，酌加太子参、茯苓以固本培元。因患者合并胆囊炎、胆结石，故予失笑散合琥珀末活血散结，但活血祛瘀要防破血太过，所以中病即止，另加石斛以养阴。例4属脾胃虚弱、痰浊中阻，治疗以健脾化痰为主，兼以降逆止呕；方用陈夏六君子汤合左金丸加减而愈。例5属胃虚肝乘而致呕吐，故治疗以重镇降逆，益气和胃为法，方选旋覆代赭汤，并辅以健脾疏肝之品。服后患儿呕吐明显减少，但仍伴胃脘部隐痛。邓老认为，小儿为纯阳之体，现肝木横逆，郁久化热，遂去白术、半夏等温燥之品，加柴胡、黄芩泄肝胃之热，白芍缓急止痛，柔肝和胃。药证相合，故收效而愈。

二、评析

（一）辨证要点

慢性胃炎是指由各种不同原因引起的胃黏膜慢性炎症性改变，为最常见的胃部疾病。本病发病率高，病程持续时间长，根据慢性胃炎患者的临床症状，应属中医"胃痛""痞满"等范围。

1. 病因病机

邓老认为慢性胃炎多由烦劳紧张，思虑过度，暗耗阳气，损伤阴液所致；亦可由于长期饮食失调，损伤脾胃而致；还可因先天不足，后天失养，大病失调而成。故本病病机为本虚夹标实，其虚，主要为脾胃亏虚，脾亏虚于阳气，胃亏虚于阴液。其实，则多由虚损之后所继发。如脾气亏虚，血失鼓动，血滞成瘀阻络，此为一；脾失健运，湿浊不化，痰湿停聚，此为二；瘀阻湿郁，加之阴液亏损，则易引起虚火妄动，此为三。

2. 辨证论治

根据本病病机，邓老认为，临证应以补脾气、养胃阴为治疗原则。

因慢性胃炎患者脾胃消化吸收功能已差，故培补不能急功求成，骤投大温大补之厚剂，否则只能滞其胃气，灼其胃阴，适得其反。同时，救护胃阴亦不宜过于滋腻，以免壅阻脾脏阳气的恢复。在治本的同时，也不应忽略标实，宜具体辨证施治，或活络祛瘀，或除湿化痰，或清退虚热，但活络祛瘀要防破血太过，清退虚热要防伤阳，化湿切忌过于温燥，以免损伤正气，使虚者更虚。

（二）方药特色

邓老在长期临证中，总结出慢性胃炎的自拟方。

基本方：太子参30克，茯苓12克，山药12克，石斛12克，小环钗9克，麦芽30克，甘草5克，丹参12克，鳖甲30克（先煎），甘草5克，三七末3克（冲服）。

治法：健脾养胃，益阴活络。

方解：方中太子参、茯苓、山药、麦芽、甘草等为培补脾胃健运其气，太子参、山药、茯苓等补气之力虽不及党参、黄芪，但不会滞气助火，反佐麦芽使之易于受纳，这对于消化吸收功能甚差，胃阴已伤的患者，较为适合，故为邓老所喜用；石斛、小环钗、山药等急救已伤之胃阴；丹参、鳖甲益阴活络，通脉祛瘀兼清虚热。

加减：若脾胃气虚较甚者，可酌加黄芪、白术或参须另炖；若湿浊偏重者，加扁豆、鸡蛋花、薏苡仁等；若肝气郁结者，加素馨花、合欢皮、郁金等；若疼痛明显者，可加木香、元胡、佛手等；若嗳气频作者，加代赭石、旋覆花等；若大便干结者，加火麻仁、郁李仁等。

（三）临证体会

慢性胃炎乃慢性疾病，病程较长，日久穷必及肾，且脾属土，肝属木，脾虚肝乘，邓老指出，治疗时不应忽视脾胃与肝肾的关系，同时亦应注意脾肺的关系，于适当时选加调养肺、肝、肾之品。

消化性溃疡

一、医案

例1. 周某，男，74岁，教师。1973年11月2日入院。

患者参加教材会议，于11月1日曾食丰盛之午餐，下午如厕发现柏油样便，晚餐纳减，只食面条少许。次日凌晨3时半，觉腹部不适，恶心呕吐，呕出食物残渣及咖啡样液约70毫升，大便排出全柏油样便约500毫升。被发觉扶起后，又吐出浓血一大口约20毫升，头晕，汗出，肢冷，面白，头倾。即以中指叩击其人迎穴，并擦药油，扶卧床上。患者面色稍好，汗止，要求继续叩击人迎穴，云能降胃气之上逆，使胃部稍舒适。送就近医院，西医即按溃疡病合并出血常规治疗。会诊：患者久有溃疡病史及肺结核病史，20年前曾作过胃修补术，去年因肺结核咯血住院。诊其脉浮弦稍数，舌苔厚浊，神疲懒言，周身不适，但无发热。

辨证：食滞兼外感。

治法：清热导滞，兼透外邪。

处方：荆芥穗6克，金银花12克，连翘15克，白茅根30克，白芨15克，侧柏叶9克，鸡内金10克，竹茹9克。

二诊：1973年11月3日，服上方后，微汗出，全身不适解除，仍困倦乏力，口干，舌质红嫩，苔薄黄而干，脉右虚大，左弦滑。可见表虽解而内热未除，仍拟清热止血消滞。

处方：白及25克，侧柏叶13克，白茅根30克，天花粉13克，金银花13克，谷芽15克，鸡内金10克，大枣3枚。

三诊：1978年11月4日，停用一切西药，并转回我附属医院治疗。照上方服1剂。

四诊：1978年11月5日，精神转佳，胃纳好，仍口干，两天未解大便，舌红苔黄，脉缓，右脉稍有涩象。照前方去金银花，2剂。

五诊：1978年11月7日，昨天大便1次，便色转黄，软条便，无其他不适，脉左弦右大微涩，舌胖嫩，苔白。宗前法2剂。

六诊：1978年11月9日，昨天大便1次，黄色软条便，大便潜血阴性。照上方去白茅根加沙参20克，山药13克，3剂。

1978年11月12日痊愈出院。

例2．张某，男，52岁。1973年2月10日初诊。

患者上腹部间歇性疼痛十余年，伴吞酸嗳气，神差纳减。近月来症状加剧，发作频繁，饥饿则发，进食缓解，纳差口淡，时而口干苦（可能与服阿托品有关），脘腹痞胀，大便溏薄。胃肠钡餐检查：胃小弯距贲门约2厘米处有一0.9厘米×1.6厘米椭圆形龛影，诊为"胃溃疡合并慢性肥厚性胃炎"。入院后曾用西药治疗8天，症状不减，疼痛反而加重。X线检查，其龛影增大为1.1厘米×1.6厘米，深约0.9厘米，似穿透至浆膜下层。经会诊主张及时手术，但患者不愿意接受手术治疗，要求中医诊治。

诊见：舌质淡黯，苔白厚浊，脉弦细。

辨证：脾虚运化失职，气血湿浊瘀滞。

治法：健脾胃，化湿浊。

处方：党参、茯苓、白术、扁豆花、薏苡仁、川萆薢、藿香、甘草。

二诊：1973年2月11日，胃痛甚，半小时至1小时剧痛1次，腹胀，吞酸如故，但胃纳略有改善，大便溏，舌淡，苔白厚，脉沉弦。拟健脾舒肝化湿治之。

处方：黄芪12克，党参12克，白术12克，素馨花6克，川连5克，法半夏10克，肉桂心1.8克（焗），鸡内金9克，枳壳6克，甘草5克。1天2剂。

另为患者行按摩手法，点按肩井穴，按后阵痛减轻，次数减少。

三诊：1973年2月12日，痛减，发作次数亦减少，自觉舒适，苔转薄，脉稍有力而弦。仍守前法。

处方：党参12克，黄芪12克，白术12克，茯苓15克，柴胡9克，白芍12克，枳壳8克，川连3克，肉桂心1.8克（焗），鸡内金9克，麦芽15克，甘草5克。加三七末3克，空腹冲服。上方加减连服10天。

四诊：1973年2月22日，胃痛已很少发作，吞酸嗳气亦大为减少。精神、胃纳渐恢复，进食米饭无不良反应，大便成形。继续守前法治疗。

处方：黄芪12克，党参12克，茯苓9克，白术9克，法半夏6克，柴胡6克，川连1.5克，肉桂1.5克（焗），浙贝母9克，炙甘草5克，丹参12克，乌贼骨18克，饴糖30克（冲服）。每天2剂。

另三七末3克，空腹冲服。

五诊：1973年3月1日，症状基本消失，为巩固疗效，上方再服1剂。

六诊：1973年3月7日，无明显不适。

处方：黄芪15克，党参15克，桂枝9克，白术15克，乌贼骨18克，大枣4枚，炙甘草5克，生姜6克，饴糖30克（冲服），另三七末3克，空腹冲服。

服至3月18日，一直无不适，X线复查，龛影直径仅为0.5厘米。上方或去桂枝，或加白芍、陈皮、法半夏，或加麦芽、鸡内金等，继续连服。

七诊：1973年4月18日，头晕，睡眠差，检查血压、五官均正常，舌质稍红，苔白而润，中心稍厚，脉弦细数。此可能为肝盛所致，治宜和肝健脾。

处方：太子参15克，茯苓12克，竹茹9克，生牡蛎15克（先煎），枳壳9克，旱莲草18克，橘红3克，女贞子9克，熟枣仁12克，甘草5克。

上方服3剂后，头晕消失，睡眠亦好。乃改用四君子汤加柴胡、白芍、吴萸、黄芪等药连服。共住院46天，龛影愈合出院。出院后续服中药数月。以后数年断断续续服中药，追踪5年，每年定期X线检查，溃疡病未见复发。

例3. 郝某，男性，42岁，干部。1972年1月11日初诊。

患者于15年前有上腹部疼痛史，每于餐后1小时发作，时觉恶心呕吐，嗳气吐酸，冬季发作较频。1968年开始见呕血或排黑便，反复发作，1970年曾作胃肠钡餐检查，诊断为：胃小弯溃疡，1971年起经常大便潜血阳性，症状同前。近十天来上腹疼痛呈绞痛状，恶心呕吐，吐酸水及食物残渣，经体检心肺正常，肝脾未触及。于1月27日X线钡餐检查：慢性胃小弯角切迹溃疡。西医诊断为胃小弯溃疡并发幽门梗阻。经外科会诊认为本病时间长，溃疡部位癌变率高，拟手术治疗，后因事暂缓手术，请中医会诊。

诊见胃脘部疼痛较剧，痛时喜按，恶心呕吐，吐酸，嗳腐，胃纳欠佳，小便清长，舌淡嫩、齿印，苔白润，脉弦。

辨证：脾虚肝郁。

治法：健脾疏肝。

处方：黄芪15克，党参15克，茯苓25克，白术15克，柴胡9克，法半夏9克，川连1.5克，肉桂1.5克，麦芽15克，白芍12克，甘草6克。5剂。

前后用上方加减或加海螵蛸，或用素馨花易柴胡，或用吴萸易肉桂，后期加三七末（1.5克冲服）。

从2月4日开始至4月1日，症状基本消失，经X线钡餐检查：慢性胃小弯角切迹溃疡与1972年1月27日检查比较明显好转，溃疡龛影较前明显缩小变浅。球部降升部未见异常，于1972年4月5日出院。至1975年1月6日又因上消化道出血住院，经X线钡餐检查诊断为十二指肠球部溃疡（未见原来胃小弯溃疡），住院继续中西结合治疗，于1月23日作胃肠钡餐检查为：轻度十二指肠球部溃疡。

[按语] 例1有胃出血本忌汗，但患者兼有表证，不能不疏解表邪，故选用荆芥穗配以金银花、连翘，以透邪外出，得微汗止后服。荆芥解表兼能止血，故选用此药与其他止血药同用，表里兼施，与纯用解表者不同。二诊时舌嫩红苔黄，是里热未清，阴分受损，右脉虚大，则气分亦有所不足，故去荆芥、连翘，增白及之分量，并加天花粉以生津，加大枣以益气。四诊去金银花，六诊加沙参、山药以养脾胃，虽未输血而血自复。

例2辨证为脾虚湿困兼肝郁，但服健脾祛湿之剂后，痛反增剧，显然与患者对于手术治疗顾虑，影响情绪所致，故除健脾化湿外，仿左金法，用肉桂心代吴茱萸，加素馨花、枳壳协助疏肝，辅以按摩，使患者紧张情绪得以缓解。中期曾用黄芪建中汤，后期治疗仍以健脾舒肝为主，患者出现头晕，考虑与服用黄芪建中汤触动肝阳有关，故予养肝肾潜阳兼以舒肝之法，足见李东垣健脾与制相火之论，是以实践作根据的。例3辨证为脾虚肝郁所致胃痛，均以四君子配左金健脾舒肝，加黄芪健脾补气，气足则痛减，芍药甘草有很好的止痉作用，更配法半夏之降逆气，可治幽门梗阻，三七末对溃疡的愈合有一定的作用。

二、评析

（一）辨证要点

消化性溃疡病是一种常见的慢性胃肠道疾病，简称溃疡病，通常指发生在胃或十二指肠球部的溃疡而言，分别称之为胃溃疡和十二指肠溃疡病。好发于男性，常见于中老年患者。中医属于胃痛证范畴，文献亦有称心痛或心气痛。

1. 病因病机

胃、十二指肠溃疡病的病因较为复杂，多因几种因素的反复作用而成。于诸种因素之中，较为重要的有三大因素：饮食因素、精神因素、体质因素。三者之中又以体质因素为关键性的因素。体质因素即脾胃虚。金代李东垣的内因脾胃为主论，对本病的防治的确有指导意义。从脏腑的关系来看，病生于胃，受侮于肝，关键在脾。脾气虚常为本病的重要一环。

2. 辨证论治

本病辨证为肝脾相关、舒肝与健脾同施。临床常见证型有：肝胃不和、脾胃虚寒、脾虚肝郁兼瘀、胃阳亏损。

（1）肝胃不和型：临床常见胃脘疼痛拒按，痛连于胁或胁背，易怒，口苦口干，嗳气或反酸，甚或吐血、便血、舌质如常，或偏红，尖边红，或有红点，舌苔薄白，脉弦。

治法：疏肝和胃。

处方：四逆散加茯苓、白术、大枣。

方解：四逆散疏肝，茯苓、白术、大枣和胃，使肝得条达，胃气安和，疼痛自止。

加减：若胃胀嗳气可加砂仁、佛手之属；反酸可加煅瓦楞、海螵蛸或左金丸之属。

（2）脾胃虚寒型：临床常见胃脘隐隐作痛，空腹痛增，得食痛减，喜按喜暖，食后腹胀，时或泛吐清水、酸水、胃纳较差，神疲怠倦，四肢乏力，手足欠温，便溏或大便潜血，舌质淡嫩，胖或有齿印，苔白润或浊腻，脉虚或缓或迟。

治法：健脾温中。

处方：黄芪建中汤。

方解：黄芪补气行气，小建中汤温运脾阳。

加减：若偏寒则痛增痛剧，四肢不温，宜附桂理中汤，或再加高良姜。若寒减痛轻，可继用黄芪建中汤或香砂六君子汤以善后。

（3）脾虚肝郁兼瘀证型：临床常见胃脘时痛，或痛连于背，过饥过饱痛增，或吐酸，嘈杂，或大便黑，舌质嫩，有齿印，或暗滞，或淡，或有瘀斑、瘀点，或唇黯齿根黯黑，脉弦细，或虚大，或兼涩象。

治法：健脾祛瘀或兼舒肝。

处方：四君子汤加黄芪、红花、桃仁、柴胡、白芍、海螵蛸之属。

加减：若大便潜血，可用四君子汤加黄芪、侧柏叶、阿胶、白及、血余炭之属。兼便血宜用四君子汤合黄土汤。

（4）胃阳亏损型：临床常见胃脘痛，或胃部有灼热感，口干欲饮，干呕，或食后胃胀，便秘，舌红少津，苔少或花剥，甚则舌光无苔，脉细数或弱。

治法：益胃养阴。

处方：麦冬、党参、沙参、石斛、玉竹、茯苓、甘草、乌梅。

加减：若胃阴亏虚而两手脉虚大者，宜加吉林参以大补元气。

（二）方药特色

邓老根据多年经验体会，舒肝与健脾有调节神经与肠胃功能的作用，自拟治胃、十二指肠溃疡方。

基本方：党参18克，白术12克，茯苓15克，柴胡9克，佛手片5克，乌贼骨15克（或煅瓦楞子），甘草5克。

治法：健脾益气，舒肝和胃。

方解：病生于胃，受侮于肝，关键在脾。脾气虚常为本病的重要一环。故用四君子汤健脾益气；舒肝与健脾有调节神经与肠胃功能的作用，邓老还选用柴胡、佛手片舒肝和胃；乌贼骨或瓦楞子（煅）制酸。

加减：健脾补气是治疗溃疡病的基础，常加用黄芪健脾益气；若胃胀、嗳气反酸者加砂仁、元胡或合用乌贝散；兼吐血便血者加侧柏叶、白及、阿胶、三七末（炒）以凉血、止血；肝胃不和者，治宜疏肝和胃，加白芍、枳壳、郁金，或左金丸；肝郁化火或胃热过盛者合用三黄泻心汤加川楝子、元胡索、郁金之属，以清热疏肝，和胃止痛；脾胃虚寒者，治宜健脾温中，加黄芪、桂枝、法半夏或附桂理中汤；脾虚肝郁兼瘀证，治宜健脾去瘀或兼舒肝，加黄芪、红花、桃仁、白芍、海螵蛸之属；胃阴亏虚者，治宜益胃养阴，加麦冬、石斛、玉竹等。若脾胃虚寒而见呕吐清水冷涎，胃部有水声，舌苔厚腻者，是胃中停饮，宜温中化痰，方用平胃散加桂枝、茯苓、法半夏。

（三）临证体会

西医治疗本病重视制酸。邓老认为，制酸并不能根治本病，但在调理脾胃药中加入一些制酸之剂，使标本兼顾，亦是良策。如配合用乌贝散（乌贼骨85%，浙贝母15%研为极细末），每服2～3克，1天3次，对制酸止痛有一定的疗效，但制作必须注意研成极细末，否则反而不美。

止痛药用于本病主要在于治标，止痛药多辛燥，久用则耗气伤津，有

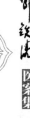

损脾胃，不可不知。

　　本病虽成因多种，但必因脾胃元气受损至不能自复而后成病，常常是慢性而反复发作，故不能满足于症状的缓解而中止治疗。既然脾胃气虚为本病之根本，因此不管原属何证型，最后均需健脾益气或健脾益气再加养胃阴，巩固治疗2~4个月，乃可停药。

　　欲脾胃常健运者，必须坚持体育锻炼，药物治疗终非长久之计。故用药的同时，应衡量体质从事适当的体育运动，特别是疾病基本治愈之时，坚持锻炼是达到根治的重要措施，不可因病愈而懒于锻炼。

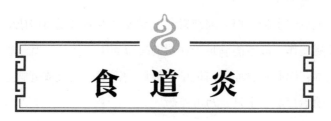

食道炎

医案

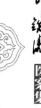

患者张某，女，46岁，1974年4月11日初诊。

患者于1973年4月因患急性黄疸性肝炎而住传染病院治疗，两个多月后痊愈出院。出院后仍继续服中药，6月中旬开始觉服中药后胃脘不适。6月底每于吞咽时有阻碍感，并伴有牵拉样疼痛，且疼痛部位从颈部逐渐下移。9月份移至剑突上胸骨后疼痛并向背部及上胸部放射，时有胃脘烧灼感及恶心，但无呕吐，11月住解放军某医院治疗。根据纤维胃镜及多次食道钡餐检查，诊断为食道炎。后又因心电图运动试验阳性、三酸甘油三酯250mg/dL，诊断为"冠心病"。共住院治疗3个月余，经用中西药治疗未见明显效果而邀余会诊。

诊见：除上述吞咽受阻伴食道下段疼痛症状外，并见疼痛加剧，发作严重时则不能食，强咽即吐，面色㿠白，气短乏力，舌嫩，苔白润，脉弦滑，重按无力。

辨证：噎膈证，属气虚痰阻。

治法：健脾除痰。

处方：威灵仙15克，竹茹10克，胆南星10克，枳实5克，党参15克，茯苓12克，白术10克，甘草5克。

上方药共服50剂，自觉疼痛发作时间缩短，间歇时间延长，且胃纳转佳，舌淡胖嫩，苔白浊厚，脉细滑。病有好转之机，仍守上法。

处方：党参15克，白术12克，茯苓15克，威灵仙18克，竹茹10克，法

240

夏10克，橘红5克，枳壳5克，甘草5克。

服上方药40天后，食道疼痛减轻，胃纳佳，二便正常，舌质淡，苔白，脉细滑。再服药20天后，症状消失，胃纳二便均佳而告治愈，追踪4年一直未再发作。

［按语］本病属中医噎膈证，多因痰、瘀、气虚等因素所致。本例因病后损伤中气，脾失健运，湿浊内生，聚湿成痰，痰浊阻膈而成。脾虚为本，痰浊为标，乃本虚标实之证，故治以健脾除痰，以四君子汤合温胆汤取效。四君子汤补气健脾，扶正固本；温胆汤除内结之痰；威灵仙除湿通络止痛，用以引经，谨守病机，效不更法，终收预期之效。

胃 痉 挛

医案

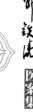

孙某，男，37岁，军医。

患急剧腹痛，从1963年9月开始1年内发作7次，前3次，每次腹痛先从左上腹转右下腹以至整个下腹部，痛后1小时即剧吐，先吐食物后吐黏液，痛约6～8个小时逐渐消失，无发热，无黄疸，大小便正常，腹部柔软，无压痛，移至下腹部后则出现压痛及反跳痛，白细胞数（10～16）×10⁹/L左右。曾诊断为胃痉挛、急性肠炎、阑尾炎等，应用一般疗法。第4次腹痛发作，历时8个小时，腹痛消失后即出现寒战，发热达39.8℃，过6个小时全身出汗后，恢复正常，后3次约1个多月即发作1次，疼痛逐次加剧，疼痛时间延长为8～14个小时，痛后即寒战发热（38～40.5℃之间），多在1天内消退，次日即出现黄疸，黄疸指数为25、13、13单位，均在一二天消退。但病消退后，精神大受损害，不能工作，等到精神恢复能工作半天，而第2次疼痛又至。住院时曾做十二指肠引流和胆囊造影，结果正常，淀粉酶检查，肝功能检查结果都属正常，胆囊超声波检查，胃肠钡餐透视并作X线分层照片，均未见器质性病变，难下明确诊断。

1965年5月底来诊。患者腹胀，时或刺痛而腹部恶凉，形胖，面黄，唇淡，舌质嫩有齿印，发病与疲劳有关。诊其脉，右关虚，左关弦，两寸弱。根据证情分析，腹痛、呕吐、黄疸，病在脾胃，发病与疲劳有关、形胖舌嫩、右关脉虚、两寸脉弱等，均说明是脾虚，虽然腹痛剧烈、呕吐、黄疸等似属实证，但几天之后一切证候又自行消退，左关脉弦，是肝气有余，因此，本病是在脾虚的基础上再加肝气犯脾，劳累之后脾虚更甚，肝气横逆而发病，故证见寒热、疼痛剧烈等症。现在病处于静止期，宜健脾以治本，用四君子汤加黄芪以补中健脾，兼予黄连、柴胡、白芍等以舒肝制其相火。由于患者目前舌淡、腹部恶凉，故仿左金丸之意而反其制，吴茱萸分量反重于黄连。

处方：黄芪24克，党参12克，茯苓9克，白术9克，炙甘草6克，柴胡6克，白芍9克，黄连1.5克，吴茱萸3克，大枣3枚。

服上方7剂后腹胀减轻，后又因证稍为加减，从2月底服药至4月5日，精神较好，已能坚持整天工作，便减轻黄芪分量为每剂15克，继续服药至5月17日，各种症状已基本消失，大便成形。只于晚饭后有些腹胀，已恢复未病前体力，体重增加，面色黄润，唇色正常，舌质尚嫩，齿印仍在，苔白薄，脉缓尺稍弱。病至此基本愈矣。继续服药一个时期以巩固疗效，至今数年未见复发。

［按语］胃痉挛即胃部肌肉抽搐，是胃呈现的一种强烈收缩状态，多与神经功能性异常有关，亦可因胃器质性疾病引起。患者腹痛、呕吐、黄疸，西医各项检查均无器质性异常，经西医常规治疗效果欠佳，在用中医辨证施治中，抓住病情以腹痛为主，黄疸为次，且病情多由疲劳引发，结合病情时间长、脉象右关虚左关弦，辨证为脾虚肝横，在病情阶段上考虑现处于静止期，故以健脾为主，舒肝清相火为辅，药用四君子汤合柴胡、白芍、左金丸为方，随证加减，坚持服用，终获佳效。

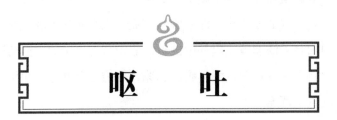

呕 吐

医案

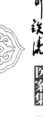

例1. 某女，24岁，2000年12月5日初诊。

每天清晨起床后吐清痰已3年余，疲劳或受凉后加重，剧则呕酸。早上胃纳差，勉强进食，上午则有饥饿感。有某中医诊为脾虚，服中药未效。建议其行胃镜检查以明确诊断。

中医认为脾主运化，胃主纳，纳差、呕吐清痰，不是脾虚而是胃寒，脾虚宜升运，胃寒须温降，升降不明，宜乎未效，以阳明寒呕例治之。

处方：党参12克，吴茱萸4克，姜半夏12克，茯苓30克，桂枝6克，白术10克，炙甘草5克，生姜3片，大枣3枚，5剂。

二诊：2000年12月15日。服药2剂后呕吐止，早餐胃口也有所改善中，为巩固疗效求方，另外，询问坚持每天早上吃两片生姜对病情有没有帮助。

回复其可以吃点生姜，有温胃止呕的作用，要保持乐观，不要紧张，前方略作调整以资巩固。

处方：党参15克，吴萸3克，姜半夏10克，茯苓30克，桂枝6克，白术10克，炙甘草5克，陈皮5克，生姜3片，大枣3枚。

上方服7剂后再服中成药香砂六君子丸。

例2. 某女，26岁。2000年11月11日初诊。

患者经商，两年来因工作关系，饮食一直不规律，常有反胃、恶心、呕吐，有时吐清水，口臭等症状，曾到上海求医，效果不明显。建议其作胃镜检查，以明确诊断。

口臭多因胃热，吐清水又属胃寒，寒热错杂，中焦痞塞，予半夏泻心汤为法。

处方：姜半夏12克，黄芩10克，姜汁炒川连2克，干姜10克，太子参12克，茯苓15克，陈皮10克，炒竹茹10克，炒枳壳10克，炙甘草5克，沉香曲6克，生姜3片，大枣3个。5剂。

二诊：2000年11月29日。前方服了5剂，已无反胃及呕吐，胃纳好转，舌苔白。前方黄芩减半，太子参加至15克。

三诊：2000年12月8日。上方服后胃胀，局部有发冷感，舌苔白。前方加麦、谷芽各12克，继服。

四诊：2000年12月19日。上方服用10剂后，已无反胃。以上方配合香砂养胃丸服用，以资巩固。

［按语］中医呕吐是指胃失和降，气逆于上，胃中之物从口吐出的一种病症，其发病与外邪、饮食、情志及脾胃虚弱有关。

例1患者以晨起吐清痰为主，中医认为脾主运化，胃主纳，纳差、呕吐清痰，不是脾虚而是胃寒，脾虚宜升运，胃寒须温降，以阳明寒呕例治之。方以吴茱萸汤为底，合苓桂术甘汤之温药以和清痰，病情好转后又以中成药香砂六君子丸以善后，可谓有章有法，条理清晰。

例2患者经商，工作操劳，饮食不规律，所谓劳倦则伤脾，饮食不节则伤胃。而口臭多因胃热，吐清水又属胃寒，断为寒热错杂，中焦痞塞，予半夏泻心汤为法。舌苔白胃热去则去黄芩之寒，加重太子参之清补，胃胀，局部有发冷感，舌苔白，则加麦、谷芽以和胃，后以香砂养胃丸善后以图根治。

对于比较顽固的呕吐，特别是癌症后期患者，胃不纳谷，邓老喜用旋覆代赭汤治疗。

便　秘

医案

黄某，男，71岁，1999年10月8日初诊，住院号118612。

患者4个多月前不明原因开始大便干结，有时长达1周不能自行解便，曾在某西医院灌肠、消炎等治疗疗效不显，前来我院寻求中医治疗，经用滋阴降火、攻下之中药（含大黄、玄参、生地），服后效果仍不理想，邀余会诊。诊查：面色无华，准头色黄，唇淡，舌质嫩，色黯红，苔黄浊厚，脉右手虚大，左手沉虚，纳差，便秘，小便可。

辨证：脾气虚，肠道闭阻。

治法：益气健脾，润肠通便。

处方：黄芪60克，五爪龙50克，党参30克，柴胡10克，升麻10克，枳实12克，白术50克，肉苁蓉15克，秦艽30克，北杏10克，瓜蒌15克，火麻仁10克。3剂，每天1剂，早晚服。

同时嘱患者可轻按肾俞以下至尾闾，顺20次，逆20次，悬灸此部位亦可。

二诊：患者服上方1剂后即有自行排便，胃纳好转，舌质嫩，色黯红，苔薄白，每天早晨都有排便，患者要求出院，嘱继服前方。

［按语］便秘是临床上常见的症状，可出现于各种急慢性病症过程中，总由大肠传导失职而成，病位在大肠，常与脾、胃、肺、肝、肾等功能失调有关，中药对便秘有良好的治疗效果。本病例患者因脾气虚弱，运

化无权致糟粕内停，又肾主水，司二阴二便，患者年过七旬，高年体衰，肾精亏耗则肠道干涩，肾阳不足，命门火衰则阴寒凝滞，大便不通。故以补中益气汤加味，辅以肉苁蓉补肝肾，益精血，补肾阳又滋肾阴；火麻仁、瓜蒌等药滋润多脂，性滑利窍；大剂量白术健脾和胃，配黄芪使脾的运化功能正常；加苦杏仁开肺气，与升麻、柴胡同用，使清气上升，浊气下降，糟粕下输；枳实调气导滞散结为使，利导通便。老年人气血虚弱，阴阳失调，脏腑功能衰退，切不可滥用大黄、芒硝等峻下之品克伐之，图一时之快，而犯虚虚之戒。本例乃因虚致秘，塞因塞用，以补开塞，寓通于补之中，立足于调阴阳，补气血，保津液，润肠通便，清气得升，浊气得降，故疾病得以痊愈。

慢 性 肾 炎

一、医案

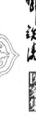

例1. 吴某某，女，17岁，学生。

因患慢性肾炎全身浮肿，久不消退，兼心包积液，于某医院住院治疗，屡服真武汤疗效不理想，而于1961年秋邀余会诊。时证见面色白，全身浮肿，头面尤甚，心悸气喘，小便短少，舌淡胖，苔白，脉沉细尺弱。此为肾虚水肿。

处方：白术15克，白芍12克，茯苓皮30克，炙附子10克，生姜片4片，麻黄10克，北杏10克，桑白皮15克。每天1剂。

服上方后，汗出尿多，水肿消退。加减为方，经治疗20天后水肿全退，心包积液消失，唯小便检查尿蛋白仍阳性。

病未彻底治愈，患者未继续来诊其后情况不详。

例2. 杨某，女，32岁，干部。

因慢性肾炎复发并慢性肾功能衰竭1个多月而于1968年1月转来我院附属医院住院治疗。缘患者2年多前发现慢性肾炎，曾2次发作全身浮肿，经西医治疗浮肿消退。去年11月底第3次发作，再次入该县人民医院住院，经西药治疗1个多月，病情未缓解，且出现腹水，遂转我院治疗。时证见全身重度浮肿，腹大如裹水状（腹水征阳性），每天小便仅半小杯（约40毫升），尿色如浓茶，面及全身皮肤白，精神萎靡，眩晕、少气，声低乏力，不欲食，时恶心，腰膝酸软，舌黯红，苔白灰浊，脉沉细弱稍数。

诊断：水肿证（肾病型慢性肾炎并慢性肾功能衰竭）。

辨证：脾肾阳虚。

处方：附子12克，黄芪18克，白芍12克，白术15克，茯苓皮30克，姜皮15克，大腹皮12克，猪苓12克，陈皮4.5克，桂枝10克。

加减为方，每天1剂，另用甘遂末1克装空心胶囊早晨与白粥1次吞服，并结合西药治疗，初用HCT，后用右旋糖酐及水解蛋白。

浮肿消退后（时体重减轻约10千克），改予健脾补肾收功。

处方：党参15克，黄芪25克，白术12克，茯苓15克，山药15克，薏苡仁12，肉桂1.5克（焗），牛膝15克，菟丝子12克，甘草4.5克。

治疗5个月后浮肿完全消退，精神胃纳转佳，肾功能恢复正常，尿蛋白（±）而出院。嘱继续服用四君子汤合自拟消尿蛋白饮以根治。追踪12年今未再发病，尿蛋白阴性，治愈后一直全天上班。近3年来出现高血压，但经县医院小便常规及肾功能检查均正常而排除肾性高血压。

例3. 余某某，男，11岁，学生。

因患慢性肾炎（肾病型）经某医院治疗，除浮肿消退外，其他症状未见明显好转，于1973年9月26日就诊。时证见面色淡白，唇淡，眼胞微肿，疲乏，纳差，腰酸，大便时溏，舌嫩白苔，脉细尺弱。血压126/84mmHg，总胆固醇5.5mmol/L，血沉130mm/h，尿蛋白（+++），管型（+）。诊断为脾肾两虚之水肿，治以健脾固肾，佐利湿化浊。

处方：黄芪15克，龟板30克（先煎），山药15克，薏苡仁15克，玉米须30克，杜仲12克，扁豆15克，谷芽15克。每天1剂。

服20剂后浮肿全消，精神胃纳好转，血压降至110/70mmHg，总胆固醇降为3.0mmol/L，血沉为30mm/h，尿蛋白（±），管型（−）。

再服上方35剂，各项检查均已正常，而告痊愈，追踪至今未再复发。

例4. 黎某，男，22岁。1980年3月16日初诊。

患者几个月前脸部浮肿两次，均未治疗而自然消退。今年2月3日，眼脸、头部出现水肿，渐蔓延至全身而住院，西医诊为慢性肾炎急性发作，经用激素、利尿药，与五苓散、五皮饮等治疗，水肿在1周内消退。而后隔天服泼尼松80毫克共50余天，其中加服环磷酰胺半个多月，但蛋白尿持续，逐渐出现激素副作用，全身毛细血管扩张而发红，脸上长满痤疮，两颞有搏动性头痛，服安眠药始能入睡但易惊醒，易兴奋激惹，头发脱落。

诊查：眠差易惊，头发脱落，食欲一般，口微苦，不渴。大便正常，小便稍少，色淡黄。舌边尖略红，有齿印，苔灰黄浊腻。脉弦滑，左关尤甚，重按无力。尿蛋白（++++）。

处方：黄芪15克，玉米须30克，山药30克，茯苓皮15克，生薏苡仁30克。每天1剂，水煎，连续服用。

服上方1周后，小便蛋白（++）；两周后，小便蛋白（+）；3周后，小便蛋白（±）；第4周末，小便蛋白（-）。以后连续服药3周，小便蛋白都是阴性。嘱其以后仍服此方药，酌加龟板，以图巩固（治疗期间仍隔天服泼尼松80毫克，曾因预防感冒注射过丙种球蛋白1支）。

例5．何某，男，41岁。

患者自1968年因咽喉痛检查发现尿蛋白（++～+++）开始，经20年中西医治无效，1987年6月20日请余会诊，证见：倦怠乏力，精神欠佳，食眠尚可，舌嫩苔薄，脉细尺弱。拟方如下：

黄芪12克，薏苡仁15克，山药15克，玉米须30克，茯苓12克，扁豆15克，桑椹子12克，菟丝子10克，甘草5克，芡实10克。每天1剂，连服3～30天。

1987年9月26日经上方治疗，原有的蛋白尿（++～+++），至今已消失。复诊出方如下：

黄芪12克，山药15克，丹皮9克，玉米须30克，茯苓12克，桑椹子12克，菟丝子12克，白术12克，薏苡仁15克，甘草5克，旱莲草12克，女贞子9克。每天1剂，连服3～30天。

例6. 陈某，男，46岁。

在美国当地医院诊断为肾病综合征已9年，病情一直反反复复，一直服用西药（preduegone），最大剂量服用100毫克，然后慢慢减至5毫克，但不久病情又复发，西药加大剂量至30毫克。如此反复多次，一直至1997年5月就诊。面色少华。

处方：鳖甲（先煎）30克，太子参15克，西洋参（另炖）9克，玉米须30克，生地12克，熟地12克，丹皮9克，山萸肉12克，山药24克，茯苓12克。煎服法：先用碗半煎鳖甲水滚15分钟，其他药用4碗水浸，至鳖甲煎足15分钟时，一起煎，复渣连参渣用水4碗煎至半碗加水一起服。

自此中西药并用，1年半以来病情都非常稳定，未出现反复，西药一直维持在5毫克。患者于1998年9月12日写信告知病情稳定，当地医生建议西药减至4毫克，三个月后减至3毫克，云云。

［按语］例1、例3为肾病型慢性肾炎，例2为慢性肾炎并慢性肾功能衰竭，例4为慢性肾炎激素伤阴案。例1患者以头面浮肿为甚，且兼有心包积液，故以开鬼门为治法。方中麻黄、北杏、生姜温散宣肺，桑白皮、茯苓皮利水而不伤正，附子温阳利水，白术健脾，白芍可制附子之温燥。例2辨证为脾肾阳虚，故以金匮肾气丸健脾益肾、温阳利水而愈。例3患者浮肿不甚，唯尿蛋白明显，从辨证审察，蛋白尿与脾肾两虚关系最大。脾气散精，肾主藏精，若脾虚不能运化水谷精微输布全身，反与湿浊混杂，从小便而泄；若肾气不固，气化蒸腾作用减弱，亦可致精气下泄而为蛋白尿。且患者兼有疲乏、纳差、腰酸等脾肾虚表现，故治以健脾固肾，利湿化浊，以自拟消尿蛋白饮为主方，加杜仲温肾阳，扁豆、谷芽化湿浊。服20剂后，尿蛋白基本消失，证明本方药证相符，疗效甚佳。例4患者为慢性肾炎急性发作，用大剂量激素治疗后，浮肿虽得控制，但出现眠差、脸上痤疮、舌边尖红等阴伤之证，且蛋白尿仍持续不退，诊其舌脉见舌有齿印，苔灰黄浊腻，脉弦滑，重按无力，可见脾虚湿困之证明显，此时不宜滋阴太过，故以健脾利湿为主。方中黄芪健脾益气，玉米须、薏苡仁、茯

苓皮利湿化浊，山药益脾阴而固肾涩精，药虽少而力专宏，故能收效。

　　例5、例6两案为邓老追忆的医案，例5案语虽甚为简单，但系邓老亲笔所记载，资料弥足珍贵。根据处方用药，当属邓老自拟方消尿蛋白饮加减而成。以方测证，应属脾肾两虚之证。治当脾肾并重，故方中配以桑椹子、女贞子、芡实等加强固肾之功；白术、扁豆、茯苓以健脾益气，诸药合用，共奏健脾固肾利湿化浊之功，效如桴鼓。邓老曾治疗一女性隐匿性肾炎，长期尿蛋白时隐时现，经用邓老消尿蛋白应治疗数月而愈。例6患者肾病综合征，病程长，病情反复，长期服用西药维持疗效，时好时差，治疗颇为棘手。邓老根据病史情况，加上望诊见其面色少华，断为脾肾亏虚之证，以六味地黄丸为主补肾，配以鳖甲、玉米须加强固肾以防利水伤阴，（尤其是经过激素治疗的患者）配以西洋参、太子参益气健脾。邓老亲笔详细写下煎服法，告知患者，细微之处更显大师风范。

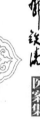

二、评析

（一）辨证要点

　　慢性肾炎属中医"水肿"范畴，因起病缓慢，病程冗长，以虚证居多，又属水肿"阴水"范围。水肿是指因感受外邪、饮食失调或劳倦过度，使肺失通调、脾失转输、肾失开合、膀胱气化不利，导致体内水液潴留，泛滥肌肤，表现以头面、眼睑、四肢、腹背，甚至全身浮肿为特征的一类病证。

　　1. 主要病机——脾肾虚损

　　中医认为水肿证的发病机理与肺、脾、肾三脏失调有关，邓老则认为慢性肾炎主要因脾肾两脏虚损所致，如《诸病源候论·水肿病诸候》中说："脾肾虚则水妄行，盈溢皮肤而令身体肿满。"《景岳全书·肿胀》指出："凡水肿等证，乃肺脾肾三脏相干之病，盖水为至阴，故其本在肾；水化于气，故其标在肺；水惟畏土，故其制在脾。今肺虚则气不化精而化水，脾虚则土不制水而反克，肾虚则水无所主而妄行。"明确指出了水肿之发病，主要是全身气化功能障碍的表现，与肺脾肾关系密切，以肾为本，肺为标，脾为制水之脏。若病至后期，与脾肾的关系尤为密切，此时脾阳虚衰证与肾阳衰微证往往同时出现，而表现为脾肾阳虚，水湿泛滥。水肿的治疗，景岳指出要温补脾肾，"温补即所以化气，气化而痊愈者，愈出自然；消伐所以逐邪，逐邪而暂愈者，愈出勉强。此其一为真愈，一为假愈，亦岂有假愈而果愈者哉！"

2. 辨证分型

邓老认为本病可分为4个证型，早期因脾虚不能运化水湿，故常表现为脾虚湿困。脾虚则气血生化之源不足，又可兼见血虚。至中后期，脾气虚损及肾，可表现为脾肾阳虚。若患者由阳损及阴，或经治疗虽病向好转，但温阳利水太过或用激素治疗损伤阴液，俱可表现为肝肾阴亏。若正气日虚，脾肾衰败，湿郁化浊上蔽心窍，除见脾虚湿困或脾肾阳虚之证外，还可见恶心呕吐，心悸气短，或皮肤瘙痒，或口有尿臭，或呕血便血，或胸闷喘息，烦躁不宁，甚则抽搐惊厥，昏迷不醒，舌苔黄浊或舌光无苔，脉象虚大或沉微细数。

（二）方药特色

邓老虽主张分为上述4个证型，但始终认为脾虚是本病的共性，治疗过程中应时时注意调补脾气，保持脾气的健运，这是关键环节。

对于慢性肾炎脾虚湿阻型的治疗，邓老较常用的是参苓白术散加减。

基本方：党参15克，白术12克，茯苓皮25克，甘草4克，山药12克，薏苡仁15克，黄芪20克，牛膝12克，猪苓15克，桂枝12克（或肉桂1.5克焗）。

治法：健脾利湿。

方解：方中党参、白术、山药、黄芪、甘草健脾补气，薏苡仁、茯苓皮、猪苓利水而不伤正，桂枝温阳利水，牛膝引水下行。

加减法：若湿重，而见苔白厚腻的，去山药，加防己12克、砂仁8克；血虚明显的去猪苓、桂枝，加当归12克（或鸡血藤30克）、枸杞子12克以养血；若见血压升高的，重用黄芪（30克以上），去桂枝、山药，加生石决明30克（先煎）、代赭石30克（先煎）以潜虚阳；若见血尿（镜下血尿）者，去桂枝，选加小叶凤尾草15克，淡豆豉30克、三七末3克（冲服）。若经治疗后患者症状消失，唯尿蛋白长期不除的，则改用自拟消尿蛋白饮：黄芪15~30克，龟板30克，山药15克，薏苡仁15克，玉米须30克。

若水肿严重，尤其是胸腹腔有积水者，则先治其标。如患者上半身肿甚或见胸腔积液者，可予麻黄15克，杏仁10克，熟附子3克，生姜3片，赤小豆30克，茯苓皮60克，煎水服，夏天冷服，冬天温服，服后微汗出为度，待患者水肿明显减轻后，再予参苓白术散。若腹水明显，可予甘遂末1克装于空心胶囊，早晨白粥送服。若经治疗后患者症状基本消失，唯尿蛋白长期不除者，可用自拟消尿蛋白饮：黄芪15~30克，龟板30克，山药15克，薏苡仁15克，玉米须30克，旱莲草12克，菟丝子12克。

脾肾阳虚型，用真武汤合五苓散、五皮饮加减化裁，基本方为：熟附子10~15克，姜皮20克，白芍12克，白术15克，茯苓皮30克，肉桂3克（焗），大腹皮12克，猪苓15克，泽泻12克，党参20克，黄芪20克。其加减之法，同上述脾虚湿困型相类。

肝肾阴虚型，多用杞菊地黄汤加牛膝、车前子等。若阴阳两虚者，可用济生肾气丸。若血压高者，可加生牡蛎30克、草决明25克。

脾肾衰败，浊蒙心窍型，除按上述脾虚湿困或脾肾阳虚辨证用药口服外，还可用生大黄30克煎水保留灌肠，每天1次，连用数天，可降血氨，消水肿。若出现昏迷不醒，宜即针灸人中与涌泉，如湿浊化热患者见舌苔焦黑而干，可兼灌服或鼻饲安宫牛黄丸。

泌尿系感染

一、医案

例1. 某妇，48岁，1973年10月初诊。

患慢性泌尿系感染、肾性高血压已1年多，经肾盂造影，诊断为两肾盏先天性畸形，肾图检查认为左肾已失去功能，小便检查有红细胞、白细胞，尿蛋白（++），小便培养有大肠杆菌生长，曾用各种抗生素均不敏感，血压130/110mmHg（17.3/14.3kpa）。

症见：头晕，神疲，胃纳不好，小便频少，不能工作。诊其人瘦，面色少华，下腹隐痛，舌淡嫩边红，苔白，脉细稍弦而寸弱，此乃虚实夹杂之症，虚者脾肾虚，实者湿浊下注，予以珍凤汤加味治之。

处方：小叶凤尾草、珍珠草、桑寄生、云茯苓各12克，黄皮树寄生15克，百部、太子参、白术各9克，鸡内金6克，茅根18克，小甘草5克。

服上方半年多，胃纳转佳，精神振作，已恢复全天工作，小便检查尚余蛋白微量，白细胞几个，多次尿培养已无大肠杆菌生长，血压稳定在110/90mmHg～120/100mmHg（14.6/12kpa～15.9/13.3kpa）。病至此，湿浊邪已近净，转用补脾肾以收功。追踪数年未见复发，并告余曰某妇幼保健院院长，试用此方治疗此病数人，亦收良效云云。

例2. 周某，女，67岁，干部。

患者于1998年10月尿检查：红细胞（+），白细胞（+），无明显症状，经用抗生素治疗，11月复查尿常规正常，12月24日尿常规：红细胞

（++++），白细胞（+），收住院治疗。经B超等检查排除泌尿系结石，诊断为泌尿系感染。经中西药治疗，1998年1月8日痊愈出院。3月11日查尿常规：红细胞（+），服用抗生素治疗而正常，5月28日因旅途劳累，发热、尿检：红细胞（++++），白细胞（+），又用抗生素治疗而正常。7月6日小便又出现红、白细胞各（+）。因小便异常，反复发作于7月7日来诊。

诊见：形体稍胖，面色少华，唇稍暗，舌胖嫩苔白润，脉沉细。证属脾虚湿困，以健脾去湿法。

处方：桑寄生、太子参各30克，茯苓、白术、百部各12克，白芨10克，山药20克，黄芪、小叶凤尾草、珍珠草各15克，甘草6克，大枣3枚。

药后尿检正常，继续服药至10月5日。因过度劳累，外加精神刺激等因素，复查尿常规，白细胞（+），舌象同前，脉细稍弦。仍守法续进，佐以疏肝理气。

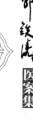

处方：黄芪、桑寄生、太子参各30克，茯苓、白术、小叶凤尾草、珍珠草各15克，百部12克，素馨花10克，三叶人字草、山药各20克，甘草6克。

药后复查小便正常，续服上药巩固疗效。11月1日—15日因感冒、出差停药，尿检又见白细胞（+）。诊见其面色转华，舌胖嫩少苔，脉沉细尺弱。此正虚邪却，治宜扶正稍为侧重。

处方：太子参、山药、桑寄生各30克，三叶人字草、黄芪各15克，茯苓、白术、百部、薏苡仁各12克，炙甘草6克，鳖甲（先煎）20克，大枣4枚。

共服60多剂至春节停药。患者于2000年1—3月，每月尿复查2~3次均正常，停药1年，于2000年12月复查尿常规未见异常。

例3. 蔡某，女，17岁。

患者小便频数，几乎每分钟都要小便，而尿量甚少，苦不堪言。先求于市人民医院，住院按泌尿系感染治疗月余无效，转某军医大学附属医院，亦按泌感治疗并行膀胱冲洗。住院2个月亦无效。来诊时病已3年，面色萎黄，唇淡黯，脉弦细涩，舌边左右各有淡墨色如带状约0.5厘米从舌根至舌尖，翘舌之底面亦有，带状墨色与舌面之墨带相连，好像在边镶了一条墨边。按张景岳的理论所谓"独处藏奸"，再追查其起因，由于学骑自行车被车座撞了下阴部。病已多年，体质已虚，但体虚而病实，治疗原则应以消补兼施，先补多于消，使体质日复，疾病可愈。处方以四君子汤健脾益气以固其后天之本，兼予祛瘀。药用：党参、茯苓、白术、五爪龙、蒲黄、五灵脂为基本方，或用乳香、没药易蒲黄、五灵脂。

后期增加活血祛瘀药，同时更加黄芪以行气，偶或用轻量小叶凤尾草或珍珠草或琥珀末为引。病情稍有好转，坚持治疗，约半年舌边之淡墨长斑逐步变窄变淡，共治疗两年始愈。追踪十多年未有复发，数年前结婚生子矣。

[按语]例1为泌尿系感染肾盂畸形肾性高血压案，患者头晕，神疲，胃纳不好，小便频少，不能工作。诊其人瘦，面色少华，下腹隐痛，舌淡嫩边红，苔白，脉细稍弦而寸弱，此乃虚实夹杂之症，虚者脾肾虚，实者湿浊下注，予以珍凤汤加味治之。例2患者不仅有湿邪，更兼脾虚，故治疗首用四君子汤以健脾，加山药、桑寄生、大枣以固脾肾，用百部、珍珠草、凤尾草等以祛邪。白及补肺止血，又能治痈肿毒，用之既能扶正，又可祛邪。拟第2方时因患者过劳复发，故黄芪倍用，鉴于情绪因素故加素馨花以疏肝，三叶人字草善止泌尿系之出血。拟第3方时因舌嫩少苔，故加鳖甲以补肝益阴，以薏苡仁易珍珠草、凤尾草，重在扶正。例3患者面色萎黄，唇淡黯，脉弦细涩，舌边左右名有淡墨色如带状约0.5厘米从舌根至舌尖，翘舌之底面亦有。按张景岳的理论所谓"独处藏奸"，再追查其起因，由于学骑自行车为车座撞了下阴部。病已多年，体质已虚，但体虚而病实，治疗原则应以消补兼施，先补多于消，使体质日复，疾病可愈。处方以四君子汤健脾益气以固其后天之本，兼予祛瘀。

慢性肾盂肾炎病方

珍风汤

太子参两白术五子玄参五

甘草子半百部三子桑寄生两

珍珠草五子 小叶凤尾草五子

此方宜于脾虚湿郁之

慢性肾盂肾炎病

邓铁涛私方

二、评析

（一）辨证要点

泌尿系感染有急慢性之分。急性期，西医治疗常用抗生素，长期使用抗生素，细菌容易产生耐药性，或进入细胞内成为细胞内细菌，使抗生素失去杀菌能力，故慢性肾盂肾炎为比较难治而有发展倾向的疾病。所谓发展倾向，不但难以治愈，还可引起肾性高血压、肾功能不全、尿毒症等病变。

急性泌尿系感染应属中医的热淋范畴，好发于女性。慢性泌尿系感染常见于妇女患慢性肾盂肾炎后，反复难愈，应属中医淋证中气淋、劳淋一类，乃邪少虚多之证。多因急性时期未彻底治愈，邪气深藏伏匿于内，正不胜邪，一遇劳累或伤精神，或感外邪病即复发。发作之时可急可缓，急则邪热盛实，应以清热为主；缓则缠绵不已。

（二）方药特色

对于热淋邓老常独用珍珠草与小叶凤尾草治疗，亦可稍加清热去湿之品如薏苡仁、车前之属，若舌红苔薄有伤津现象者，注意勿利水太过，可用"珍""凤"加导赤散治之。珍珠草与小叶凤尾草，是邓老经常使用的一对草药，对热淋、水肿（阳水）疗效均佳，鲜者效果更好。用量：鲜者各30克，干品各15克左右。

对于劳淋、气淋，邓老喜用自拟之珍凤汤。

基本方：太子参15克，白术12克，茯苓12克，小甘草5克，百部9克，桑寄生18克，珍珠草15克，小叶凤尾草15克。

治法：清热利尿，健脾利湿。

方解：此方即珍珠草、小叶凤尾草合四君子汤再加桑寄生、百部而成。立方之意，乃根据脾胃学说，如张仲景有"四季脾旺不受邪"之说，李东垣有"内伤脾胃百病由生"之论。本病既是邪少虚多之证，要使正气充足以逐邪气，健脾便是重要的一着，故用四君子汤以健旺脾胃，调动人体之抗病能力；用"珍、凤"以祛邪，形成内外夹击之势。百部佐"珍、凤"以逐邪，现代之研究证明百部有抗菌（包括大肠杆菌）之作用。桑寄生，《本草经》："主腰痛"，《本经再新》："补气温中，治阴虚壮阳道"，现代之研究："治动脉硬化性高血压"及"治瘀血性肾炎"，邓老认为桑寄生既能帮助扶正，又入肝肾经，为本方之使药。

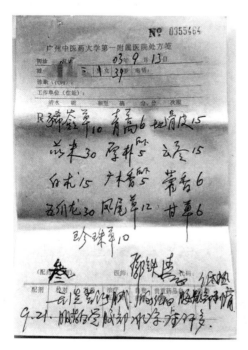

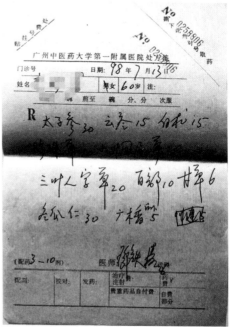

泌尿系结石

医案

罗某，男，25岁，学生。

因左上腹绞痛两天，于1967年11月1日入院治疗。患者前天晚上突发左上腹持续疼痛，阵发性绞痛，伴恶心欲吐，入院时自述两天未解大便，小便如常。查舌质稍红，苔薄微黄，脉弦数。左肾区压痛叩痛明显。小便常规：尿蛋白（±），红细胞（++），白细胞0-3。

西医诊断：泌尿系结石并肾绞痛。

中医诊断：淋证，证属下焦湿热。治以清热利水通淋。

处方：金钱草60克，海金沙15克，鸡内金15克，冬葵子15克，琥珀末4.5克（冲服），砂牛末1.5克（冲服），广木香12克（后下），柴胡12克，枳壳12克，白芍15克，甘草10克，大黄10克（后下）。每天1剂。

入院当天及第5天晚上因绞痛剧烈于痛处拔火罐后绞痛

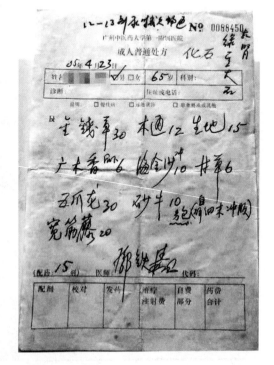

明显减轻，第6天溺时尿道刺痛，第8天溺时排出砂粒样结石1粒，之后症状消失（第11天腹X线片示：沿泌尿系部位均未见明显不透X线致密结石影），而于第13天痊愈出院。

［按语］本例为泌尿系结石并肾绞痛，属中医淋证，证属下焦湿热，治以清热利水通淋。

治泌尿系结石邓老常用自拟三金汤加减利水通淋，化石排石，基本方组成：金钱草30克，生地15克，广木香5克，鸡内金10克，海金砂3克（冲服，琥珀末或砂牛末与海金砂交替使用），小甘草3克，木通9克。小便涩痛者加小叶凤尾草24克，珍珠草24克。血尿者加白茅根30克，淡豆豉10克，三叶人字草30克。气虚明显者加黄芪30克。肾阳虚者加附桂或附桂八味丸加金钱草、琥珀末之类治之。

肾绞痛或腹痛甚可当即用拔火罐疗法：痛在上腹或腰背者罐口放在腰背部痛点处（罐口余部偏于下方），痛在下腹部者，罐放腹部痛点处。此法不仅能止痛，而且能使结石下移，以利排出。

尿 失 禁

医案

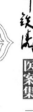

黄某，女，75岁。

2001年1月10日函诊，故无法诊其舌象脉象，但患者出国前知其身体偏虚。今老年遗尿，当属脾肾亏虚，固涩无权所致。治宜升阳益气，温肾固涩。

处方：黄芪30克，党参24克，白术15克，当归12克，柴胡6克，川芎6克，陈皮1克，炙甘草6克，菟丝子15克，五味子6克，巴戟18克，升麻6克。

连服1个月，患者不再遗尿，偶尔半夜起床小便1次。

[按语] 本案例实为老年人尿失禁，即膀胱内的尿液不能控制而自行流出，一般以老年男性多见。本例患者年老，脾气虚弱，脾的运化功能不健而致膀胱闭藏失职，不能约束水液，肾气不足，气化无权，膀胱之气不固，水液无制而成遗尿。在治疗上效仿张景岳"治水必治气"的原则，以补中益气汤为主，加菟丝子、巴戟天温肾阳，固精气、缩小便，以使药性直趋病本，再适量加入一味固涩药（五味子）即达到标本兼治的目的而促进疾病痊愈。《景岳全书》云："凡治小便不禁者，古方多用固涩，此固宜然，然固涩之剂，不过固其门户，此亦治标之意，而非塞源之道也。"所谓固涩者，约束膀胱也；所谓塞源者，脾肾同治也。本例病案通过补益脾肾之气以塞其源，约束膀胱水道以强固涩之能，开阖有度，遗尿得控，可谓以补来涩，寓涩于补之中。

梦 遗

医案

陈某，男，17岁，柬埔寨金边市人。2003年7月23日入院。

梦遗3年余，症状加重，伴发热、咳嗽、咯痰4天。患者自1999年始出现梦遗，2～3天1次，2000年始伴有头晕乏力，精神不集中，在当地行包皮环切术后，症状仍未见好转，并服中药治疗，效果不明显，症状反复发作，于2003年6月7日在我院门诊求治，予以补肾止遗等治疗后，症状反加重。入院前4天不慎外感受凉后，梦遗加重，并出现发热，T 38.2℃，伴咳嗽、咯痰，继续在我院门诊求治，予中药清热及西药抗感染，体温波动在36.5～38.5℃之间，症状改善不明显，故再次来我院急诊求治。T 36.5℃，血检查：WBC 6.8×10^9/L，N 0.63，L 0.24。X线摄胸片示：右上肺野结核与炎症相鉴别，为进一步治疗而收入我科。诊见：神清，精神不振，倦怠乏力，怕冷，无发热、恶寒，时有咳嗽，咯痰量少、质黏、色黄，口干口苦，少寐多梦，梦则遗精，纳眠差，腰酸软，二便调，舌质红。苔薄黄，脉浮滑。患者否认其他病史。入院体查：T 37.5℃，P 100次/分，R 21次/分，BP 98/60mmHg，咽充血（+），双侧扁桃体不大，双肺呼吸音清，未闻及干湿罗音，心率100次/分，律齐，各瓣膜听诊区未闻及病理性杂音。实验室检查，血常规：白细胞计数为5.3×10^9/L，中性粒细胞为0.53。生化检查：正常。

中医诊断：①发热（外感风热，痰热阻肺）；②梦遗（君相火动，心肾不交）。

西医诊断：①发热原因待查；肺部感染，肺结核？②遗精。中医治以清热解毒，疏风解表为法。

处方：黄连、当归各9克，生地黄、酸枣仁、党参、莲子各15克，茯神20克，远志、甘草各6克，天冬10克，石菖蒲12克，龙骨（先煎）30克。静脉滴注鱼腥草注射液、穿琥宁注射液以清热化痰，口服七神安片、养心安神口服液以安神。

二诊：2003年7月25日。患者体温已正常，因外感渐去，治疗以梦遗为主，治以泻火，祛痰湿为法。

处方：柴胡，黄连、橘红各6克，黄柏、竹茹、远志各12克，法半夏，石菖蒲、萆薢、车前子（包）各20克，土茯苓30克。

三诊：2003年7月28日。患者未行抗结核治疗，复查胸片未见异常，故考虑发热原因为肺部感染，停用鱼腥草、穿琥宁、清开灵口服液等消热之剂。因其有面色㿠白、腰酸软、夜尿多，守上方去土茯苓，加陈皮3克，熟附子9克。服4剂后患者仍有梦遗、失眠。

7月31日查房：患者神清，精神好转，前额头痛，仍有咳嗽、咯白色痰，腰膝酸软，双下肢乏力，小便稍急，每晚夜尿2～3次，大便正常，梦遗隔天1次。舌黯淡、苔根浊，左脉涩、寸脉弱，右脉弦浮、稍数。查体：T 36.5℃，P 85次/分，R 21次/分，BP 98/60mmHg。咽无充血，双侧扁桃体不大，双肺未闻干湿啰音。患者面色暗，黑眼圈，是长期患病脾肾不足的表现，舌质黯淡、苔白根部厚浊，乃痰湿，虚中有实，下焦湿热之证，左脉涩乃血瘀，寸脉弱则脾气不足；左脉弦浮，兼有咳嗽，是表邪未净虚实错杂；患者胃纳差，与前用补阴致败胃及脾失健运有关；而患者遗精，腰膝酸软，双下肢乏力，小便稍急，每晚夜尿2～3次，为肾虚表现，但尺脉不弱，经补肾治疗后遗精症状加重，且患者肛门有下坠感，考虑到与前列腺炎，即下焦湿浊有关，也是引起遗精长期不解的缘故之一。患者久病，不可能短期治愈，如治疗后面色有光泽则为有效；表里同病，不能专治肾，且伴胃纳差、神倦乏力，是后天之本虚弱，应先治脾，健脾不碍邪，方用补中益气汤加减，该方又可治虚人外感，以清其未尽之邪，再以桂枝茯苓丸加减以治其本。

补中益气汤处方：柴胡、升麻、扁豆花、当归各10克，党参、黄芪、薏苡仁各15克，白术20克，甘草5克，陈皮3克。4剂，每天1剂，水煎服。

桂枝茯苓丸处方：桂枝、茯苓、赤芍、桃仁、扁豆花、牡丹皮各10克，王不留行15克，两头尖12克，五爪龙、桑寄生各30克，白术20克，4剂。

8月7日再诊：7天未见梦遗，睡眠及面色改善。继续守桂枝茯苓丸加减及补中益气汤加减治疗，交替服用，服药1个月以巩固疗效。患者遂携方药返回柬埔寨。

[按语]梦遗是遗精的一种，在入睡后做梦时遗精为梦遗，病理性遗精多见于中老年或身体先天不足者。治疗梦遗应先查脏腑，用心过度或杂念妄想，君相火旺，引起遗精的为心病；精关不固，无梦滑泄的多为肾亏。但单凭有梦、无梦不足为辨证依据，须结合患者健康状况，发病新久及脉证等，才能正确辨证。其次应分清虚实：初起多见实证，日久以虚证为多。实证以君相火旺及湿热痰火下注，扰动精室者为主；虚证则属肾虚不固，封藏失职，若虚而有热象者，多为阴虚火旺。治疗实证以清泄为主，虚证属肾虚不固、封藏失职，治宜补肾固精，偏阴虚则滋阴，偏阳虚则温阳，若阴虚有热当养阴清火。

本例为17岁青年患梦遗多年，症见面色暗、黑眼圈，舌质暗淡、苔根浊、左脉涩、寸脉弱、右脉弦浮、稍数，辨证属久病、虚实夹杂，兼有表邪未净，虚实错杂，从脏腑辨证，涉及肺脾肾。治疗以表里同治、先予治脾。从辨证到治疗并不拘泥于治梦遗治在心肾的概念，而是根据患者具体情况，结合四诊辨证指导治疗，故临床疗效显著。尤其慢性前列腺炎引起遗精，以益气健脾，活血化瘀，祛湿通络为治则，予桂枝茯苓丸治疗。本案例同时体现了邓老重视脾胃的学术观点：脾胃为后天之本，先天不足时当扶助后天脾胃，使中气充足而肾气渐盛，其症自消，此"五脏相关"之治也。

慢性肾功能衰竭

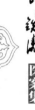

医案

萧某，女，80岁，香港居民。1993年10月11日初诊。

患者自1992年底日渐消瘦，时有眩晕，胃纳渐减。1993年2月因眩晕严重，面色苍白，怠倦甚，食欲差，大便色黑，即送医院治疗。血红蛋白47g/L，而非蛋白氮明显增加，小便有红白细胞，大便潜血（+++），西医诊断为慢性肾功能衰竭合并消化道出血，严重贫血。反复X线照片及纤维胃镜、灌肠造影皆无法找到出血部位。只在同位素检查中，发现小肠回盲部有少量的血液积聚。西医治以止血剂及输血，但大便潜血仍不能控制。输血不及1个月，血色素又下降至70g/L。加用中药如高丽参、归脾汤、补中益气、十全大补及紫地合剂、白芨粉等，中西结合治疗3个月余，大便潜血经常在（++）至（+++）之间，先后输血11次，每次1000毫升。而血色素仍持续下降，9月23日查血色素70g/L，遂来求治于中医。患者有高血压史30余年，糖尿病史20余年，长期用西药控制。

诊查：精神萎靡，眩晕怠倦，面白少华，声低气短，动则气喘，畏寒肢冷，口淡，胃纳不振，小便频数而清，大便数天一行，量少色黑。唇淡，舌淡，胖嫩而无苔，脉微细。

辨证：气不摄血，脾肾俱虚。

治法：补气健脾，固肾止血。

处方：高丽参15克（另炖服），党参15克，黄芪30克，山药80克，山萸肉10克，黄精18克，玉米须30克，阿胶6克（烊化），鹿角胶6克（烊化）。三七末3克（炒至深黄色去火气）冲服。

二诊：停服其他中西药，服药6天，患者胃纳稍强，夜能入睡。大便转咖啡色，潜血试验（＋）。效不更方。

连服1个月，患者精神好转，胃纳增，眩晕减，大便潜血时为（＋）或呈阴性，按上方去三七末，加花生衣9克。

服药1周后，大便潜血转阴性。再连服3个月，患者胃纳佳，睡眠好，已无眩晕气短，大便正常，血色素维持在108g/L以上，体力日渐恢复，并能栽花浇水，做些轻微的体力活动。遂改为每周照原方服药1剂以巩固疗效。

1994年5月，患者体力复原，已能参加各种户外活动，于是停药，追踪1年精神体力均佳。

［按语］慢性肾功能衰竭是肾功能不全的严重阶段。慢性肾功能不全，是指各种原因造成的慢性进行性肾实质损害，致使肾脏明显萎缩，不能维持其基本功能，全身各系统均会受累，从原发病起病到肾功能不全的开始，间隔时间可为数年到十余年。慢性肾功能衰竭并消化道出血，其原因多由肾炎、肾盂肾炎、高血压病、糖尿病所致，后期尿素氮、肌酐持续增高，胃肠黏膜由于毒素的刺激，缺血缺氧等原因导致弥漫性出血。这种消化道出血与溃疡病、胃炎所致的出血有本质区别，后者以胃热十居八九，前者以脾肾俱虚，气不摄血为主，治疗当补气、固肾、止血为先。

本例临床难度甚大，西医西药治之已无效，靠反复输血维持，曾考虑剖腹探查出血原因。因患者年老，肾功能衰竭兼贫血，故不敢手术。在邓老接手诊治之前，虽曾服归脾汤、补中益气之属，但始终未能对证，故疗效亦不佳。归脾汤补脾，对于脾不统血之患者，可能生效。十全大补汤过温动血，补中益气汤虽能治气虚，但其着重点在于升发脾胃之阳气，此方"走"多于"守"，故于消化道出血者，虽有气虚亦不相宜，甚至得到相反的效果，不可不知。上述处方，以独参汤以益气固脱补五脏，人参守多于走，且选择性较温的高丽参以峻补之，实为主药。党参、黄芪、山药以辅佐高丽参以健脾；山药、山萸肉、玉米须以固肾；黄精、阿胶、鹿角胶以补血止血；三七末止血为使药。三七末所以要炒黄色，是邓老多年临证之经验。三七生用冲服活血多于止血，若炒黄冲服则止血多于活血，若切片煎服，虽亦能活血则偏于补血矣。方中山药，为何用至80克，根据邓氏经验，对于糖尿病患者，重用山药60克以上再加玉米须30克，往往有降糖之效果。处方用药，该重该轻，用之得法，往往效速。其后所以用花生衣以代三七末，因花生衣止血生血之效果有时在三七之上也，但活血则远不及三七矣。

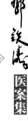

微小病变性肾病

医案

陈某,46岁,美籍华人。

1997年5月20日在加拿大温哥华就诊。患者于9年前在美国医院诊断为微小病变性肾病。症见水肿,兼尿有蛋白,用激素治疗,用量随病情轻重而增减。如此反复9年,不能根治。诊见:面色少华,无任何不适,脚微肿,舌瘦嫩有齿印,苔薄白,脉细尺弱。此肾虚气阴不足所致,予以益气补肾为治。

处方:鳖甲(先煎)、玉米须各30克,西洋参(另炖兑服)、丹皮各9克,生地、熟地、山茱萸各12克,太子参、薏苡仁各15克,山药、茯苓皮各24克。

嘱其逐步减少激素用量,服药1年半,泼尼松减至每天4毫克,3个月后再减至每天3毫克。1999年来电话告知,病已痊愈。

[按语]微小病变性肾病又称类脂性肾病,是导致肾病综合征的最常见疾病之一,儿童及成人均可见此病。本例患者远在美国,复诊不易,故一方到底。其间只于脚肿消失时以茯苓易茯苓皮并减其量。此方即六味地黄汤去泽泻加薏苡仁及鳖甲、玉米须。我的经验,以薏苡仁配鳖甲治蛋白尿颇有效验,视之药对。太子参、西洋参益气培元,合六味地黄汤以治本,玉米须利尿而不伤阴,近人研究,此药能治肾炎水肿,故以为使。

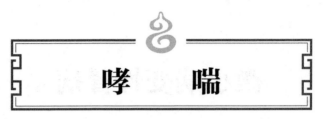

哮 喘

医案

例1. 李某，男，中学教师。

患咳嗽或时见咯血、哮喘8年，每当秋冬之际大发作至明春始休。哮喘发则不能卧，呼吸困难，痰鸣如锯，口唇发绀，大汗淋漓。经西医院诊断为支气管扩张合并哮喘。曾用麻黄素、氨茶碱，青霉素、链霉素等治疗，迁延难愈。1961年秋由60级同学带来就诊。患者面色少华，舌嫩苔白，脉滑细数。为拟丸方：麻黄9克，白芨30克，蛤粉15克，百部120克，百合120克，共研细末为一料，炼蜜为小丸，每服6克，每天服2次。并嘱其注意休息和营养，加强锻炼，以增强体质。服上药1剂后，患者觉口干唇裂。嘱其以猪肺熬汤饮。一取肺主皮毛之意，以猪肺养肺；二则猪肺汤可养阴而治咽喉。丸药照服至第三料后，患者自觉症状减轻一半，发作间隔时间延长，每次发作时间短而症减轻。嘱其继服。1962年秋虽仍发作1次，但瞬间即过，不致影响工作及睡眠。以后每年夏季服3~4料，秋后便不再发。两年后停药。追踪13年，未再发作，体质与精神均胜于前。60级杨同学见此例奇效，她按此法治此类症亦多奏效，亦将其治疗之病案寄笔者存。又如治广东省中医院一护士长，为单纯之支气管扩张症，又用百合片丸剂治之，用了三料，初时未效，但其后渐好，随访20多年，已无再发。

例2. 常某，女，56岁，河北省冀州市人。

2000年11月19日初诊，患者患哮喘30余年，加重4年。每年立冬之后

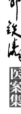

即发作。经市医院透视诊为慢性支气管炎，输液疗效不明显。刻下：白天发作轻，晚上加重，吐白痰，甚则汗出，哮喘，喉中有哮鸣音，影响睡眠。腰酸疼，畏寒怕冷，手足发凉，胃弱，受凉则不适，舌稍紫边尖赤，苔薄稍黄，脉沉细弱似无。

本病乃本虚标实，叶天士云虚喘治肾，实喘治肺，先以温肺化饮为法。

处方：射干10克，炙麻黄6克，桂枝10克，白芍10克，干姜10克，细辛3克，法半夏10克，五味子6克，款冬花10克，桃仁10克，杏仁10克，炙甘草5克，补骨脂12克。5剂。

另嘱患者每晚嚼服核桃肉3个，生姜3片，红参1片，久用有益肾敛肺化痰之功。

二诊：2000年11月30日，前方服5剂后，咳喘痰减大半，白天基本不发作，每晚9点左右至凌晨3点左右咳喘一阵，先咽痒后咳嗽，甚则喘，喉中有哮鸣音，仍畏寒怕冷，手足发凉，有时呃逆，晨起口干，苔薄白，舌稍紫，脉沉弱。

继用上法：射干10克，炙麻黄6克，桂枝10克，白芍10克，干姜10克，细辛3克，姜半夏12克，五味子6克，杏仁10克，苏子10克，白芥子10克，炮附子5克，炙甘草5克。

上方加减服十余剂咳喘缓解，仍觉怕冷，嘱其服金匮肾气丸、参蛤散调理。

［按语］例1患者有哮喘史8年并时有咯血，来诊时属于哮喘的缓解期，故用丸药取其持久的疗效，李杲说："丸者缓也，舒缓而治之也。"方中麻黄平喘，蛤蚧粉补肺肾之气平喘，百部、百合润肺止咳，白芨主要针对其时有咯血的症状。在服药的同时嘱患者以猪肺熬汤进行食疗，一取肺主皮毛之意，以猪肺养肺；二则猪肺汤可养阴而治咽喉。例2患者有哮喘史30余年，发作时伴畏寒怕冷，手足发凉，胃弱，受凉则不适等症状，舌稍紫边尖赤，苔薄稍黄，脉沉细弱似无。属于寒哮的范畴，治疗上应以温肺散寒，平喘为主，以射干麻黄汤为主方化裁，加桃仁活血，补骨脂、

核桃肉、红参等补气益肾。

在例1中所见之咯血，邓老认为咯血在旧社会时期为肺结核病之常见症。对肺结核病之治疗，邓老多采用张锡纯《衷中参西录》之理论与治法，用之确有一定的疗效。属阴虚劳热者喜用张氏之资生汤（生山药30克，玄参15克，于术9克，生鸡内金6克，牛蒡子9克炒捣；热甚者加生地黄15~18克）加仙鹤草、白芨之类止血药。气血瘀者喜用张氏之十全育真汤（党参12克，山药12克，知母12克，玄参12克，生龙骨12克，生牡蛎12克，丹参6克，三棱4.5克，莪术4.5克）加白芨、血余炭之类止血药。若大咯血则宜止血为先，如前话止血之法。即用梅花针叩击人迎穴，每侧1~2分钟，并用童便冲服止血散（煅花蕊石2份，白芨2份，血余炭1份，共为细末，每服3克，每天3次服），然后辨证用药。对于童便冲服止血散，邓老有一验案：20世纪60年代在顺德陈村公社治一老翁，咯血甚多，已两天，面与皮肤色如黄蜡，人瘦甚，患肺结核多年。面色尚有华色，唇淡，舌淡胖嫩、苔薄，脉芤数。乃嘱取其孙之中段尿送服止血散一钱许，教其家人用梅花针叩击人迎穴，每天3次。中药处方用八珍汤加白芨、侧柏叶、阿胶。3天而血渐止。

肺 心 病

医案

郑某，女，58岁，广州电池厂退休工人。

因"反复咳嗽、咯痰10年，气促2年，加重伴胸闷2天"于2000年2月2日入院。入院时症见：神清，疲倦，时有咳嗽，咯白色黏痰，痰少，气促，不能平卧，胸闷心悸，口干不欲饮，纳眠差，二便调，双下肢不肿。查体：T 36.3℃，P 120次/分，R 24次/分，BP 156/90mmHg。形体偏瘦，唇绀，桶状胸，叩诊过清音，双肺呼吸音粗，可闻及干湿啰音。入院诊断，中医：肺胀（肺脾肾虚，痰瘀阻络）；西医：1. 慢性阻塞性肺病急性加重期。2. 慢性肺源性心脏病，慢性心功能不全，心功能Ⅳ级。

入院后给予化痰止咳、活血通络之中药，配合头孢他啶、甲强龙、化痰片、硝酸甘油等抗感染、解痉、平喘、化痰、扩血管，配合雾化吸入，共治79天病情无明显好转，于2000年4月21日转入心脏中心，口服补心气口服液、希刻劳等无明显好转，4月28日延请查房，当时症见：神清，烦躁，面色少华，时感气促，动则尤甚，口干不多饮，纳可，睡眠差，二便调，舌质淡，边有瘀点，苔白腻，舌底脉络迂曲，六脉细弱，左寸尤甚，右寸浮，血常规，电解质均正常，中医诊断属肺胀，证型为肺脾肾虚、瘀痰阻络，治宜化痰宣肺、益气祛瘀。

处方：苏子10克，莱菔子10克，白芥子10克，党参30克，五爪龙30克，茯苓15克，白术15克，三七末2克，炙甘草6克，蛤蚧1对，法半夏10克，鹅管石30克。6剂。

二诊：药后患者精神明显好转，心烦气促明显减轻，睡眠转佳，仍时有汗出，气促，纳可，二便调，舌淡黯，边有瘀点，苔薄黄，六脉弱，两寸浮。以温补肺肾、化痰祛瘀为法。

处方：五爪龙50克，党参30克，麦冬10克，五味子10克，苏子10克，莱菔子10克，白芥子10克，法半夏30克，炙甘草6克，蛤蚧1对，三七末2克，白术15克，吉林红参10克（另炖）。7剂。

药后病情稳定而出院。

[按语]慢性阻塞性肺病起病缓慢，老年多见，以受凉为诱因，常反复发作，导致肺脾肾虚，正虚易感邪，邪恋则伤正，形成正虚邪恋的恶性循环。正气虚损，津液代谢、输布失常，血液运行不畅，致痰瘀内生，阻滞肺气，导致肺气胀满，不能敛降，形成肺胀，本病例起病10余年，咳嗽、咯痰、气促呈进行性加重，久病肺脾肾虚，痰瘀内阻是本病的特点。

邓老查房时，患者出现烦躁、眠差、口干等热象，但邓老透过现象看本质，认为本病起病缓慢，日久肺脾肾虚，虚阳浮越于外，出现上述症状，是疾病严重阶段的表现，气虚不能蒸发津液上承，故口干不能饮。面色少华，汗出，舌淡均为虚象，因肺脾肾虚日久，津液失于宣布、转输、蒸化，聚而成痰，痰瘀内阻，故苔白腻，舌边有瘀点，舌底脉络迂曲，故本病重在正虚痰瘀。在明确了疾病的病机重点后，邓老采用健脾温肺纳肾、化痰祛瘀并行的治法，用五爪龙、党参、茯苓、白术健脾益气，蛤蚧温肾纳气，鹅管石温肺化痰，莱菔子、白芥子、苏子降气化痰，法半夏化痰燥湿，三七末活血化瘀，切中病机，故收效甚捷。鹅管石又名钟乳石，能壮阳温肺，但久服可致胃石，故邓老在药中病机、见效后及时去掉鹅管石，又继以麦冬、五味子养阴以防其温燥伤阴，实为奇妙。

祖国医学素有"正气存内，邪不可干，邪之所凑，其气必虚"之说，强调了正气在疾病发生发展中的主导地位，故邓老始终重视顾护正气，首诊化痰宣肺祛瘀之时不忘温补肺脾肾。待病情缓解，更加吉林参以补气扶正，值得我们深究。

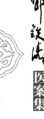

非典型病原体肺炎

一、医案

例1. 邓某某，女性，33岁，广东省三水籍，医务人员。

因"发热伴恶寒两天"于2003年1月25日入院。

两天前自觉无明显诱因出现发热，入院当天自觉症状加重，测体温38℃，微恶寒，神疲乏力，稍口干，纳差，面红，无头痛，无流涕，无咳嗽、咯痰、无咽痛，无汗，无鼻塞流涕，睡眠一般，二便调。查体：T 38℃，P 68次/分，R 20次/分，BP 90/60mmHg，神志清，全身皮肤、黏膜无出血点、亦无黄染，咽无充血，双侧扁桃体不大，气管居中，双肺呼吸音正常，未闻及干湿罗音，白细胞（WBC）：5.0×10^9/L，中性粒细胞：63.9%；红细胞：4.31×10^{12}/L，血红蛋白：131g/L，血小板：95×10^9/L，行胸片检查示：右下肺少许模糊阴影。

诊见：发热，微恶寒，干咳，无痰，动则心慌气短，头痛，微感胸痛，口干，口苦，纳差，神疲乏力；舌淡红，苔薄白，脉濡细。

中医诊断：春温伏湿。

西医诊断：右下肺炎（非典型病原体肺炎）。

治宜清凉解毒，透热达邪。

处方：青蒿15克（后下），黄芩15克，柴胡12克，大青叶20克，板蓝根30克，法半夏12克，枳壳10克，浙贝母12克，紫菀12克，天竺黄12克，杏仁10克，炙甘草6克。

每天1剂，水煎服，配合清开灵静滴加强清热，西药则投以泰能、稳可信。

二诊：2003年1月27日，仍发热，热势上升，以夜间及午后为甚，T38.6℃，肢体困倦，纳食减少，舌脉未变，二便通畅；化检：白细胞2.9×10^9/L，中性粒细胞57.7%；血小板90×10^9/L；胸片与1月25日比较右下肺感染病灶明显扩大，大片灶。此为湿热蕴毒，阻遏中上二焦之表现，治宜清热解毒达邪，解表宣肺化湿。

处方：炙麻黄8克，杏仁10克，石膏20克（先煎），甘草10克，柴胡10克，黄芩10克，半夏10克，竹茹10克，茅根15克，前胡15克，桑枝10克，薏苡仁20克，滑石18克，藿香6克，佩兰6克。

三诊：2003年1月28日，热势仍未遏止，反有上升之势，T39.2℃症状未减，疲倦加重，双肺呼吸音粗，肺底闻及少许湿罗音，舌淡红，苔薄白，脉濡细。化检：白细胞2.5×10^9/L，中性粒细胞50.96%；血小板67×10^9/L。

湿热蕴毒，毒势盛，并易耗气挟瘀，毒瘀互结，且变证多端，有入营之势，治宜加重清热凉血解毒，化瘀软坚散结，少佐益气之品，原方继续服用，加服安宫牛黄丸，并加用仙方活命饮，加服西洋参10克另炖服，方药如下：

金银花30克，浙贝母15克，赤芍15克，白芷12克，陈皮3克，升麻6克，防风12克，当归6克，虎杖20克，皂角刺12克，穿山龙12克（先煎），乳香6克，没药6克，连翘18克，五爪龙15克。

根据西医观点，此时属于炎症渗出期，需要注意肺纤维化的问题，而运用仙方活命饮以化瘀软坚散结，甚为合拍。西药则停用泰能、稳可信，改用左氧氟沙星，头孢他啶。至1月30日，应用左氧氟沙星后出现头晕，故停用所有抗生素，停用后头晕等症状大减，体温降至37.5℃。

四诊：2003年1月31日，体温降至正常，但神疲，乏力，头晕，偶有咳嗽，白黏痰，无口干，舌淡，苔薄白腻，脉濡细，白细胞：2.3×10^9/L，中性粒细胞：50.2%；红细胞：3.12×10^{12}/L，血红蛋白：97g/L，血小板：90×10^9/L，胸片：病灶增多，密影。热势已退，胸片虽病灶增多，强弩之末势也，未足为虑，此乃正虚邪恋，治当清热养阴，扶正透邪，此时舌苔呈现白腻，为伏湿外达之象，治疗上并重视化湿、活血。

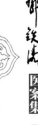

处方：炙麻黄8克，杏仁10克，甘草10克，黄芩10克，半夏10克，竹茹10克，茅根15克，桑枝10克，薏苡仁20克，太子参20克，五味子20克，麦冬15克，藿香6克，佩兰6克，仍加服仙方活命饮方，并加大补气而性温和之五爪龙至30克。

热势既退，停用清开灵，改以参麦针益气生津。

五诊：2003年2月4日，已无发热，乏力，偶咳嗽，未闻及干湿罗音，舌淡，苔厚微腻，脉濡细。胸片示：有所吸收；白细胞：2.4×10^9/L，中性粒细胞：47.8%；红细胞：3.62×10^{12}/L，血红蛋白：131g/L，血小板：191×10^9/L。病势渐衰，但湿性缠绵，如油入面，且易伤气，又易挟瘀为患，治宜清热利湿，益气活血。

处方：杏仁12克，甘草6克，青皮6克，桃仁12克，当归6克，苍术9克，五爪龙30克，太子参20克，橘红6克，升麻10克，白术10克，神曲12克，麦冬10克。

加服：太子参15克，土茯苓30克，茯苓12克，枳壳6克，陈皮3克，威灵仙20克，杏仁10克，薏苡仁30克，苍术9克，大枣3个。

六诊：2003年2月8日，自觉身轻体爽，舌苔腻转淡，脉细；白细胞6.5×10^9/L，中性粒细胞：46.2%；红细胞：3.62×10^{12}/L，血红蛋白：131g/L，血小板：161×10^9/L。

2月12日胸片示：右肺炎症全部吸收。守方加川萆薢20克运脾除湿。治愈出院。

二、评析

非典型病原体肺炎是全新的疾病，为20世纪以前所未见。无论中医与西医都遇到新问题，中医不能袖手旁观。邓老认为对病毒性疾病的攻克，中医自有其优势。从历史可以上溯至仲景时代，他宗族素多，10年不到却死亡三分之二，伤寒十居其七，这个七就包括流行性病毒性疾病。故1956年石家庄流行乙型脑炎，师仲景法用白虎汤疗效超世界水平，并不因为中医无微生物学说而束手无策。1957年北京乙脑流行，白虎汤效果不明显，蒲辅周用温病之法，疗效又达90%。1958年广州流行乙型脑炎，邓老曾参加救治，为暑热伏湿之证，凡舌苔转厚者必不死，暑湿得外达故也。统计中医之疗效亦达90%，且无后遗症。20世纪60年代广东麻疹流行，番禺等地麻疹肺炎死婴不少，我校医疗队所到之乡村，用透疹清热之法，死亡病例便被制止。广州20世纪60年代亦曾流感流行，用吴又可法——达原饮，又收到良好的效果。这些事例说明中医的理论，不把着力点放在对病原体的认识上，而在于病原体进入人体，邪气与正气斗争所表现的证候以辨证论治，所以病原体只能作为中医辨证论治根据之一，诊治的关键在于辨证论治。这些辨证论治的理论及方法历传两千多年，的确是战胜"非典型病原体肺炎"的武器库。

（一）辨证要点

1. 病因病机

邓老认为中医虽无细菌学说，但细菌早已被概括于"邪气"之中。吴又可的戾气、厉气、杂气学说，已非常接近对微生物的认识，惜明代无光学上的成就，致未能进一步发展耳。但温病的病原说发展到吴瑭，却使中医理论从另一角度认识发热性、传染性及流行性疾病，提出独特的温病病因理论。这一理论，今天看来科学性极高，足以破解中医虽无细菌学说，仍然能治疗急性传染病之道理所在。

吴氏之病原说可概括为：

（1）岁气、年时（气候与环境因素）。

（2）藏精、冬伤于寒（人体内在因素）。

（3）戾气、时行之气（致病物质）。

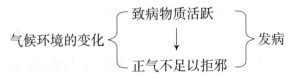

这样的病原说比之只重视病原体的现代医学理论似略胜一筹。当然吴

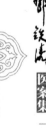

氏对于微生物的认识与现代微生物学相比，就有天壤之别了。如果我们今天把微生物学的知识，取代比较含糊的戾气与时行之气，那就是比较完满的传染病流行病的病因学说。

根据临床观察和初步总结，邓老认为该病属于中医春温湿热疫病的范畴，病机以湿热蕴毒，阻遏中上二焦，并易耗气挟瘀，甚则内闭喘脱为特点，可以定名为春温病伏湿之证。

（二）方药特色

在以上病机理论的基础上，邓老初步拟定非典型病原体肺炎中医治疗方案。

1. 早期

多在发病后1～5天，病机以湿热遏阻，卫气同病为特点；治疗上强调宣透清化。

常见证型有湿遏肺卫、表寒里热挟湿2型。

（1）湿热遏阻肺卫：症见发热，微恶寒，身重疼痛，乏力，口干饮水不多，或伴有胸闷脘痞，无汗或汗出不畅，或见呕恶纳呆，大便溏泄，舌淡红，苔薄白腻，脉浮略数。

治法：宣化湿热，透邪外达。

处方：方选三仁汤合升降散加减。

杏仁12克，滑石15克，通草6克，白蔻5克（打碎、后煎），竹叶10克，厚朴6克，生薏苡仁20克，法半夏10克，白僵蚕6克，片姜黄9克，蝉衣6克，苍术6克，青蒿10克（后下），黄芩10克。

湿重热不明显，亦可选用藿朴夏苓汤加减化裁。

（2）表寒里热挟湿：症见发热明显、恶寒，甚则寒战壮热，伴有头痛，关节痛，咽干或咽痛，口干饮水不多，干咳少痰，舌偏红，苔薄黄微腻，脉浮数。

治法：辛凉解表，宣肺化湿。

处方：方选麻杏甘石汤合升降散加减。

炙麻黄6克，生石膏30克（先煎），炒杏仁10克，炙甘草6克，白僵蚕10克，片姜黄9克，蝉衣6克，薄荷6克（后下），连翘15克，金银花15克，黄芩10克，芦根15克，生薏苡仁20克。

2. 中期

多在发病后3～10天，病机以湿热蕴毒、邪伏膜原、邪阻少阳为特点；治疗上强调清化湿热、宣畅气机。

（1）湿热蕴毒：症见发热、午后尤甚，汗出不畅、胸闷脘痞、口干饮水不多，干咳或呛咳，或伴有咽痛，口苦或口中黏腻，苔黄腻，脉滑数。

治法：清热化湿解毒。

处方：方选甘露消毒丹加减。

生石膏30克（先煎），炒杏仁10克，茵陈15克，虎杖15克，白蔻6克（打碎、后煎），滑石20克，法半夏10克，僵蚕10克，蝉衣6克，苍术6克，姜黄10克，石菖蒲10克，柴胡12克，黄芩10克。

（2）邪伏膜原：症见发热、恶寒，或有寒热往来，伴有身痛、呕逆、口干苦，纳差，或伴呛咳、气促，舌苔白浊腻或如积粉，脉弦滑数。

治法：疏达透达膜原湿浊。

处方：方选达原饮加减。

厚朴6～9克，知母10克，草果1～3克（后下），黄芩12克，柴胡15克，法半夏10克，杏仁10克，生薏苡仁30克，滑石20克。

（3）邪阻少阳：症见发热，呛咳，痰黏不出，汗出，胸闷，心烦，口干口苦不欲饮，呕恶，纳呆便溏，疲乏倦怠，舌苔白微黄或黄腻，脉滑数。

治法：清泄少阳，分消湿热。

处方：方选蒿芩清胆汤加减。

青蒿10克（后下），竹茹10克，法半夏10克，赤茯苓15克，黄芩10克，炒杏仁10克，陈皮6克，生薏苡仁30克，滑石20克，青黛6克（包煎），苍术6克，郁金10克。

3. 极期（高峰期）

本期多在发病后7～14天，临床的突出表现为气促喘憋明显，或伴有

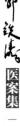

发绀，病机以湿热毒盛、耗气伤阴，瘀血内阻为主要特点，少数可表现为邪入营血，气竭喘脱；治疗在祛邪的同时必须重视扶正，可选用白虎加人参汤、清营汤、犀角汤等加用活血化瘀之品，并静脉使用参附针、参麦针、丹参针等。

（1）热入营分，耗气伤阴：症见身热夜甚，喘促烦躁，甚则不能活动，呛咳或有咯血，口干，气短乏力，汗出，舌红绛，苔薄，脉细数。

治法：清营解毒，益气养阴。

处方：方选清营汤合生脉散加减。

水牛角30克，生地15克，元参15克，金银花15克，西洋参5克（另炖服），麦冬10克，山萸肉15克。并可静点参麦针以益气养阴。

（2）邪盛正虚，内闭外脱：症见发热不明显，喘促明显，倦卧于床，不能活动，不能言语，脉细浅数，无力，面色发绀；或汗出如雨，四肢厥逆，脉微欲绝。

治法：益气固脱，或兼以辛凉开窍。

药用大剂量静点参麦针或是参附针，并用参附汤或生脉散（汤）送服安宫牛黄丸或紫雪丹。

4. 恢复期

多在发病后10～14天以后，病机以正虚邪恋，易挟湿挟瘀为主要特点；主要证候有气阴两伤，气虚挟湿挟瘀；治疗强调扶正透邪，并重视化湿、活血。

（1）气阴两伤：症见热退，心烦，口干、汗出，乏力，气短，纳差，舌淡红，质嫩，苔少或苔薄少津，脉细或细略数。

治法：益气养阴。

处方：方选参麦散或沙参麦冬汤加减化裁。

太子参15克，沙参10克，麦冬10克，白扁豆12克，炙甘草3克，山药10克，玉竹10克，法半夏6克，芦根15克。

（2）气虚挟湿挟瘀证：症见气短、疲乏，活动后略有气促，纳差，舌淡略暗，苔薄腻，脉细。

治法：益气化湿活血通络。

处方：方选据虚实不同可分别选用李氏清暑益气汤、参苓白术散或血府逐瘀汤等加减化裁。

太子参15～30克，生白术15克，云茯苓15克，扁豆10克，生薏苡仁30克，佩兰10克，郁金10克，法半夏10克，桃仁10克，丹参12克，当归10克，赤芍12克，忍冬藤30克。

（三）临床体会

邓老指出非典型病原体肺炎不宜随便使用抗生素，白细胞偏低便是正气不足的表现之一。治疗不在一味只知与病毒对抗，而是既注意祛邪，更注意调护患者的正气，并使邪有出路。正如叶天士所说，或透风于热外，或渗湿于热下，不与热相结，势必孤矣。中医若辨证准确，因势利导，增强正气后邪可拒也。仲景的人参白虎汤早已给我们启示。中医有扶正驱邪之法，应注意善用之，故非典型病原体肺炎后期往往可用人参以培其根本也。

非典型病原体肺炎并非什么不治之症，预防此病最重要的方法是清热、解表，同时注意生活起居饮食要有规律。根据中医"调养则法四时"的观点，邓老自拟了一条适合冬春季节防病的凉茶组方：金银花、野菊花、白茅根、桑叶、蒲公英、甘草——这六味中药配方已制成"邓老凉茶"冲剂在广州供应。此方是中医经典方"五味消毒饮"的衍化方，其中金银花为君药；臣以野菊花，增强清热解毒作用；而蒲公英能利湿通淋，白茅根能清热利尿，二者使邪有出路；此外桑叶清肺燥，再加上白茅根味甘生津，使整个药方既清热解毒又不会过于苦寒；最后以甘草调和诸药——这个凉茶方轻清甘淡，无论体质如何，大致都合适。

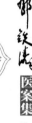

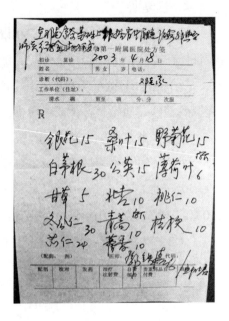

白细胞及血小板减少症

医案

李某，男性，45岁。

病史：因患白细胞及血小板减少症，反复出现皮下瘀斑。此次住院治疗多日未见好转，遂转找中医求治。自觉精神疲倦乏力，头晕目眩，气短声低，食欲尚可。

诊查：面色黯滞，四肢皮下有出血斑数块，舌嫩稍胖，脉虚，白细胞数2.6×10^9/L，血小板数42×10^9/L。

辨证：血证，属脾阳不升，后天失调，气血亏虚，血失统摄。

治法：升发脾阳，运化气血，兼以固摄血脉。

处方：黄芪15克，党参15克，白术12克，柴胡9克，黄精12克，升麻5克，仙鹤草30克，陈皮3克，炙甘草5克，何首乌12克。

服上方1个月后，白细胞数逐步上升，血小板则无增减。3个月后，白细胞数为（$5.5 \sim 7.2$）$\times 10^9$/L、血小板数100×10^9/L。

[按语] 本案患者因工作繁忙，加上起居饮食失于调节，致使阴血暗耗，后天失养，正气衰败，从而出现白细胞及血小板减少的虚损证。本例虚损标在气血，本在脾土，故救治脾土则是治疗成败之关键，李东垣认为脾胃是人体气机升降的枢纽。脾主升，把水谷精微之气，上输心肺，流布全身。胃主降，使糟粕秽浊从下而出。一升一降，使人体气机生生不息，而升清降浊中，主要方面又在于升清，升发脾阳是气机升降运化的动力。

正是根据这一指导思想，在治疗上述患者过程中，坚持选用李氏的补中益气汤加减化裁而成。方中以黄芪、党参、甘草等甘温之品以补中气，白术甘燥以健脾，以黄精、何首乌温润补血，使气有血母，血有气帅，陈皮行气反佐参芪，使补而不滞，加入升麻与柴胡有画龙点睛之意，突出了升发脾阳的作用，李氏的原方有当归一味，根据本人不成熟的经验，当归对于血小板减少者不宜，故用黄精、何首乌代之，再加仙鹤草以止血，此三味主要为血小板减少而设。由于遣方用药在理在法，切中病情，使病者脾阳得升，运化有权，气血化生有源，故能转愈。

地中海贫血

医案

彭某某，女，14岁，1986年12月29日初诊。

患者于1996年6月体检时发现患有地中海贫血，HbA2：4.8％，血常规示Hb：96g/L。曾在当地医院服用中药治疗，效果欠佳，后经介绍就诊，诊时症见唇色苍白，时有头晕、心悸，月经量少，色淡，舌淡白，脉细弱。

治则：益气养血，补肾培元。

处方：党参9克，白术9克，茯苓9克，黄芪12克，川芎3克，当归12克，枸杞子9克，补骨脂9克，巴戟天6克，炙甘草3克，肉桂0.5克（焗服）。水煎服，每天1剂。守方加减续服近百剂。

此外另配丸剂：鹿茸1.8克，高丽参30克，白术45克，黄芪60克，巴戟天18克，当归头30克，川芎24克，鸡内金24克，干姜18克，锁阳18克，炙甘草12克。配制方法：高丽参（另研）与鹿茸末研匀，其他各药为细末；另以紫河车1具，10碗水煎浓汁至约半碗，调上药末，烘干再研细末，放入高丽参及鹿茸末研匀，炼蜜为小丸如柏子仁大。早晚各服3克，开水送服。

经治疗约100天后复查血常规示Hb：118g/L，唇色红润，头晕、心悸症状消失，舌淡红，脉濡。追踪半年疗效稳定。

[按语] 地中海贫血是由于血红蛋白、珠蛋白肽链合成受抑制所致

的溶血性贫血。产生地中海贫血的原因是由于血红蛋白基因的遗传缺陷。本病遍布世界各地，地中海周边国家尤为多见，在我国以华南地区及西南地区发病率较高。西医目前尚无特效治疗药物，显著贫血的重型患者可输血，必要时作脾切除。中医学认为本病属"虚劳——血虚"，邓老认为本病之血虚乃属"虚损"，非寻常益气补血之品所能奏效，中医学理论认为精血同源，故于益气养血的基础上，加以中医峻补的王牌名贵药材鹿茸以益肾填精，高丽参以固本培元，并加肉桂以温肾，枸杞子、补骨脂、巴戟天、锁阳、紫河车以补肾益精生血，且考虑到本病有宿根，难图速效，故汤剂、丸剂并用，立意坚决，守方有恒，竟获全功。足见祖国医学之博大精深，大有潜力可挖。本病治疗获效的作用机制有待进一步探讨。

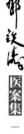

亚急性败血症

医案

例1. 邹某，女，16岁，1998年7月15日初诊。

反复游走性关节疼痛14个月，加重伴持续高热2个月有余。患者1997年6月，因感冒后出现咽痛，周身关节游走性疼痛，局部红肿，不能行动。服吲哚美辛及蛇胆酒后，痛减，天气变化及冬季为甚，未行系统检查及治疗，气候转暖症减，病情反复不愈。今年5月初感冒，咽痛，继之发热，体温波动于38.4～40.3℃，发热不规则，汗出热不解，无寒战及明显畏寒。曾在当地医院住院2个月余，行B超、腰穿、骨穿、血培养等检查，均未见异常。予抗生素、激素、抗结核（用药不详）及吲哚美辛等治疗症不减。用激素治疗体温曾降至正常，2天后复升，现停用激素半个月。2个月来反复出现皮疹及关节红肿热痛，发热持续不退。本院门诊拟发热待查（变态反应性亚急性败血症）收入院。入院后确诊为变态反应性亚急性败血症。

诊查：早晨体温37.3℃，下午体温39.6℃，心率122次/分，脉搏100次/分，呼吸18次/分。双颌及双腹股沟可扪及肿大淋巴结，移动、压痛；肝脾触及、肿大，无压痛；心前区闻及Ⅱ～Ⅲ级收缩期杂音。血常规：RBC 3.02×1012/L，WBC 9.7×109/L，Hb 85g/L，N0.78，M0.02，L0.18。全身红色皮疹，瘙痒。

先后用蒿芩清胆汤、甘露消毒丹及清热化湿治疗5天症不减。7月21日—31日以犀角地黄汤加减，并服甲氰咪胍后热退，皮疹明显消失，精神转佳。8月1日发热，皮疹诸症复作。8月3日请余会诊，诊见：患者困乏，皮疹黯红不鲜，舌淡嫩边有齿印，苔白腻，脉洪大无力。治宜清暑益气。

处方：西瓜皮、糯稻根、荷叶各30克，扁豆花12克，茯苓15克，白术、扁豆衣各10克，蝉蜕3克，甘草6克，大枣5枚。3剂，水煎服，每天1剂。

药后发热、皮疹明显减退，续服上药。

二诊：1998年8月13日。诸症减，自觉心中空虚，苔白，仍治以益气养阴。

处方：玄参、茯苓、太子参各15克，桔梗10克，糯稻根、冬瓜皮各30克，山药20克，甘草6克，石斛12克，大枣4枚。

三诊：1998年8月18日。服药后，已无发热及皮疹，但口干苦，喜冷饮，咽涩，心烦，便结，面红，手足掌微热。辨证属阴虚，治宜益气养阴，清热除烦。

处方：地骨皮、生牡蛎（先煎）、糯稻根各30克，玄参、石斛各15克，桔梗、柏子仁各10克，牡丹皮12克，太子参24克，甘草6克。 4剂。

四诊：1998年8月22日。上症明显减轻，8月18日方续服4剂。

五诊：1998年8月26日。偶觉心烦，余无不适。守上方加知母12克，后随症稍加减，服至9月20日，体温正常，无不适，痊愈出院，2个月后随访，未见复发。

例2. 吴某，男，21岁。1999年6月20日入院。

发热、头身痛5天。患者5天前无明显诱因下出现发热、畏寒、头痛身痛，腰部、四肢关节疼痛。体温38℃，血压98/60mmHg，心率118次/分，神清，形体消瘦，四肢散在皮下出血点，项强，心尖区2级收缩期吹风样杂音。神经系统检查：左鼻唇沟变浅，四肢肌腱反射亢进，伸舌稍左偏。舌红少津，苔薄黄，脉细数。实验室检查：白细胞25×10^9/L，N0.85。

中医诊断：暑温（气营两燔）。

西医诊断：败血症。

入院予抗感染、支持疗法等治疗1周。患者仍高热持续不退，体温

39.2～40℃，且渐次出现嗜睡、浅昏迷及左侧肢体偏瘫。查体：脑膜刺激征阳性，血培养：溶血性葡萄球菌（＋），血常规复查：白细胞30.6×10⁹/L，N0.96。CT示：右额叶脑出血，合右蛛网膜下腔出血。心电图彩色B超示：二尖瓣重度关闭不全，二尖瓣后叶赘生物，考虑细菌性心内膜炎。

中医修正诊断：暑温（气营两燔）；中风（中脏腑阳闭）。

西医修正诊断：细菌性心内膜炎；败血症；脑出血。

治疗先予脱水降颅内压、水合氯醛灌肠退热、醒脑净醒神，据血培养药敏选用细菌敏感药万古霉素抗感染，中药以犀角地黄汤加减治疗近1个月，患者神志转清，但仍高热、烦躁，周身疼痛，左侧肢体肌力2～3级。7月8日复查血常规：白细胞22×10⁹/L，N0.86；乃请余会诊。

诊见：发热，体温波动在38～39℃间，午后及夜间为甚，烦躁，肢体偏瘫，身痛，乏力，纳呆，便结，小便黄，舌黯红，苔黄腻，脉细数。证属暑温夹湿，气虚瘀阻。治宜先清热解暑利湿，后益气扶正祛瘀。

处方：薏苡仁、五爪龙、石膏各30克，桃仁、地龙各12克，佩兰、青蒿、扁豆花各10克，滑石20克，金银花、连翘各15克，甘草6克。7剂，每天1剂，水煎服。

另：紫金锭每次2片，溶于100毫升生理盐水，保留灌肠30分钟，4小时1次，食疗以鲜莲叶、薏苡仁、冬瓜煲粥。

二诊：热减，体温38℃左右，烦躁除，但觉神疲，此乃暑湿渐清，气虚瘀阻发热，治以益气化浊，利湿祛瘀。

处方：五爪龙30克，薏苡仁20克，地龙、胆南星各12克，水蛭、桃仁各10克，甘草6克，丹参18克，茯苓、石斛各15克，三七末（冲）3克。4剂。

续用紫金锭保留灌肠30分钟，每天4次。

三诊：热退，体温正常，肌力好转，唯神疲，仍以平补缓攻为法，守方加太子参30克，带药出院继续调理。

［按语］例1经西医药治疗2个月余，发热不退。前医用清胆利湿、清热利湿亦未中病，又用犀角地黄汤凉血散血，以治热入营血，已接近温

病辨证，配合西药，病未转机，但仍未能根治。经会诊，辨证施以清暑益气法，药虽平淡，服后发热、皮疹明显减退，二诊认为邪少虚多，治以益气养阴，服药半月热退疹消。三诊续以益气养阴，清热除烦固其根本，遂收全功。例2患者发病于长夏，症见发热，头痛，腰及四肢关节痛，纳差，为感受暑湿，邪在卫、气，兼有四肢散在皮下出血点，烦躁，乃暑湿之邪已进袭营分，为卫、气、营同病，尚见鼻唇沟变浅，伸舌稍左偏，在中风之势，动风所致。此后渐次出现高热、神昏、偏瘫，病机为暑湿入气营，风痰内动，闭窍阻脉。方用凉血、清热、止血之犀角地黄汤等高热不退，原因未用透暑利湿之品，邪去无路，正虚瘀痰内结，郁阻不解，凉血清热致冰伏邪气，故疗效不显。延邓老会诊，发热久不退，多为午后至夜间发热，烦躁兼胸闷，偏瘫，舌黯红，苔黄腻，脉虚数。此时发热从三方面考虑：一是暑湿缠绵，邪恋不去；二是暑湿伤气，气虚则中焦运化失常，气机受阻发热；三是素体有痰，痰瘀相关，且气虚血行乏力，滞而成瘀，暑湿之邪入里相搏，郁而生热。故治疗首当清暑利湿，使邪有出路。方用金银花、连翘清热透邪，青蒿透热，扁豆花、佩兰化湿，薏苡仁、滑石利湿，取其轻灵引邪达外，石膏甘寒清气分热，五爪龙益气扶正，以助祛邪，使补而不燥，无助热之虑，桃仁化瘀，地龙通络，通其脉络瘀阻。另以紫金锭灌肠，清解阳明之暑湿秽浊，药后热势锐减，二诊热势减，胸闷亦缓，暑湿渐清，治以扶正，化湿浊，化瘀散郁为法，护液养阴，用方有温胆汤合抵当汤之意，温胆汤为化浊除痰之要方，方中以胆南星易法半夏，且不用陈皮、枳壳、枳实，防其破气顾及阴液，湿浊重而痰不甚，故不用竹茹，抵当汤原治蓄血发狂，本例为暑湿与瘀血相搏，郁而生热，程度不如蓄血之甚，故仅取其意，用桃仁、水蛭祛瘀，破血散郁结之瘀热，佐以五爪龙、石斛益气养阴，地龙通络，丹参、三七末化瘀而不伤正。三诊时体温正常，正气来复，瘀浊未尽，故治以缓补，着重扶正，守方加太子参益气，缓缓收功。

传染性单核细胞增多症

医案

李某，男，46岁，教师。

因发高热伴恶寒1天，于1967年11月25日入院。

缘患者在入院前两天下午4时许觉恶寒发热，肩背酸痛，头痛，自服镇痛药得以暂时缓解，前一天晚上10时许又高热达39℃，头痛剧烈，心中懊恼不得眠，口干，经服小柴胡汤加减及银翘解毒丸未效而于今晨入院。患者有甲亢及甲亢所致心肌劳损病史，入院前一直服甲基硫氧嘧啶维持。入院时并见神疲倦怠，舌质淡红，苔薄黄，脉滑数。检查：体温38.8℃，咽充血，扁桃体不大，颈及腋窝淋巴结肿如黄豆大小，甲状腺稍肿大，可闻轻度血管杂音，心率112次/分，心律整，心尖区可闻及吹风样收缩期杂音，肝脾未触及，入院时血象：白细胞3×10^9/L，分类中，中性杆状核粒细胞0.03，中性粒细胞0.61，淋巴细胞0.32，大单核细胞0.04。入院第5天白细胞2.3×10^9/L，分类中，中性杆状核粒细胞0.04，中性粒细胞0.321，淋巴细胞0.64，发现异形淋巴细胞。

诊断：伏暑证（传染性单核细胞增多症），气瘿（甲亢）。

辨证：卫气同病。

治法：清暑除湿。

处方：生石膏30克，滑石30克，茵陈30克，藿香6克，连翘18克，金银花18克，木通10克，射干10克，竹叶12克，黄芩15克，川贝母6克，甘草4.5克。每天2剂，上下午各服1剂。停服甲基硫氧嘧啶。

二诊：1967年11月28日。服上方3天后，恶寒消失，自汗出，当天早上热退至37.2℃，下午为37℃，精神精爽，唯觉疲乏，小便黄短涩痛，舌红稍减，苔微黄，脉弦细数。白细胞数下降至1.5×10⁹/L。此为暑热伤气津，余邪未清，下焦湿热。治宜补气养津，兼清下焦湿热。改拟人参导赤散加味。

处方：高丽参10克（另炖），甘草6克，木通10克，竹叶10克，小生地25克，绵茵陈18克，芦根25克，金银花25克，连翘15克。

三诊：1967年12月5日。上方加减服7天，11月29日体温已复正常，12月3日开始胃纳转佳，小便如常，唯觉心悸，倦怠乏力，舌尖红，舌苔薄微黄，脉促。查心率100次/分，可闻期前收缩，白细胞数升至5.95×10⁹/L，分类中，中性粒细胞0.35，淋巴细胞0.54，仍有少许异形淋巴细胞，嗜酸性粒细胞0.07，嗜碱性粒细胞0.01，大单核粒细胞0.03，基础代谢+20。心电图：可疑左心室高电压。此为病邪退而心阴受损，治应补养心阴，稍佐以祛湿清热，改拟生脉散加味。

处方：党参15克，麦冬10克，五味子9克，绵茵陈15克，象牙丝15克，白茅根30克，甘草6克，谷芽15克，龙胆草45克。每天1剂。

服此方12天（12月17日）后，白细胞数升至7.55×10⁹/L，分类中，中性粒细胞0.54，中性杆状核粒细胞0.02，嗜酸性粒细胞0.1。至此，传染性单核细胞增多症治愈，其后以生脉散合温胆汤，结合甲基硫氧嘧啶治其气瘿。共住院53天，气瘿好转出院。

［按语］此例传染性单核细胞增多症（限于条件，未作嗜异性凝集反应），根据中医的辨证，实属温病之伏暑证。伏暑是发生于秋冬的一种急性热病。中医认为本病的发生原因是先感受暑湿，后为秋冬时令之邪所诱发，故称伏暑。其病候特点是发病初期类似在感冒，但里有暑湿见证，继而阵热阵寒，寒热不规则，以后但热不寒，入夜尤甚，天明得汗稍减，而胸腹灼热不除，大便多溏而不爽，病热较重，缠绵难愈。此病例发于秋末冬初，起病即见卫气同病，且湿热之象明显，患者热势较盛而反复起伏，

下午及晚上较甚，心中懊恼烦热，可见患者是因暑湿之邪内伏，由秋冬时令之邪所诱发。由于暑湿之邪搏结为患，阻遏清阳，肩背疼痛。因此在治疗上，初期以甘露消毒饮加减清暑除湿。当热退后，由于暑邪易伤津耗气，致使患者出现疲乏，小便黄短涩痛，脉弦细数等余邪未尽，气津已伤的证候，故治疗中期改拟人参导赤散加味以扶正祛其余邪。后期以心悸、脉促等心阴受损证候为主，故拟生脉散加味而收功。

传染性单核细胞增多症

嗜酸性细胞增多症

医案

卢某，男，22岁，工人。1975年8月7日初诊。

患者于1975年6月查大便，发现鞭虫卵（＋），7月初觉下腹阵发性绞痛，以右下腹为甚，大便每天3～5次，便色黄褐，量少，有黏液，伴里急后重，并见低热（体温37.5℃），头痛，即到某医院诊治。初按亚急性阑尾炎治疗，用抗生素无效，后相继发现嗜酸细胞增高（54%），肝脾肿大，多次查血丝虫及血吸虫均阴性，予护肝、驱虫（海群生、驱虫净等且各药服完1个疗程）及抗过敏药物治疗亦未效。由西医以"嗜酸细胞增多症待查"转诊来，要求中医诊治。

诊查：除上述症状外，并见头晕，疲乏，懒动，口无味而干，小便色黄，舌质老，苔黄浊边白，脉弦数。体温37.5℃，肝肋下3厘米，压痛，脾大2厘米，白细胞13×10^9/L，分类种：中性粒细胞0.28，淋巴细胞0.17，大单核细胞0.01，嗜酸性粒细胞0.54；红细胞4.44×10^{12}/L；GPT110U，CFT（＋）；尿常规、大便常规、寄生虫及阿米巴均阴性；孵化找血吸虫毛蚴（日本血吸虫毛蚴孵化法）连续3次阴性，血丝虫3次检查均阴性；透胸心肺未见异常。

辨证：下焦湿热。

治法：清热利湿。

处方：秦皮15克，白头翁15克，川连4.5克，木香4.5克（后下），黄柏10克，金钱草30克，郁金10克，甘草4.5克。每天1剂，留渣复煎当天服。

二诊：1975年8月26日。患者服上方6剂后自觉精神清爽，头晕头痛、腹痛明显减轻，大便每天2次，量增，里急后重消失。查白细胞12.6×10^9/L，嗜酸性粒细胞0.18，中性粒细胞0.55，淋巴细胞0.27。唯因工作关系停药2周后，再查嗜酸性粒细胞又复上升至0.42，仍觉头痛，腹微痛，口干，苔白浊，脉弦数。仍守上方，服法同前。

三诊：1975年9月28日。服上方1个月后，嗜酸性粒细胞降至0.27，仍微觉头痛及右下腹痛，舌质转淡嫩，微有齿印，苔白，脉弦细，乃余邪未尽，正气已虚，肝气乘脾之象。遂改拟健脾化湿浊，舒肝清余邪之方。

处方：白头翁15克，秦皮12克，黄柏10克，白芍15克，沙参15克，茯苓12克，白术12克，木香6克（后下），枳壳4.5克，甘草4.5克。

服上方10天后（10月7日）查嗜酸性粒细胞直接计数为330/mm^3，症状又有所减轻，守方服药至11月底，症状消失，大便正常。

1976年1月5日，嗜酸性粒细胞降至0.5，基本痊愈，嘱仍服后方一段时间，50天后复查嗜酸性粒细胞为0.6，无其他不适，工作生活如常。

［按语］本例不明原因嗜酸细胞增多，经西药抗菌、驱虫、抗过敏等方法治疗无效。中医典籍尚无嗜酸细胞增多症的记载，唯患者有腹泻，腹痛，里急后重，便中有黏液等症状，符合中医痢疾之诊断，结合舌象，辨证为湿热痢。遂予白头翁汤加味治之，效果显著，可惜病未愈而停药致病情反复，迁延时日。后期由于病邪久恋，正气渐伤，湿热之邪内困最易伤人脾气，脾气一虚，则肝气乘虚横逆，故改拟健脾化湿、舒肝清余邪之法，用白头翁汤去苦寒之黄连以驱余邪，用四君子汤健脾祛湿，但以沙参易党参，一取凉润养津，一防过补留邪，合白芍、枳壳、木香疏肝理气。配伍得当，守方而愈。

红细胞增多症

医案

曾某某，女，9岁。

1995年开始发病，一直用放血治疗。

初诊：1995年12月28日。

处方：旱莲草12克，女贞子12克，何首乌15克，太子参9克，红花6克，地骨皮24克，三七6克，甘草4.5克，生地15克。

二诊：1997年8月7日。

处方：旱莲草12克，丹皮15克，桃仁9克，红花6克，归尾6克，赤芍15克，太子参12克，生地15克，甘草4.5克。

2000年已半年未抽血，停药，月经初潮后5个月抽血一次，乃再服药。

2001年1月3日，已经14岁。

处方：太子参12克，旱莲草15克，地骨皮24克，生地24克，红花6克，归尾6克，赤芍15克，丹皮9克，女贞子15克，桃仁9克，甘草4.5克。

2004年8月7日随访已愈。

[按语] 红细胞增多症为罕见病种，邓老诊务繁忙，对此病案的具体症状体征虽然记载不详，但邓老对本病治疗着重于活血凉血、清补肝肾、补脾生新血的法度依然清晰可见，其方以二至丸、桃红四物汤合太子参为主，或加补肝肾之何首乌，或加清虚火之地骨皮，随证加减，活法圆机。以方测证，当有舌面瘀斑、色红，脉细涩等证。

糖 尿 病

一、医案

例1. 陈某，男，44岁。

2000年10月入院。多饮、多食易饥、多尿半年，空腹血糖高达17.0mmol/L，常服达美康、美迪康等药物，多饮多尿症稍好转，但多食易饥如故，空腹血糖降至11.0mmol/L，后未能进一步改善，遂要求服用中药治疗。入院时精神倦怠，形体消瘦，腰膝酸软，大便溏薄，舌边有齿印，苔薄白，脉细缓。西医诊断为2型糖尿病。中医诊断为消渴，证属脾肾气阴两伤。查房后，嘱患者坚持糖尿病饮食外，予以滋阴益肾，健脾益气为治。

处方：熟地12克，生地12克，山药90克，黄芪60克，山萸肉15克，泽泻10克，茯苓15克，丹皮10克，玉米须30克，仙鹤草30克。

每天2剂，饭前1小时服用。1周后，患者自觉胃脘饱胀，纳食减少，无易饥感，且体力渐增，大便成形。2周后，症状基本消失，空腹血糖降至7.05mmol/L，每天1剂，再服药2周，血糖稳定在5.6mmol/L左右出院，后在门诊以原方出入继服巩固治疗，追踪3个月，血糖在正常范围。

例2. 许某，男，52岁，干部。

2001年3月11日初诊。四肢麻木、乏力1个月。患者近1个月来出现四肢麻木、乏力，以夜间为甚，影响睡眠，伴口干，大便干结。有糖尿病史10余年。一直服消渴丸，血糖控制不理想，四肢呈手套、袜套样痛觉减退，空腹血糖9.6mmol/L。舌偏红，苔少，脉弦细数。西医诊断：糖尿病性末梢神经炎。中医诊断：痿证，肝肾阴虚型。治宜滋肝肾，通经络。拟黄芪桂枝五物汤加味。

处方：桂枝10克，黄芪、白芍、麦冬、女贞子、玉竹各15克，生姜3片，大枣5枚，山药、玉米须、五爪龙、肉苁蓉、太子参各30克。

每天1剂，水煎服。继续服用消渴丸以控制血糖。配合针灸治疗，取穴：足三里、阴陵泉、三阴交、解溪、八风、曲池、手三里、外关、八邪均针双侧，平补平泻手法，合梅花针叩打腕、踝关节（即十二原穴）。经治疗1个月后，四肢麻木、乏力症状消失，血糖恢复到正常水平，痊愈出院。

例3. 彭某某，男性，65岁。2003年5月6日入院。

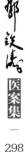

患者因"双足红肿溃烂1周余"入院。缘患者有糖尿病史10余年，1周前无明显诱因下出现双足水泡，自行用针挑破后，渐出现双足部红肿溃烂，后又出现纳呆、呕恶，遂由家人送至我院就医，并收住入院。入院时见：神疲乏力，面色㿠白，消瘦，视朦，口干，胃纳差，四肢麻木，双足皮肤红肿溃烂，夜寐差，二便调。

体查：双足背、足趾间及双足外侧赤白肉际处可见多处红肿溃疡，伴脓液渗出，足趾间尤甚，趾间隙消失，足底部2/3皮肤呈现焦黑色，足背动脉尚可触及搏动，双下肢皮肤见散在多处色素沉着。舌淡黯嫩红，苔白，脉沉细。入院诊断，中医诊断：消渴，证属气阴两虚，湿浊内停；西医诊断：2型糖尿病，糖尿病合并肢端溃疡。

入院时血糖为22.25mmol/L，酮体4.8mmol/L，TCO_2 22.3mmol/L，白蛋白28.5g/L，血象增高。治疗上在降血糖、降酮体、抗感染及营养支持等综合疗法的基础上，中药以生脉散合四妙散加减，足部护理以呋喃西林外洗，并予川芎嗪、654-2、庆大霉素及胰岛素混合湿敷。外科会诊建议转科治疗，必要时截肢。患者不愿转科，故请余会诊。

2003年5月9日应邀余会诊，首诊时见：患者神疲乏力，面色㿠白，消瘦，视朦，四肢麻木，稍口干，胃纳尚可，双足皮肤红肿溃烂，足趾间脓液积聚，双侧赤白肉际溃烂，少许渗血渗液，足底部焦黑，舌淡嫩红，偏黯，苔少，脉沉细，尺脉弱。辨证当属"肝肾阴虚，兼脾虚"，中药以六味地黄汤加黄芪、重用山药，方药如下：黄芪30克，山药90克，丹皮10克，生地12克，熟地12克，山萸肉12克，茯苓10克，泽泻10克，苍术10克，仙鹤草30克，桃仁5克。另外，双足溃烂是由于正气不足，不能托毒外出所致，故停用局部抗生素，加强局部营养，每天予冷开水（或呋喃西林、生理盐水）清洗双足后，用黑木耳（炒）粉和葡萄糖粉混合后，外撒于创面上，再用绷带稍加包扎。黑木耳可活血化瘀，葡萄糖粉外用不容易吸收入血而影响血糖，在局部主要通过高渗作用杀菌，而且在血糖控制良好的基础上，可起到营养局部组织及神经，加速伤口愈合的作用。

如上法治疗20天，患者精神日渐转佳，口不干，四肢麻木减轻，血糖控制稳定，双足部潮红消退，足趾间已无脓液及渗液，趾间隙显露，创面愈合良好，双足外侧赤白肉际处仍余少许渗液，但见部分新生嫩红组织生长，足底部焦黑死皮逐渐脱落。

2003年5月30日，再次会诊。时见：足部伤口日渐好转，舌淡嫩红，脉细，左脉重按无力，近日时出现腹泻，每天2～3次，质烂，味不臭，双下肢轻度浮肿，考虑脾虚湿阻，中药以健脾祛湿之剂，拟方如下：黄芪30克，山药60克，山萸肉12克，茯苓10克，白术12克，仙鹤草30克，扁豆衣12克，太子参24克，玉米须30克，甘草3克。足部护理仍按原法。

服药后，患者腹泻停止，双下肢浮肿逐渐消退，纳眠佳，二便调。双足底部焦黑死皮日渐脱落，露出新鲜红活之皮肤，每天予以修剪死皮。3天后死皮全部脱落，伤口愈合良好，无渗血渗液。患者于2003年6月4日康复出院，总疗程不足1个月。

[按语] 例1为2型糖尿病，证属脾肾气阴两伤，以滋阴益肾，健脾益气为治。例2为糖尿病性末梢神经炎，辨证属肝肾阴虚型，治宜滋肝肾，通经络，方选加味黄芪桂枝五物汤以益气通络，女贞子、肉苁蓉滋肝肾之阴，肉苁蓉又可通便，山药、麦冬、玉米须益脾阴，五爪龙、太子参补气以缓和黄芪、桂枝之温热。例3为糖尿病合并肢端溃疡，乃气阴两虚、瘀

毒阻塞、肢端失养所致，证属肝肾阴虚，兼脾虚，以六味地黄汤加黄芪、重用山药；外用白砂糖外敷，不仅可高渗杀菌，更重要在于给溃疡面一个营养的环境，这符合中医扶正祛邪的法则，故能生效。

二、评析

（一）辨证要点

糖尿病是一组临床综合征，系血中胰岛素绝对或相对不足，引起糖、蛋白质、脂肪、水和电解质等一系列代谢紊乱，导致血糖过高，出现糖尿，临床上可出现多尿、烦渴、多饮、多食、消瘦、乏力等表现，重者容易发生酮症酸中毒等急性并发症或血管、神经等慢性并发症。我国传统医学认为，糖尿病属消渴症的范畴。

该病主要病机为脾肾同病，气阴两虚。肾为先天之本，主藏精而寓元阴元阳，肾阴亏虚则虚火内生，上燔心肺则多饮，中灼脾胃则消谷；阴虚阳亢固摄失司，故小便量多。《石室秘录·消渴篇》曾明确指出："消渴之证，虽分上、中、下，而肾虚以致渴则无不同也。故治消之法，以治肾为主，不必问其上、中、下之消也。"可见，消渴病以肾气阴两虚为本。《素问·阴阳应象大论》指出："年四十而阴气自半也。"阴气即肾气，含肾阴、肾阳。中老年消渴患者，对他们来说肾虚真水不足是三消之本，水亏，命门火衰乃下消之因。脾为后天之本，主运化，为胃行其津液。脾阴不足，胃热亢盛，则多食多饮；脾气虚，不能摄水谷精微，则小便味甘；水谷精微不能濡养肌肉，故形体消瘦。说明脾气阴亏虚与消渴病发病密切相关。因此，邓老认为滋阴益肾，健脾益气乃治疗本病的关键所在，而六味地黄丸其立法以肾、肝、脾三阴并补，在此基础上加强益气之功，则符合临床治疗之要求。

（二）方药特色

邓老治疗消渴，既遵经典之理，又有发微索隐，辨证用药，独具一格，特别是对于中老年消渴患者，应用六味地黄丸加味治疗，每获良效。

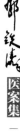

基本方：熟地12克，生地12克，山药60～90克，黄芪30～60克，山萸肉15克，泽泻10克，云茯苓15克，丹皮10克，玉米须30克，仙鹤草30克。

治则：益气养阴，降糖止渴。

方解：本方熟地、生地并用，滋肾阴，益精髓；山萸肉酸温滋肾益肝；山药、黄芪健脾益气。用量要大，有气复津还之意，共成三阴并补以治本之功，亦即王冰"壮水之主以制阳光"之义。茯苓、泽泻健脾利水，丹皮消虚热，虽然补泻并用，但以补为主。现代药理研究证实。生地配熟地，山药配黄芪有明显降血糖作用，且山药能抑制胃排空运动及肠管推进运动，能增强小肠吸收功能，抑制血清淀粉酶的分泌，而仙鹤草、玉米须降血糖作用亦早被人们所公认。

加减：消谷善饥明显加生石膏、玉竹；口渴多饮明显加沙参、天花粉，气短自汗加太子参，小便清长加桑螵蛸、巴戟天、肉桂；尿混浊如脂膏，盗汗加知母、黄柏；头晕头胀加钩藤、白芍、牛膝；胸闷心悸加丹参、石菖蒲、郁金，形体肥胖加佩兰、荷叶；视物模糊加谷精草、青葙子，瘀血重者加桃仁、红花、水蛭。

（三）临床体会

并发症的处理：末梢神经炎黄芪桂枝五物汤，加针灸治疗；糖尿病足又叫脱疽，除内服中药外，可用砂糖外敷法。此法乃效法清代王清任的《医林改错》"木耳散"治疗。邓老认为慢性溃疡，局部辨证应为虚损之证，主要矛盾在于：正气衰败，气血亏虚，复生不能。砂糖之作用，不仅可高渗杀菌，更重要在于给溃疡面有一个营养的环境，这符合中医扶正祛邪的法则，故能生效。

同时，对于消渴病的治疗，除服用药物外，还应配合饮食疗法，以提高疗效。可嘱患者用猪胰两条、山药30克，清水适量煎后饮汤食渣，或者用南瓜、洋葱头、慈姑、黄豆、薏苡仁等适量做菜，多食代饭，对消除糖尿病症状、降低血糖有一定帮助。在治疗期间或治愈之后，都必须保持心情舒畅，节制房事。注意饮食，以提高疗效与巩固疗效。

甲状腺机能减退症

医案

吕某，女，44岁。1975年8月31日通信初诊。

患者于1960—1968年共妊娠6胎，其中流产5胎，足月分娩1胎。1969年秋冬开始月经失调，后突然闭经，性欲减退，并有恶寒，全身无力，嗜睡，记忆力差，感情淡漠，对周围事物反应迟钝，怕冷，汗多，腰背疼痛，全身肌肉关节酸痛，面部及双手明显肿胀，按之随按随起，体重由60千克增至70千克，毛发脱落，眉毛稀疏，并有心悸及心前区隐痛，胸闷，脉率缓慢，血压偏高，纳呆，食后腹胀，便溏，小便量少等全身症状。基础代谢率低于正常。诊为"甲状腺机能减退症"。用甲状腺素片每天90毫克维持达3年之久。舌质多淡胖，苔白润而厚，脉沉迟细。此证起于多次流产，冲任耗损，营血亏乏，脾肾阳气衰微，治当固冲任、调气血、扶脾温肾。拟方：

处方一：黄芪30克，党参18克，白术24克，当归12克，炙甘草6克，柴胡6克，升麻6克，巴戟9克，枸杞子9克，陈皮3克。

处方二：黄芪18克，茯苓30克，白术24克，何首乌24克，泽泻9克，桂枝9克，山药9克，淫羊藿9克，菟丝子12克。

处方一侧重在脾，处方二侧重在肾。两方交替服，处方一服3天，处方二服1天，治疗20余天后，精神好转，胃纳增加，大便成形，颜面四肢肿胀、腰痛、怕冷等症状均减轻。仍以上二方为基础加减，服药近1年（有时自服甲状腺素片，每天量不超过30毫克），已能恢复全天工作及出差外地。但若停药则症状又有所加重，故至今仍服药巩固。

[按语]患者之肿胀，按之随按随起，不留凹陷，与水肿之凹陷不起者有别。前贤有"肿为水溢，胀则气凝"之说，故本证实属"肤胀"。王九峰谓"脏寒生满病，脾虚生气胀"；马培之谓肤胀是"肺脾肾三脏同病"。本例病机重点在脾肾阳虚与冲任亏损，兼有肺气不足，处方一着重补气健脾，照顾到肾；处方二温补肾阳，化气行水，佐益气健脾，两方交替使用，脾肾兼治而获效。

甲状腺机能减退症

阑尾炎

一、医案

例1. 邓某，男，19岁。1967年3月30日初诊。

3月29日下午4时周身不适，畏寒发热，上腹隐痛，晚上10时许转为右下腹持续性疼痛（不放射），并呕吐胃内容物2次，即服藿香正气丸1粒，第2天因腹痛加剧而入院。

诊查：入院时体温39.3℃，腹肌紧张如板，抵抗明显，全腹均有明显的压痛及反跳痛，麦氏点尤甚，腰大肌征阳性。舌红，苔黄，脉弦滑数。血常规：白细胞14.85×10^9/L（杆状11%），大便潜血（+）。尿常规：红细胞（++），白细胞（++）。

诊断：急性阑尾炎合并弥漫性腹膜炎。

辨证：肠痈，实热证。

治法：泻热破瘀，散结消肿。

处方一：生大黄12克（后下），玄明粉6克（冲），桃仁6克，丹皮6克，赤芍18克，冬瓜仁45克，金银花24克，蒲公英24克，皂角刺30克。1剂。复渣再煎，取汁200毫升作保留灌肠。此方药上午服尽。

处方二：冬瓜仁45克，蒲公英24克，连翘18克，皂角刺30克。1剂。此方下午服尽。

另：针刺阑尾穴（双），留针1小时。外敷双柏散（为我院成药）。

二诊：入院第2天。服药后大便2次，色暗黄溏。体温38.7℃，腹痛减轻。仍按上法，但泻下之药如芒硝、大黄有所减量，清热解毒之品如川连、黄芩、连翘、蒲公英有所加量，未予灌肠及针灸。

三诊：入院第3天。脉症渐见好转，知药见效，仍守上法，以丹皮、桃仁、冬瓜仁、薏苡仁、连翘、蒲公英、败酱草等为主随症加减，并继续外敷双柏散。

四诊：入院第6天。体温曾一度回升（最高达38.3℃），但无其他不适。腹软，未见压痛及反跳痛，未扪及包块。仍以上方加减。是日下午停用双柏散，加用四环素及链霉素。

五诊：入院第8天。体温正常，腹痛大减，只在转动身体时有些微痛，胃纳好。舌红苔白，脉弦。改服四逆散加桃仁、冬瓜仁、薏苡仁、白头翁、秦皮等。

六诊：入院第11天。停用四环素及链霉素，继用四逆散合四君子汤调理。

第14天痊愈出院。随访10年未见复发。

例2. 张某，男，30岁。

病者腹痛2天，乃就诊于博济医院，欲得注射止痛针，但当天上午诊断为阑尾炎，要患者当即住院开刀，下午便不担保。唯患者无款交手术费，亦怕开刀，邀为诊治。经中医诊断，其右下腹稍热，细按内有球状物。右足动则痛剧，乃出大黄牡丹汤予之。

处方：生大黄12克（后下），粉丹皮12克，桃仁6克，冬瓜仁24克，芒硝9克（冲服）。

服药后是晚痛仍剧，且觉球状物微隆起。

次日再诊时大黄改为15克，芒硝12克，其他各味略增。服后3小时乃下不少黑黄稀粪，是晚痛略减。

三诊药量略减，大黄12克，芒硝9克，服后又下黑秽之粪，痛再减。

四诊至七诊均依方加减，其痛渐减，球状物亦渐细，然身体疲倦无力。

第8天乃将各药减至：大黄9克，芒硝6克，丹皮9克，桃仁3克，冬瓜仁15克，另加厚朴3克。服药后，夜痛大减，后安睡。次日晨起，腹饥思食，食粥后再来。

九诊时乃将大黄减为6克，芒硝6克，各药亦减其量，是日大便乃成条状。

十诊时去大黄、芒硝。十一诊停药，进高丽参9克，细按右腹角仍有条状物。

第12天再服轻量大黄牡丹汤1剂。

第13、14天再服高丽参9克。第15天痊愈。

二、评析

急性阑尾炎是外科常见的急腹症，临床表现为持续伴阵发性加剧的右下腹痛、恶心、呕吐，属于中医学"肠痈"范畴。

（一）辨证要点

1. 病因病机

邓老认为本病是由于脾胃功能失于调节，再加上其他诱因，如饮食不节、突然奔跑等而发病。初期邪正相争于肠内，加上郁热，使气血蓄积不得通畅，积于肠道而成肠痈。如果积热不能散泄，瘀热与血肉便腐败成脓。

2. 辨证论治

本病为实证、热证。因此，有效而便捷的治法便是祛邪从下而出，邪有出路，则脓不成而正自安。邓老常用"下法"治疗本病，即在辨证基础上早用、坚持用，用必达到泻下的目的。

（二）方药特色

邓老治疗本病多以大黄牡丹皮汤为主方加减化裁。

基本方：生大黄15克（后入），芒硝9克（冲服），桃仁泥15克，冬瓜仁30克（打烂，去壳或用新鲜的更佳，鲜的可用60克），丹皮15克。

以上为成人量，儿童或慢性病者分量可酌减。

治法：泻热破瘀，散结消肿。

方解：方中大黄既是先锋，又是主药，与芒硝配合冲锋陷阵，使邪有出路，"积热""蓄结"得除。冬瓜仁利水消炎，桃仁活血通经，善治跌

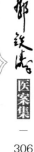

打损伤、瘀血作痛和瘀血积滞的腹痛。药虽五味，却紧紧把握着使"邪"有出路，消除盲管腔的阻塞，消炎制菌，改善局部血循环，使阑尾炎得到根本的治疗。因此，没有并发阑尾穿孔的危险。

加减：如遇患者体质虚，可根据其泻下的情况，于第2剂或第3剂大黄牡丹汤中加人参（吉林参或花旗参）6～9克。

痛甚者加蒲公英24～30克，或加三七末2～2.5克冲服；热甚者加地丁、金银花；出现包块者（阑尾脓肿）加皂角刺。

用法：上述方药内服配合保留灌肠，争取时机，尽快控制病情。只要诊断一成立，越早用"下法"越好。用药三四小时后，若仍不见泻下，可再服1剂，必于当天达到泻下之目的。得泻后，第2天仍用"下法"，分量可根据病情酌量施用。后期泻下药应有所减轻，而增加清热解毒药。诸症消退后，仍宜减轻分量再服1～2剂，直到痊愈。

如此病发展成为阑尾周围脓肿时，仍用"下法"。若病情恶化如合并弥漫性腹膜炎时，"下法"则宜慎用。

病情较重者可配合针灸治疗和外敷法。针灸疗法：针刺阑尾穴（双侧），用泻法深刺之，运针一二十分钟，接电针机半小时，再留针1小时。每天1次，连刺3天。此点多有压痛，进针时须刺在痛点上。效不佳时再强刺激足三里。有发烧、恶心、呕吐者加曲池、合谷、内庭等。每天针2～3次，至症状消失。体质较差、病情较轻的，宜用较弱刺激。

外敷法：三黄散外敷。用蜂蜜适量加水调匀，敷患处，药干即换。

（三）临床体会

据邓老临床数十年的经验，用下法的关键在于芒硝不宜重用，一般应不超过9克。另外，中医运用下法亦是根据君臣佐使的配伍原则，因而能消除副作用，产生较理想的药理作用。大黄牡丹皮汤就是这样的配伍，使之具有泻下除积，清热解毒，祛瘀排脓等作用（邓老经验脓成仍宜用大黄牡丹皮汤）。可见，中医的下法，能从根本上治愈急性阑尾炎。

但必须注意的是：腹痛已除又无发热，病似已愈，仍需服大黄牡丹汤3剂以彻底治疗，可免复发。

血栓闭塞性脉管炎

医案

符某，女，35岁，1977年8月初诊。

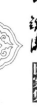

患者觉两小腿疼痛，左腿尤甚，嗣后疼痛加剧，左侧足踝部上下均有肿胀，肤色暗褐，逐渐回复，经北京第六医院检查，确诊为血栓闭塞性脉管炎。患者有足膝受寒史，初诊时左侧下肢肿胀，疼痛剧烈，每夜哭泣，夜不成眠，并有明显腓肠肌发硬，小腿下部及足背按之深陷，局部皮肤光亮而色紫黯，足背动脉不能触及，趾冷掣痛、以大脚趾为尤甚，且色紫黯，面色苍白，舌质胖嫩，色黯，苔薄白，脉细弱。患者卧床月余，不能起床活动，此属寒伤肢络，脉道闭阻，血气壅滞为患，病名脱疽。治以益血祛瘀，通络定痛为主。

内服方：丹参30克，当归15克，乳香6克（后下），没药6克（后下），桑寄生30克，生地15克，桃仁9克，白芍15克，鸡血藤30克，牛膝12克，川芎9克，茜草根9克，炙甘草9克。

外洗方：豨莶草60克，金银花藤30克，川芎6克，艾叶15克，羌活、独活、水蛭、虻虫各9克。另加生葱、酒醋各30克，共煎熏洗。

1977年12月26日，以上方加减治疗月余，腿肿逐渐见消，痛渐止，能安睡，能扶杖行走，但数九以来，于天气太冷时下肢痛胀时有小发作，舌质微黯，脉如前。足背动脉仍未能触及，治以活血定痛解毒为主。

内服方：丹参18克，归尾9克，赤芍、白芍各9克，金银花18克，川芎9克，牛膝12克，红花6克，茜根9克，肉桂5克，没药9克，玄参30克，生甘草、炙甘草各6克。

外洗方：玄参15克，金银花藤30克，肉桂9克，川芎18克，羌活、独活各9克，泽兰12克，共煎熏洗。

1978年4月10日，以上方加减治疗3个月余，诸症有继续好转，足肿全消，肤色紫黯已退，左足背动脉可触及，患者开始户外活动，舌质正常，脉仍较沉细。治以温经养血，活血通络为主，方用阳和汤加减。

处方：丹参15克，当归9克，桂枝9克，熟地9克，白芥子3克，鹿角胶（烊化）9克，炮姜炭3克，牛膝15克，玄参15克，麻黄3克，川芎12克，鸡血藤9克。

外治方大致同前，隔天一洗。

患者自第3季度起，基本上两天服1剂药，于1978年9月恢复上半天班，后停用外治方，以下方收功：

生黄芪24克，当归、丹参、赤芍、白芍、桂枝、川芎、生甘草各9克，桃仁6克，玄参18克，鸡血藤12克。

后经追访，患者已获痊愈，并于1979年下半年起正常上班，迄今未见复发，行动完全正常。

[按语] 血栓闭塞性脉管炎是一种少见的慢性复发性中、小动脉和静脉的节段性炎症性疾病，下肢多见。表现为患肢缺血、疼痛、间歇性跛行、足背动脉搏动减弱或消失和游走性表浅静脉炎，严重者有肢端溃疡和坏死。中医称之为脱疽，此病好发于青壮年男子或老年人，我国北方较南方多见。本病发展缓慢，病程较长，常在寒冷季节加重，治愈后又可复发。

此例有足膝受寒史，初诊时左侧下肢肿胀，皮肤光亮而色紫黯，足背以下疼痛，趾痛尤剧，趺阳脉（足背动脉）完全不能触及。病理上以瘀阻脉络为突出矛盾，故用丹参、桃仁、川芎、鸡血藤、茜草根等祛瘀通络为主，当归、生地、白芍、牛膝、甘草以养血、止痛，扶正为辅，因患者小腿发硬，故重用桑寄生功能和血脉、舒筋络，兼以益血。外治方用虫类药合川芎以通血气之闭，荆芥、羌活、独活、豨莶草、艾叶等以祛除风湿，兼以温通血脉，由于足肿、血气闭阻，防其酿毒溃腐，故加金银花藤以解毒消肿。经治月余，足肿渐消，然下肢痛胀时有发作，趺阳脉仍不能触及，说明脉道仍有瘀滞，治宗前法，以活血定痛为大法，兼用玄参、金银花、肉桂等以解毒温经，外洗方方义与内服方大致相同，加入玄参、金银花、肉桂等解毒温经之品，冀其消瘀定痛。外洗能直接作用于局部，不可轻视。

以上方加减又3个月余，诸证悉缓，足肿全消，趺阳脉已可触及，考虑到患者起病于受寒，且居处潮湿，证见下肢怕冷，脉较沉细，故以温经养血、活血通络为法，方用阳和汤加减。阳和汤主治一切阴疽、流注，或有用以治疗贴骨疽（骨结核）、鹤膝风和脱疽者，功能温阳补血，散寒通滞。故以阳和汤原方去甘草加丹参、当归、川芎、鸡血藤以加强逐瘀、益血作用，牛膝、玄参为佐。最后以养营益气活血收功。本例患者整天坐着工作，又不喜欢活动，体质本虚，因寒邪凝滞血脉而发病，攻补兼施，病虽重但幸免手术治疗，故特为介绍，仅供读者参考。

颅 脑 外 伤

医案

例1. 叶某，男，30岁。于1998年4月6日酒后驾车，跌伤头部。

诊见神志昏迷，牙关紧闭，肢体强痉，面赤身热，气粗口臭，尿黄赤，大便不行，舌质瘀黑、苔黄腻，脉右滑左涩。双侧瞳仁不等大，CT检查示：脑疝，广泛脑挫裂伤，脑水肿，左侧颞顶叶硬膜下出血，蛛网膜下腔出血，为重型颅脑损伤。

西医常规治疗3天，无明显好转，遂请余会诊。患者乃暴力损伤脑部，元神受伤，脑受震击，经脉受伤，血不循经，溢于脉外，而成颅内积瘀，内闭心窍，出现神昏、牙关紧闭诸症；苔黄、尿赤，则为积瘀化热伤津之象，属血瘀内闭证治以祛瘀开窍，佐以清泄里热。

处方：红花、赤芍、当归尾各6克，川牛膝15克，桃仁、牡丹皮、地龙、生大黄（后下）、芒硝（冲）、石菖蒲、川芎各10克，冬瓜仁30克。煎汁灌肠，每天1次，辅以安宫牛黄丸溶化涂舌。

次日大便得解，但仍发热。

守上法治疗1周后热退，痛刺激见四肢回缩；两周后，刺痛可睁眼，未能言语，可进食果汁等流质，遂守方去大黄、芒硝，加五爪龙30克，黄芪20克，煎汁内服1周后，可唤醒，但对答错误，躁动。守二诊方加羚羊角30克，水蛭10克。再服1周，诸症消失，痊愈出院。半年后随访，无明显后遗症。

例2. 欧阳某，女，59岁。于1998年8月15日因车祸致头部受伤。

诊见：头痛头晕，目眩，双目紧闭，恶心呕吐，颈项强痛，舌黯、苔白腻，脉弦涩。CT检查显示：脑挫伤，蛛网膜下腔出血，左额顶硬膜下出血。

外伤颅内积瘀，不能及时排散，血瘀而致气滞，阻碍气机升降，清阳不升，血瘀阻络，则头痛，颈项疼痛，舌黯，脉细涩；气机不畅，津液输布失司，聚而成痰，痰瘀阻闭，则头晕目眩，双目紧闭，恶心呕吐。属痰瘀内阻之证，治以豁痰祛瘀为主。

处方：枳壳、橘红、法半夏、红花、甘草各6克，茺蔚子、茯苓各15克，竹茹、桃仁各10克，五爪龙20克，豨莶草、地龙各12克。每天1剂，水煎服。

服药1周，可起坐，目眩、恶心等症缓解，尚有头痛、头晕，遂去茺蔚子、豨莶草，加黄芪40克，白芷、川芎各10克，再服1周，诸症缓解，病愈出院。数月后经MRI检查正常。

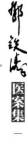

例3. 叶某，男，30岁。

患者于1998年1月3日晚上9时喝酒后骑摩托车后面被汽车撞倒。当时昏迷不醒，左额部流血，由他人发现送到广州中医药大学第一附属医院急诊科。查脑部CT示：（1）广泛性脑挫裂，脑水肿。（2）左侧颞顶叶硬膜下出血。（3）蛛网膜下腔出血。（4）左侧额颞顶头皮下血肿。予吸痰、脱水、抗感染等对症处理后，为进一步治疗，于1月4日上午10时收入本院骨一科。查见体温37.7℃，心率80～130次/分，呼吸30～70次/分，血压15/9kPa。神志不清，浅昏迷状态，伤口渗血。颈软无抵抗，双瞳孔不等大，左4毫米，右4.5毫米，对光反射迟钝，外耳道、鼻腔无脑组织液外溢。呼吸不规则，双肺可闻及干湿性啰音。心界不大，心率80～130次/分，无杂音，腹平软，无压痛，反跳痛。肝脾未触及，肠鸣音正常。四肢肌力减退，神经系统检查见膝反射、腱反射减弱，腹壁反射及提睾反射未引出。巴氏征（＋），双下肢微肿。血分析：WBC 26.9×10^9/L，RBC

$5.6 \times 10^{12}/L$，PLT $264 \times 10^9/L$。给予甘露醇脱水、止血敏止血、先锋 V 抗感染等对症支持治疗，效果不理想，为全力救治，邀余会诊。

初诊：1998年1月6日，症如上述，神昏不识，气促不匀，肢体瘫软，下肢肿，口唇色暗，舌黯，苔黄焦，脉弦涩。

西医诊断：脑挫裂伤。

中医诊断：头部内伤。

辨证：气滞血瘀，瘀阻清窍。

治法：行气活血，醒脑开窍。

处方一：安宫牛黄丸半丸，研细冷开水10毫升调匀，鼻饲，每天2次。处方二：生大黄10克（后下），桃仁10克，红花6克，地龙12克，赤芍15克，当归尾6克，牛膝15克，丹皮10克，朴硝10克。水煎保留灌肠，每天1剂。配合脱水、抗感染、营养支持疗法。

二诊：1998年1月9日。嗜睡，识人不语，头痛，导尿尿量为320毫升。体温38.5℃，双瞳孔不等大，右3毫米，光反射灵敏，左2毫米，光反射迟钝。颈稍抵抗，四肢肌张力升高，折刀样。巴氏征（＋），双下肢水肿消退。血分析：WBC $18 \times 10^9/L$，舌黯苔焦黑，脉弦涩。辨为气滞血瘀，热毒未清。治法：行气活血，化瘀清热解毒。

处方一：大黄承气汤保留灌肠，引瘀热下行。处方二：鼻饲安宫牛黄丸如前。处方三：桃仁12克，红花10克，丹皮10克，当归尾6克，赤芍15克，地龙12克，石菖蒲10克，川芎10克，玉竹15克，冬瓜仁30克，石斛12克，金银花24克，连翘24克。水煎鼻饲，每天1剂。

三诊：1998年1月16日。患者神清，简单对话，进食流质。热退，生命体征稳定。双瞳孔等大等圆，四肢肌力正常，无病理反射。血分析：WBC $8.7 \times 10^9/L$。舌偏红，苔黄腻，脉浮弱偏细。辨证为气滞血瘀，气血亏虚兼瘀热内蕴。治以行气活血清热，兼益气扶正。

停用安宫牛黄丸及大黄液灌肠。

处方：豨莶草12克，五爪龙60克，枳实10克，桃仁12克，红花10克，瓜蒌皮20克，赤芍15克，地龙12克，川芎10克，当归尾6克，黄芪30克，远志3克，石菖蒲10克。水煎服，每天1剂。

四诊：1998年1月24日。患者1月20日作脑CT复查示右额叶脑出血吸收消失，蛛网膜下腔出血明显减少，左额颞顶叶硬膜下出血转为慢性。结论：脑外伤较前明显减轻。查见：神志尚清，嗜睡，醒时言语较前增多，反应稍迟钝，时诉头痛。无寒热、恶心、纳差，大便硬，小便调，舌质红干，有裂纹，苔黑燥，脉虚。辨为内有瘀热，正气虚以益气活血润下，不可过用苦寒泻下之品。以上方减枳实、远志，加沙参18克，水煎服，每天1剂。

五诊：1998年2月4日。患者神志转佳，对答合理，纳可，睡眠一般，略烦躁，大便干结，小便调，左下肢乏力，用力则颤，舌胖嫩舌根苔厚浊，脉虚。辨为气虚血瘀，痰瘀阻络，治以益气活血，祛瘀通络，养阴润肠，加用羚羊角骨清心除烦。

处方：黄芪30克，五爪龙60克，桃仁12克，红花10克，生地15克，赤芍15克，川芎10克，当归尾6克，地龙12克，水蛭10克，羚羊角骨30克（先煎），沙参18克。水煎服，每天1剂。

经以上治疗，患者于2月17日好转出院。出院时神志清楚，对答合理，反应略钝，活动自如，左下肢略乏力。随访3个月未见异常，近于平人矣。

[按语] 颅脑外伤虽有轻重之分，但必伤血脉，造成颅内瘀血。例1、例2均见舌黯，脉涩，清醒者则头刺痛，昏迷者则肢体强痉，均为瘀血阻滞之故。所以血瘀是其主要病机。此外，还有夹热，夹痰。例1出现面红身热，便结不下，尿赤，苔黄，此为积瘀化热，灼伤津液，故治以祛瘀泄热之剂灌肠，为上病下治。例2体质素弱，气血亏损，恐伤肾，惊气乱，肺、脾、肾三脏皆损，致水湿运化失司，痰湿内生，故有头晕目眩，恶心呕吐等症。治以祛瘀豁痰，疗效显著。以上2例，所用西药相同，但根据辨证，方药迥异而殊途同归。

例3为跌仆损伤，络破血溢，恶血留内，气滞血瘀，瘀阻清窍，神明失用，脏腑失主，病势危殆。初期正邪交争，恶血易化热成毒，当急用安宫醒脑开窍，清热解毒，并用大黄类灌肠，合"上病下取"引瘀热下行之义，后期邪伏羁留而正气亦虚，则治以行气祛瘀合益气扶正。补阳还五汤是王清任众多通瘀活血中的常用名方，从"气为血帅"之理，合理气、活血、祛瘀之多用于一方，祛瘀不伤正，扶正不留邪，瘀去新生，此用意贯穿疾病始终，其效佳矣。

颅脑损伤昏迷患者，使用灌肠通腑法可改善血液循环，促进新陈代谢，使大便通畅，腹内压降低，进而使颅内压降低。因此，采用逐瘀通腑法治疗脑损伤患者，既可减少颅内出血机会，同时降低颅内压又可使脑水肿得以纠正。颅脑损伤病人多因伤后自主神经紊乱，肠动力减弱，即使鼻饲汤药，也会停留胃内，吸收甚少。中药灌肠法使药物吸收完全，生物利用度高，吸收快，显效速，甚至可与静脉注射相媲美，且直肠给药50%～70%药物不经肝脏，直接进入大循环，减轻肝脏负担，对急症患者有利。

临床观察，邓老以逐瘀通腑为原则，自拟灌肠方灌肠治疗颅脑损伤病人，取得满意疗效。这与现代药理研究结果即活血化瘀药物能降低血液的聚凝状态，扩张血管，改善微循环，减轻脑水肿，降低血管张力及明显抗低压缺氧，从而有利于脑组织细胞的恢复等相吻合。

脑 炎

医案

例1. 蔡某，男，7岁。

初诊：1958年7月9日（广州市儿童医院会诊）。

病史：发热已5天，今早体温极高（40.3℃）。

诊查：面红唇赤，口渴，神志模糊，间有抽搐。舌苔厚黄，脉滑数。

辨证：证属暑温。

治法：清热化湿开窍。

处方：生石膏60克（先煎），知母9克，甘草3克，石菖蒲1.2克，连翘12克，金银花15，芦根12克，花粉12克，滑石15克（先煎）。

紫雪丹1支，分2次隔3小时服1次。

二诊：1958年7月10日晨。热度略低（39.6℃），其他症状如前。

处方：生石膏60克（先煎），滑石24克（先煎），川连4.5克，芦根30克，知母9克，甘草3克，花粉12克，全蝎3克，连翘12克，石菖蒲1.2克，钩藤7.5克，金银花15克。

安宫牛黄丸1粒，至宝丹1克，两药合用分3次服，每隔2小时服1次。

三诊：1958年7月10日午前服汤药1剂，证无大变化，继予下方药服之。

处方：淡竹叶12克，甘草3克，知母9克，生薏苡仁12克，生石膏60克。另用冬瓜、莲叶、生薏苡仁煎汤作茶。

四诊：1958年7月11日。热略退，面赤唇红，手指微有蠕动。舌质深红，苔黄白，脉滑数。

处方：生石膏60克（先煎），生薏苡仁12克，知母9克，甘草3克，淡竹叶12克，石菖蒲4.5克，至宝丹1.8克，分3包，每3小时服1包。冬瓜、莲叶煎水作茶。

五诊：1958年7月12日。热退，面微赤唇红，嗜睡，神志未完全清醒。舌苔黄，脉数。

处方：黄芩9克，金银花12克，菖蒲4.5克，黄连4.5克，西瓜皮15克，竺黄9克，竹叶9克，连翘9克，滑石15克（先煎），鸡内金9克。

至宝丹1克，分两次服。冬瓜、莲叶、薏苡仁煎汤作茶。

六诊：1958年7月13日。热退，眼赤，神志较清醒，不大便数天。舌苔黄较前薄，脉数。

处方：西瓜皮15克，谷芽9克，天竺黄9克，鸡内金9克，黄芩9克，竹茹9克，枳壳4.5克，金银花9克，元明粉9克（冲服），甘草3克。

冬瓜、莲叶、薏苡仁煎汤作茶。

七诊：1958年7月14日。已无发热，神志较清醒，眼赤减退，未下大便，舌苔薄黄，脉数。

处方：西瓜皮15克，冬瓜仁30克（打碎），甘草3克，土银花9克，黄芩9克，薏苡仁12克，谷芽15克

八诊：1958年7月15日。神志清醒，唯神疲肢怠，已大便，胸出白痦，舌微有黄苔，脉滑数。

处方：冬瓜仁30克，生薏苡仁13克，甘草3克，云茯苓15克，山药12克，鸡内金9克，花旗参4.5克（另煎）。

是日下午5时半针足三里、合谷（双）。

九诊：1958年7月16日。神志清，唯神疲肢怠，胃纳不爽，胸部白痦稍退。舌苔微黄，脉滑数。

处方：花旗参4.5克（另煎），薏苡仁12克，云茯苓15克，山药15克，甘草3克，西瓜皮12克，冬瓜仁24克（打碎）。

十诊：1958年7月17日。神志清晰，白痦已退，仍疲倦，不思食。舌苔微白，脉略数。

处方：花旗参4.5克（另煎），生薏苡仁24克，山药15克，云茯苓9克，南豆花6克，谷芽9克，甘草1.5克，竹叶6克。

十一诊：1958年7月18日。神志清，能起床步行，二便如常。舌苔白薄，脉略数。

处方：党参30克，白芍9克，云茯苓25克，山药24克，甘草6克，谷芽6克，鸡内金9克。

观察3天，病愈出院。

例2．患者梁某，男，11岁。

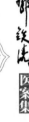

患者于5年前（1952年）脑膜炎后遗症，癫痫经常发作，至9岁即开始有发育征，出阴毛，嘴唇有稀疏胡须，身形矮胖，无小孩性格，举动如成人，每天饮水达7茶煲（约2千克一煲），经治疗数年未效，曾经针灸治疗，癫痫发作稍为减轻，其他症状无改变。

诊其脉沉实有力，舌诊如常，证无虚象，其病在头，与血瘀有关。

辨证：瘀阻脑络。

治法：活血化瘀，通络开窍。

处方：予通窍活血汤原方。

赤芍3克，桃仁泥10克，红花10克，川芎7克，生葱10克，生姜10克，红枣7枚（去核），麝香0.15克（绢包）。

用黄酒半斤将前7味煎一小碗去渣，入麝香再煎二沸，临卧服。麝香可煎3次，再换新的，隔天1服。

约15天后，痫证发作较轻，饮水较少，更可喜的是成人发育的趋势已被制止，服至50剂，患儿已愿和其他小孩玩耍，恢复小孩征象，减少5千克，并长高。桃仁、红花虽然每剂各3钱，而患儿精神日佳，智力逐渐发育，能记一些单字（虽然已11岁，但因病不能上学读书），但癫痫未能完全制止，饮水已减少一半。前后约治疗1年，诸证俱愈，独余癫痫，后经市精神病院治愈，追踪10多年，该患者发育基本正常，已当工人，唯智力稍差于正常人。

[按语] 例1患儿为乙型脑炎，面红唇赤、口渴、神志模糊、舌苔厚黄、脉滑数，乃热盛伏湿，故治以清热化湿开窍。

1958年，广州地区流行乙型脑炎，邓老在治疗过程中观察到，它同1955年石家庄流行乙型脑炎（偏热）、1956年北京市流行乙型脑炎（偏湿）都不相同，此次广州流行乙型脑炎之前多雨，发病之时天气极热，所以发病一般多表现为热盛湿伏，所谓外邪热盛而内有伏湿，这是中医辨证所不能忽视的。故邓老在治疗时，在发热前期以白虎汤去粳米，加薏苡仁或其他清暑祛湿药，如西瓜皮、鲜荷叶、冬瓜、淡竹叶等，以退热和减轻症状。若患者后期昏迷抽搐，则量度症情而使用牛黄丸、紫雪丹和至宝丹。至于热盛生风或热极者宜酌用犀角、羚羊角或以羚羊角骨代羚羊角，亦可收到一定功效。熄风则重用石决明。湿气流连中焦气分，应注意其脉象，见有虚象，应加入人参以固气，但湿脉亦似虚象，其间宜细辨。后期宜及时固脾，因湿乃脾土之邪，及时固土，则四肢健运；气足脾旺，可以减少后遗症而加速体力的恢复。但应注意用得其时，否则助邪。

清代医家叶天士说："或透风于热外，或渗湿于热下；不与热相搏，势必孤矣。"这是指导温病治疗的至理名言。而清代医家王孟英加以发挥说："或遇阴雨连绵，湿气感于皮毛，须解其表湿，使热邪易外透而解，否则湿闭其热而内侵，病必重矣。其夹内湿者，清热必兼渗化之法，不使湿热相搏，则易解也。"推之则外风宜透达于外，内风宜降熄于内，则热势孤而得清，暑温亦不例外也。

例2患者为脑膜炎后遗症，病程较久，"久病多瘀"，且患儿脉沉实有力，喜饮，辨为实证，邓老以通窍活血汤治之，通窍活血汤是以头面七窍为主的活血化瘀方，本例患者病位在头，用王清任祛瘀法治之，收效良好。

帕金森综合征

医案

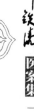

某男，78岁，1999年1月4日入院。

左肢震颤、步态不稳2年，自觉阵寒、烦热，口角流涎，言语不利半年。2年前无明显诱因下出现左侧肢体活动不灵，步态不稳，上肢震颤，静止时明显，情绪激动时加重，睡眠时消失。无头痛、肢乏等。半年前出现口角流涎，言语不利，记忆力减退，头晕，无恶心呕吐，无肢体抽搐。自觉每天从上午10时至下午4时发冷5~6次，每次约半小时，冷从背部发出，甚至寒战，从晚上7时至11时则烦热，热自胸出，但体温正常，余无异常。曾在外院拟颈椎病治疗无好转，遂入院求治。

诊见：神清，面红，前冲步态，左手震颤，头目眩晕，耳鸣，动作笨拙，健忘，夜间烦躁难眠，小便多，大便烂，每天2~3次。

西医诊断：震颤查因（帕金森病）；颈椎病。

中医诊断：颤证（肝肾阴虚夹瘀）。

入院后5~13天先后以滋补肝肾、熄风化痰，清热祛湿，或兼活血化瘀为法，肢颤、寒热诸症未好转，大便溏、色黄，每天5~6次，无里急后重，尿短黄频数。经生理生化检查、肌电图及会诊，确诊为动脉硬化性帕金森综合征，颈椎病。

1月14日请余会诊，详细询问病史，悉患者曾服激素3年（自停半年）。患者面红，唇黯红，舌黯质嫩，苔白厚浊，舌边无苔，右脉沉重按之无力，左脉细弦，寸弱，走路前冲步态。颤证轻，颈椎病尚不重，从舌脉诊看应属虚证。脾虚为先，脾胃为气血之海，唇暗为脾之外候，乃气血不运所致，苔白厚浊，为脾不动化，故大便溏。脉弦、震颤乃肝风内动之征，背冷难忍为阳气虚甚之候；阳损及阴，阳不潜藏故面红，久服激素亦伤及肾阳。治以健脾、温肾、潜阳。

处方：桂枝、炙甘草、茯苓、白芍各15克，生龙骨（先煎）、生牡蛎（先煎）、党参各30克，黄芪20克，白术25克，巴戟天、淫羊藿各12克，生姜3片，大枣3枚（去核）。4剂，每天1剂，水煎服。

二诊：1999年1月17日。上症未减，复因受凉恶寒，仍觉冷、热，便溏，每天3次，舌黯，苔黄润，脉浮。

处方：桂枝、白芍各15克，生姜10克，炙甘草6克，大枣4枚，五爪龙30克。

三诊：1999年1月21日。无恶寒，仍觉背寒，夜烦热，便溏3次，舌黯红苔黄润，脉沉。守首诊方去巴戟天、淫羊藿、生姜，加砂仁3克（后下）。2剂。

四诊：1999年1月23日。仍背寒，夜烦热，便溏，舌红苔黄润，脉沉。上方去砂仁加干姜6克，巴戟天、菟丝子各12克。2剂。

五诊：1999年1月26日。仍背寒，夜热，眠可，大便稍烂，每天2次，双下肢踝以下浮肿。舌红苔白腻，脉沉。宜加强温阳健脾利湿。

处方：桂枝、熟附子、新开河参（另炖兑服）、炙甘草各10克，黄芪、党参、茯苓皮各30克，白术15克，山药20克，干姜6克，巴戟天12克。

六诊：1999年2月1日。病情继续好转，偶觉夜间热，汗出，双下肢无浮肿，大便成形，每天2次。舌红，苔白，脉缓。

处方：桂枝、猪苓各12克，炙甘草、黄芪、鸡血藤、山药、党参各30克，茯苓皮15克，白术20克，淫羊藿、仙茅、新开河参（另炖兑服）各10克。

七诊：1999年2月4日。病情渐稳定，精神好，胃纳、夜眠可，双下肢无浮肿，大便成形，舌嫩红苔白，脉缓，续服上方2剂。

八诊：1999年2月6日。患者病情稳定，耳鸣减轻，左手震颤明显减轻，无寒热，头晕，大便常，舌红苔白，脉缓。患者自觉诸症好转，要求出院。

守方略加减服1月，于2000年8月初随访，病未复发。

[按语] 帕金森病又名震颤麻痹，是一种常见的中老年人神经系统变性疾病，震颤、肌强直及运动减少是本病的主要临床特征，是老年人中第四位最常见的神经变性疾病。中医认为，帕金森病属于中医学"颤证"的范畴，与气血不足、肝肾阴虚、痰瘀阻络内风扰动等有关。此案辨证为脾虚兼肝风内动，肾阳亏虚，阳失潜藏证。一诊以黄芪加四君健脾，桂枝、巴戟天、淫羊藿壮肾阳，白芍、龙骨、牡蛎敛肝潜阳。二诊外感治以桂枝汤，因其体虚，加五爪龙以扶助正气。三诊表证已除，仍觉背寒、夜烦热、便溏，虽见苔黄润并非热象，故以桂甘龙牡汤合四君子汤加黄芪，四诊因外邪后，暂停补肾药。五诊下肢浮肿，兼以温阳利水。本例以辨证论治为纲，循序而进，虽未根治震颤，追访1年未见复发。

癫痫

医案

刘某，男，7岁。

1991年11月20日因出现右侧嘴角抽搐伴流涎来诊。患儿曾于1年前出现一时过的嘴角抽搐流涎未引起注意，小儿上学后不久又出现类似症状，经脑电图检查（编号11010）提示："癫痫型脑电图（有印样放电，左颞区稍明显）"。舌淡黯嫩，苔薄白，脉滑，右稍弦。

辨证：脾虚夹痰，肝风上扰。

方药：僵蚕10克，全蝎10克，荆芥3克，白芍15克，太子参15克，茯苓12克，白术12克，熟枣仁15克，甘草6克，麦芽20克，大枣4枚去核。

上方加减服用3月余，症状未再发作，1992年1月27日复查脑电图（编号11010×2）示："好转，病理波指数减少"。连续服用近2年，2004年7月复查脑电图（编号11010×7）示："正常范围脑电图"。追踪至今，病情未见反复，脑电图复查正常。

［按语］癫痫是大脑神经细胞异常放电引起的短暂的发作性大脑功能失调，按病因可分为原发性和继发性两类。本病案属于原发性癫痫，多见于儿童及青少年。此病属于中医学"痫病"的范畴，始于幼年者与先天因素有密切关系，其发病因痰、火、瘀为内风触

动，致气血逆乱，清窍蒙蔽而致。邓老认为癫痫的发病主要与患者的气虚体质有关。如此例患者，诊断主要靠脑电图，症状体征仅有一时过的嘴角抽搐流涎，舌淡黯嫩，苔薄白，脉滑，右稍弦。邓老抓住癫痫患者发病的气虚夹痰本质，辨证为脾虚夹痰，肝风上扰。运用四君子汤以健脾补气，甘麦大枣汤以平补心脾，对于癫痫邓老喜用僵蚕、全蝎对药，二者既可以化痰止痉，又可以配合荆芥、白芍舒肝解郁，以利脾土健运。药证相对，故收效颇佳。

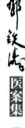

眩 晕

一、医案

某女，工人，38岁。

2年前觉头晕眼花，睡眠欠佳，下肢酸软乏力，胃纳尚可，二便正常。得病后屡用补气血，养肝潜阳，祛痰熄风及温补等法治疗未效。来诊时症状加剧，眩晕持续，不敢外出，若步行六七十米至百米左右则头晕加剧，需坐下休息片刻，方能继续行走。眩晕非旋转性，无恶心、呕吐、耳鸣，头部时有麻痹感。此外，背部汗出，汗出后背部觉凉，失眠多梦。胃纳一般，二便正常，月经准期而量少，经前后腰腹痛。诊其面色如常，唇色如常，舌尖红，苔白稍干，脉弦稍浮。检查：体温正常，血压正常，听力正常，血象及大小便常规无异常发现，X线胸透心肺正常。

从辨证看，头晕、失眠、多梦、脉弦，即所谓"诸风掉眩，皆属于肝"，似属肝风内动之眩晕，但历经养肝潜阳，熄风等方药均无效，可见本病虽与肝有关，但不是矛盾的主要方面。根据其每步行稍远即晕甚，休息后又能起行来看，则与神志有密切关系，故予甘麦大枣汤稍加舒肝健脾之药。

处方：甘草9克，麦芽24克，大枣3枚，钩藤15克，素馨花6克，扁豆花9克，茯苓12克。2剂。

二诊：症候大致同前，胸胁痛已除而见腹痛，舌质红活，苔白润，脉弦。

处方：甘草9克，大枣6枚，白芍12克，麦芽12克，面粉1匙（冲服）。

服3剂后头晕大为减轻，以后以甘麦大枣汤加龙骨、牡蛎，或糯稻根、白芍、何首乌之属以养肝肾，或加参、术之属以健脾，治之4个月而愈。追踪4年未再复发。

[按语]眩晕一证，与现代医学眩晕症状的概念基本一致。可见于现代医学中的多种疾病。耳性眩晕，如梅尼埃病、迷路炎、内耳药物中毒、前庭神经元炎、位置性眩晕动病等；脑性眩晕，如脑动脉粥样硬化、高血压脑病、椎-基底动脉供血不足、某些颅内占位性疾病、感染性疾病及变态反应性疾病、癫痫；其他原因的眩晕，如高血压、低血压、贫血、头部外伤后眩晕、神经官能症等。

本病例患者头晕、失眠、多梦、脉弦，似属肝风内动之眩晕，即所谓"诸风掉眩，皆属于肝"，但历经养肝潜阳，熄风等方药均无效，可见本病虽与肝有关，但不是矛盾的主要方面。根据其每步行稍远即晕甚，休息后又能起行来看，则与神志有密切关系，故予甘麦大枣汤稍加舒肝健脾之药。加钩藤、素馨花舒肝以治胁痛，麦芽亦有舒肝作用，故用麦芽不用小麦。后加用健脾养肝肾之品而收工。

二、评析

（一）辨证要点

历代文献中对眩晕证的病因病机的论述比较丰富，后人把《内经》的无风不作眩（诸风掉眩，皆属于肝，包括内风、外风）、朱丹溪的"无痰不作眩"、张景岳的"无虚不作眩"（包括脏腑气血阴阳诸虚），即三无不作眩说，归纳为眩晕病机的经典之论，为一纲领性的概括，对临床辨证论治帮助不少，但如果加上虞抟倡导的"血瘀致眩"及陈修园所强调的相火说，则比较全面。临床具体分型如下：

1. 肝阳上亢

临床上往往存在3种情况：①肝阳升发太过，故见眩晕、易怒、失眠多梦；肝火偏盛，循经上炎，则兼见面红、目赤、口苦、脉弦数；火热灼津，则便秘尿赤，舌红苔黄。②肝肾阴亏，精水不足，水不涵木，肝阳虚亢，则兼见腰膝酸软、健忘、遗精、耳鸣、舌红少苔、脉弦细数。③肝阳亢极化风，则可出现眩晕欲仆、泛泛欲呕、头痛如掣、肢麻震颤、语言不利、步履不正等风动之象。此乃中风先兆，应加紧防范，避免中风变证的出现。如椎-基底动脉系统闭塞常以眩晕为首发症状，发作突然，并感到地在移动，人要倾倒或如坐船样，或伴有耳鸣，此眩晕的产生是由于前庭核缺血所致。同时还可有双眼视朦、共济失调、眼球震颤，倾倒发作。部分患者还可以出现软腭和声带麻痹、吞咽困难、声音嘶哑和第3、5、6对颅神经受损的症状，发作性一侧偏瘫和感觉障碍。当基底动脉主干闭塞时，会出现意识障碍、瞳孔缩小、四肢瘫痪，或伴有强直性抽搐、体温升高等。

2. 气血亏虚

因其髓海空虚，脑失所养，故头晕目眩，动则加剧，劳累则发，兼见神疲懒言，气短声低，食后腹胀，大便溏薄，或兼心悸失眠、唇甲淡白、失血等症，以及舌淡胖嫩、齿印、脉细或虚数等气虚血少的舌脉表现，如低血压、贫血、失血过多患者常见这一类表现。

3. 痰瘀内阻

必有痰瘀见证及以下舌脉见证。舌苔厚浊或腻，脉弦滑者或兼结代者，此为痰阻；舌有瘀斑或舌黯红，脉涩或促、结、代者，此为瘀闭。两者并见，则为痰瘀闭阻。

眩晕的病因病机，前人虽将之分为外感、内伤两个方面，但临床上以内伤为主，尤以肝阳上亢、肾精不足、气血亏虚、痰瘀内阻为常见。病位虽在头颅脑髓，但究其病根，应责之于肝、脾、肾三脏，不外乎虚、实二端。因此，关于证型问题，个人认为，可以分型，但不宜太杂，临床上抓住一两个主型，其他作兼证处理即可。

（二）方药特色

论治方面，肝阳上亢，治以平肝潜阳，邓老常用自拟"石决牡蛎汤"。

基本方：石决明30克（先煎），生牡蛎30克（先煎），白芍15克，牛膝15克，钩藤12克（后下），莲子心3克，莲须10克。

治法：平肝潜阳。

方解：此方用石决明、生牡蛎以平肝潜阳为主药，钩藤、白芍平肝熄风为辅药，莲子心清心平肝，莲须益肾固精为佐，牛膝下行为使药。

加减：若肝火偏盛，可加龙胆草、菊花、黄芩、丹皮、木贼等；兼阳明实热便秘者可加大黄；肝肾阴亏者可加鳖甲、龟板、何首乌、生地、熟地等；若肝阳亢极化风，宜加羚羊角或羚羊角骨、代赭石、生龙骨、珍珠母等；气血亏虚者以补益气血为主，可用加味八珍汤，方用党参、白术、茯苓、甘草、川芎、当归、熟地、白芍、五爪龙、鸡血藤；偏于气虚者可用补中益气汤，偏于血虚者可用当归补血汤加枸杞子、山药等；兼见失血者可加阿胶、白芨、炒三七等；兼痰可合用温胆汤，兼瘀可用失笑散，或用豨莶草、三七、丹参等。

（三）临证体会

治疗上除了辨证，结合患者的原发疾病进行辨病论治，可获得更好的临床疗效。

（1）内耳眩晕病（梅尼埃病）：用温胆汤加减治疗，若苔浊、白、厚腻而呕，必加生姜汁或重用生姜20～30克。另外，当其发作时，宜先艾灸百会穴，直接灸最好，壮数多少，可以根据情况而定。用悬灸法亦可。

（2）前庭神经炎性眩晕：用防眩汤加减治疗。

（3）脑性眩晕：如脑动脉粥样硬化、椎–基底动脉供血不足、某些颅内占位性疾病，凡属气虚血瘀者，治以益气活血，重用黄芪益气，配以三棱、莪术活血，或用黄芪桂枝五物汤。

（4）高血压性眩晕：可辨证选用草决明、石决明、生龙骨、生牡

邓铁涛
医案集

蛎、代赭石等，舒张压偏高者可选加鳖甲、龟板等。广东草药红丝线有降压作用，可用红丝线30克，猪瘦肉100克煎水饮用。

（5）低血压性眩晕：证属清阳不升者，用补中益气汤轻剂，黄芪用量不超过15克，与柴、麻同用，以升清阳。服后患者血压可逐渐趋于正常。黄芪轻用可升压，重用则降压，故用于高血压属气虚者则须30克以上。

（6）头部外伤性眩晕：常在辨证基础上配伍活血药物，喜用失笑散、桃仁、红花、牛膝，或用血府逐瘀汤。血管性头痛亦可用之。

（7）神经官能症性眩晕：邓老喜用甘麦大枣汤稍加舒肝健脾药，方用甘草、麦芽、大枣、钩藤、素馨花、茯苓等。钩藤、素馨花舒肝兼治胁痛，麦芽也有舒肝作用。我认为用浮小麦效果最佳，但南方常缺，故用麦芽代替。或嘱患者用面粉代之，其用法是用1～2汤匙面粉，先用少许凉开水调匀，再用煎好滚烫之中药汁冲熟后内服。

329
—
眩
晕

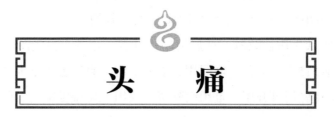

头　痛

医案

例1. 郑某，女，72岁，退休工人。因"头痛头晕一个多月"于2002年6月8日入院。

患者自5月4日起出现颈部疼痛伴后枕痛，前额、眉棱骨痛，有时出现双肩麻木，恶心呕吐，伴异常出汗，面部发热，在当地卫生所予葡萄糖盐水静滴好转。但1天后又出现头痛，予参麦针静滴，症状未能缓解，遂于5月17日到广东省人民医院治疗，予扩张血管药物，并作颅脑MRI示：未见异常；颈椎MRI示：颈椎退变，C4/5、C5/6椎间盘突出，相应水平黄韧带肥厚，椎管狭窄。住院20余天，因医疗关系转入我院。在神经科、骨科治疗效果不明显，6月9日住入心脏中心。入院时BP146/84mmHg，心肺检查无阳性体征，神经系统检查未引出病理反射。颈4～6压痛，颈左转45度时眩晕加重，颈部拔伸眩晕减轻。舌黯红，苔少，脉滑。

中医诊断：头痛（肝肾阴虚，痰热内扰）。

西医诊断：①颈椎病；②脑血管硬化症。予灯盏细辛针、脑脉2号等，中药汤剂以川芎茶调散加减，头痛无好转，于7月4日请余会诊。

查患者头痛以前额、眉棱骨为甚，无恶心呕吐，面色淡白泛青，鼻准缺少光泽，唇四白暗青，口唇淡暗，苔薄黄腻，脉弦无力。患者病位以阳明经为主，且挟有痰热，痰阻络脉，络中瘀滞，故而头痛，其脉无力，面色白，鼻准偏暗，皆是脾气不足之象。故病机为气虚痰热瘀阻，本虚标实，而以标实为主，拟方以清化痰热，通络止痛为法。

处方：法半夏10克，茯苓15克，橘红6克，枳壳6克，竹茹10克，明天麻6克，芫蔚子6克，蔓荆子10克，甘草6克，五爪龙30克，白芷6克，蜈蚣2条。

上方服7剂后头晕明显减轻，头痛好转，时间及程度减轻。但每于晨起及中午有头痛。

二诊：2002年7月11日。患者面色青好转，准头较有光泽，舌苔已净，舌质暗，脉弦无力。痰去而瘀存，立法转予化瘀通络为主，以血府逐瘀汤加减。

处方：柴胡10克，枳壳10克，赤芍15克，生地12克，熟地12克，川芎10克，桃仁10克，红花6克，牛膝15克，当归10克，车前子10克，甘草5克，五爪龙30克。

上方服7剂后头痛明显好转，有3天已经完全不痛，后因家事生气，又出现头痛，但程度已不重。

三诊：2002年7月18日。患者诉口干，面色仍较暗，舌苔少，舌质暗，脉弦象转为柔和。上方去车前子，加石斛15克。

患者坚持服用上方，至8月1日头痛治愈出院。2月余之顽固头痛得以蠲除。

例2. 邓某，男，69岁。

自诉1年前患上了头痛及对新的事物容易忘记，初时到佛山第三人民医院检查，经CT照片，诊断为脑萎缩，服用西药，但效果不佳，后经介绍到中医药大学诊治，服用中药两个月后头痛基本消失，疗效明显好转，特别是处方三现在仍间断服食，已能恢复建筑设计，测量及绘图工作。

诊治过程如下：

一诊：1998年2月15日。头痛时作，记忆力差，手震，睡眠尚可，大小便如常，舌苔白厚，脉弦滑数。

处方：竹茹10克，枳壳6克，橘红6克，法半夏10克，白术15克，茯苓15克，泽泻10克，朴花10克，白芍15克，五爪龙30克，甘草5克，丹参18克，太子参18克。7剂。

二诊：1998年3月1日。手震减少，睡好，胃纳尚可，饿则两侧头不适似晕眩。

处方：竹茹10克，枳壳6克，橘红6克，法半夏10克，白术15克，茯苓15克，朴花10克，白芍15克，五爪龙30克，甘草5克，丹参18克，太子参18克。7～15剂。

三诊：1998年5月23日。健忘，手震减少，时感头痛，舌苔浊腻，舌边左侧有黑边，脉滑数。

处方：竹茹10克，枳壳6克，橘红6克，法半夏10克，白术15克，茯苓12克，胆南星10克，赤芍15克，三棱10克，莪术10克，甘草6克，太子参30克，远志5克，薏苡仁15克。7～30剂。

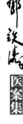

［按语］头痛是一个常见症状，其病因病机有外感和内伤两种，可以发生在多种急慢性疾病中，有时亦是某些相关疾病加重或恶化的先兆。

例1之头痛，西医诊断较明确，为颈椎病、血管神经性头痛，但选用扩血管药物无效。邓老通过四诊合参，其人面色淡白，鼻准黯，脉象无力，为气虚之象；苔腻而黄，为痰热标象，其痰系气虚不运所致，热则由痰阻而生；因气虚痰阻而致瘀。因此，邓老权衡标本虚实的辩证关系，起手以除痰为主，佐以通络益气；痰热除则转手益气活血为主，选用《医林改错》之血府逐瘀汤化裁，不用桔梗而用车前子者，因桔梗性升，直行于上，不利于头痛，而车前子性下行，有利水平肝之效。一药之易，颇见匠心。后因口干，去车前之渗利，加石斛以养阴。首诊之用白芷是取自《丹溪纂要》，以白芷配酒炒黄芩，治痰热所致眉棱骨痛，本药辛香气窜，入阳明经，故有此效。

例2患者头痛、健忘，CT检查诊断为脑萎缩，系老年得病，多为痰瘀阻络所致，舌苔白厚，脉弦滑数，符合痰湿内阻之象。邓老处以温胆汤加丹参除痰通络，又恐其年事已高，且长期脑力劳动，必又本虚；故配伍四君子汤健脾益气；白芍、甘草柔肝敛阴以制肝风蠕动之手震、眩晕等症。三诊又配伍三棱、莪术加强活血通络以改善脑部血供，益气祛痰、活血通络而头痛旋止，恢复正常工作。

邓老根据多年临床经验，认为头痛多与风、虚有关。他自拟加味选奇汤祛风，清热，止痛，主治头痛，偏头痛，眉棱骨痛，三叉神经痛。基本方组成：防风9克，羌活9克，黄芩9克，甘草6克，白芍12克，白蒺藜12克，菊花9克。加减法：阴虚明显者生地易黄芩，或以磁朱丸与六味地黄丸以治之。日服磁朱丸以镇摄其元阳，晚服六味地黄丸以滋其肾阴。血瘀者加茺蔚子10克，牛膝15克，豨莶草15克，或用血府逐瘀汤。

磁朱丸本眼科用药，又名神曲丸，出自《备急千金要方》，用120克神曲以配60克之磁石及30克之朱砂，磁石滋肾潜阳，重镇安神，朱砂清心安神，妙在用120克神曲以健运脾气，又能升清降浊。

眶上神经痛

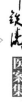

医案

李某，男，62岁。

患者因左眼眶及左侧额颞部胀痛3个月，于1974年6月24日入院。

缘患者于3个月前自觉戴眼镜后双眼疼痛，尤以左眼眶为甚，每天自觉于眉心及左眉棱骨位置大痛2～3次，每次约持续20～30分钟，影响工作及睡眠。以后虽然取下眼镜，左眼眶疼痛亦未见减轻，有时伴眩晕、胸闷或觉口苦，平素喜饮水，大便每天2～3次，大便成形，舌黯红，苔白滑，脉弦细略滑。某医院曾诊为"视神经炎"，予维生素B$_1$、维生素B$_{12}$等药治疗未见好转。既往双眼无特殊病变，曾有高血压及前列腺炎史。

入院后，本院眼科检查：右侧玻璃体稍混浊，眼底视神经乳头边界清楚，颜色淡红，血管：动脉反光度增强，静脉充盈，A：V=1：3，未见交叉压迫现象。眼科诊断为左眼眶上神经痛，眼底动脉硬化（双）。8月15日又请某医院会诊，同意眶上神经痛诊断。中医诊断为眉棱骨痛。

初时多以肝肾不足论治，取杞菊地黄丸加减出入，并隔天用维生素B$_{12}$和普鲁卡因作左眶上神经穴位封闭，按此治疗1个月有余，自觉似效非效，眉棱骨处疼痛仍时时发作，于8月15日改用选奇汤合温胆汤加减治疗，以祛风除痰通络论治。

方用：羌活9克，防风9克，竹茹9克，枳壳4.5克，橘红4.5克，法半夏9克，茯苓9克，小甘草6克，小生地15克，木通6克。

服上方后自觉眉棱骨处疼痛逐渐减轻，眩晕、胸闷等症状亦见改善，精神及胃纳转佳，以后照此方加减，至8月24日，症状好转出院。出院后患者继续服用上方药约2个多月，穴位封闭由隔天1次改为三四天1次，1周1次，1月1次，10月30日最后一次封闭后，便停止封闭疗法，单服中药，眉棱骨处疼痛基本无发作。

[按语]眉棱骨痛属内伤头痛范围，多因痰涎风热，郁遏经络所致。清代林佩琴《类证治裁卷六·头痛论治》谓："眉棱骨痛，由风热外干，痰湿内郁，选奇汤。"（选奇汤：防风9克，羌活9克，黄芩3克，甘草2.4克）清代沈金鳌《杂病源流犀烛·目痛源流》亦谓："大约选奇汤，上清散二方俱为总眉棱骨痛之剂。"（本书之选奇汤多法半夏与生姜）本例在前人治疗眉棱骨痛经验基础上，配合温胆汤以除痰通络，且因患者有前列腺炎史，小便宜通畅，故以生地、木通清热利小便以易黄芩。

眶上神经痛

多发性神经炎

医案

黄某，男，30岁。

货运司机，因四肢远端渐进性麻木1年，双下肢萎缩3个月，于2003年7月15日入院。患者于2002年4月始无特殊诱因出现手足麻木感，在当地医院治疗后症状消失（用药不详）。同年6月饮酒后麻木症状又出现且逐渐加重，双膝关节以下感觉麻木，步行时乏力伴足底疼痛，不能跑动，双手背、双足皮肤黯红，干燥。在广东省中医院针灸门诊求治，诊断为多发性神经炎，经针灸治疗后，双上肢感觉有所恢复，自觉有力，但双下肢麻木感逐渐加重。2003年4月以来患者发现双腿消瘦，以小腿显著。麻木无力症状在饮酒或劳累后加重。既往体健，无特殊病史，未发现药物过敏史。平素性情急躁易怒，嗜烟酒10余年。体查：T 37℃，P 70次/分，R 20次/分，BP 120/90mmHg。心、肺、肝、脾无异常。脊柱四肢无畸形，L5、S1椎旁压痛（+），双下肢不肿。诊见：神清，面色萎黄，消瘦，体倦乏力，腰膝酸痛，动则汗出，双下肢麻木，双腓肠肌轻度萎缩，手足肤色黯红、干燥、有多处皮损，行走时足底感觉疼痛灼热，胃纳差，夜间难入睡，小便黄，大便干，舌质黯红、苔薄黄，脉弦细。无恶寒发热、肌肉酸痛及多饮多尿，无排便困难。专科检查：双下肢远端肌力Ⅴ级，双腓肠肌轻度萎缩，未见肌束颤动，肌肉压痛（-）。双膝关节上约2厘米平面以下痛触觉减退，远端较近端显著。双侧提睾、提肛反射未引出，左膝反射减弱，双踝反射消失，病理征（-）。B超检查：肝大，脂肪肝声像。生化检查：谷丙转氨酶2017.07nmol/L，谷草转氨酶3997.47nmol/L，碱性磷酸酶2.48nmol·s-1/L，γ-谷氨酰转肽酶966.8nmol·s-1/L。总胆红素62.2μmol/L，直接胆红素17.1μmol/L。肌电图示：左腓总神经、胫神经运动传导波幅较右侧低，速度正常；双侧腓肠神经感觉传导波幅较低，速度减慢；左腓肠肌可见失神经电位，轻收缩可见少量运动单位电位；重收缩不合作；右胫前肌运动单位电位时限降低，波幅稍低，多相电位多见，重收缩峰值低，单相。头颅CT、腰椎摄片未见异常。

中医诊断：痹证。证属湿热内蕴，筋络瘀阻。

西医诊断：营养缺乏性多发性神经炎；酒精性肝损害。宜标本兼治，以清热燥湿，活血通络为主。方用四妙丸加减，静脉滴注金纳多，口服肝泰乐、B族维生素，以护肝营养神经，并嘱患者戒酒。治疗1周，症状改善不明显。遂请余会诊。

初诊：2003年8月1日。面色萎黄，口唇、眼睑淡黯、干燥，体瘦乏力，纳差，双腿肌肉萎软，手脚肤色黯红、干燥、脱皮，舌嫩红、苔薄黄腻，左脉沉细，右脉沉滑。证属气阴两虚，酒毒蕴热，灼伤筋络。治以益气养阴，清解酒毒，活血通络。

处方：太子参、五爪龙各30克，茯苓、白术、葛花各15克，甘草6克，萆薢、石斛、楮实子、菟丝子各12克，赤芍15克，防风5克。每天1剂，水煎服。外治以祛风胜湿，通络蠲痹。

外洗处方：羌活、独活、细辛、川芎、川乌、草乌各10克，五爪龙、海桐皮各30克，当归、桂枝、桃仁各12克，防风、赤芍各15克，甘草5克，红花6克，生葱3根。水煎取汁约1000毫升，加米酒、米醋各30克，热洗患肢，每天2次。

二诊：2003年8月8日。服药7剂，手脚麻木感减轻，能快步行走，全身感觉温热瘙痒，患肢皮损减少，口唇仍暗但润泽，舌边尖嫩红有齿痕、苔薄黄腻。药已对证，皮肤瘙痒是湿热酒毒从肌表散去，治守前法。

内服方去石斛、楮实子、菟丝子，加海桐皮、白鲜皮各15克，猪苓12克，桃仁10克。

外洗守方继用。再进7剂，患者自觉胃纳佳，面色转红润，双下肢麻木明显减轻，带药出院，门诊随访。

［按语］多发性神经炎是由多种全身性病因引起的周围神经轴突变性及节段性脱髓鞘，表现为四肢远端对称性感觉障碍，下运动神经元瘫痪和（或）自主神经障碍的综合征。西医以病因治疗和维生素、神经生长因子等营养予以对症治疗。本病属中医学痿证范畴，病因分为内伤、外感、内外合邪等，辨证施治多有良效。本例患者是长途货运司机，起居不节，导致脾胃虚弱，运化失职；加之嗜烟酒，酒毒湿热之邪流连不去，内蕴化热伤阴，正虚邪实，病久着于筋脉肌骨，营卫凝涩不通，气血运行不畅，致肝肾失养，气血失荣而发病。病位在胃脾肾及筋络，为本虚标实，治宜标本兼治且内外同治。正气既虚，邪气内伏，治当扶正祛邪，故以四君子汤补益脾气；石斛养阴；楮实子、菟丝子补肾；葛花、萆薢、防风清解酒毒，祛风利湿；少佐赤芍，取"治风先治血"之意，使经络疏通，邪无所存。

本病治疗有如下特点：

（1）湿郁缠绵，是本病难以速愈原因，治疗首先祛湿，湿邪去则风邪、热邪无以依附胶结，故二诊加猪苓、海桐皮利湿，去石斛、楮实子滋补助湿之品。

（2）健运脾胃，培补中焦是辨证要点，脾主运化水湿，脾胃健则湿邪易祛，可选用白术、砂仁、苍术等健脾燥湿之品，但嗜酒者多湿热，用药时注意在健脾益气、滋补肾精时不可选用燥湿之品，免其引动酒毒湿热化火伤阴，平补首选太子参、五爪龙。

（3）筋络瘀阻为本病病机，活血通络是重要之举，无论病之新久、证之虚实，活血化瘀、通络蠲痹的治则应贯穿始终，将活血化瘀与局部外洗合用提高了"通"的效果。

（4）外洗方针对风湿之邪着于肌表筋络，一方面因势利导，促玄府舒张使邪从表解，另一方面以走窜温通之品，使血脉通利，营卫调和，在治疗中发挥了重要作用。生葱通阳，米酒温通血脉，米醋酸涩，通中有收，使阳气不至耗散，收中有通，使邪气不至留滞，调和阴阳平衡而病自除。

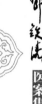

痹 症

医案

患者女，45岁，干部。

1973年7月患左腕关节疼痛，怕风，风吹则全身疼痛，特别是肩关节为甚。进一步发展至大小关节疼痛，走路困难。至1975年，除关节疼痛外，全身皮肤像蚂蚁爬行，又疼又麻，坐立不安，整天难受，心慌。检查抗链球菌溶血素"O"及血沉均正常。1975年9月来诊，症如前述，舌质黯淡，苔白薄，脉细。治以甘麦大枣汤合玉屏风散。

处方：甘草9克，大枣6枚，面粉1匙（冲熟服），黄芪12克，防风4.5克，白术15克。

因其怕风，风吹则痛甚，故除用甘麦大枣汤养心脾外，还合玉屏风散以固表。共服药60剂。

1975年12月5日再诊，蚂蚁爬行样感觉已消失，尚余游走样皮肤局部疼痛，关节时有轻度疼痛，仍怕风畏寒，舌黯淡，苔薄白，脉细稍涩。照前方加鸡血藤30克以养血熄风。共服50多剂，服药后有时自觉骶部皮肤如有风出，病已基本治愈。继续服前药数十剂善后，追踪1年多未见复发。

［按语］痹证是由于风寒、湿热等外邪乘虚侵袭人体，闭阻经络，气血运行不畅所致的以肌肉、筋骨、关节，发生酸痛、麻木、重着、屈伸不利，甚或关节肿大变形，灼热为主要临床表现的病证。相当于现代医学的骨关节疾病和部分胶原性结缔组织一类疾病。"痹者，闭也"痹证的疼痛

多因经脉肢体关节闭阻不通引起。

本病例患者以肢体疼痛为其主证，属于中医痹证的范畴。患者怕风且全身有蚁爬感以虚象明显，属于气虚血亏证，故以甘麦大枣汤缓急止痛，养心脾合玉屏风散固表，二诊时加鸡血藤养血活络。

邓老认为岭南地处湿地，痹证患者多有湿邪侵犯，用药除应用老桑枝、宽筋藤、金银花藤等通络止痛之品外，还应重视祛湿药的应用如：宣木瓜、晚蚕沙、川草薢等。

邓老治疗风湿性关节炎的常用方：豨莶草15克，老桑枝30克，宣木瓜12克，晚蚕沙10克，威灵仙15克，赤芍15克，甘草5克，宽筋藤24克，络石藤24克，金银花藤24克，该方有祛风清热，通络止痛功效，主要用于治疗热痹风湿性关节炎。邓老在治疗痹证的过程中还强调外洗药的应用。

肢节疼痛外洗方：海桐皮12克，细辛3克，祈艾12克，荆芥9克，吴茱萸15克，红花9克，桂枝9克，川断9克，归尾6克，羌活9克，防风9克，生川乌12克，生姜12克，生葱连须5条。煎水加米酒30克，米醋30克，热洗患处，每天2次。邓老在痹证的治疗上内服与外洗并用，多取得良好效果。

面　瘫

医案

例1．郑某，男，36岁。1999年6月29日初诊。

左侧面部麻木3天，口眼㖞斜1天。3天前患者因工作时坐在空调机风口，被冷风直吹面部4小时许，突觉左侧面部麻木，继而面部肿胀，瘙痒，服氯雷他定无效。又去某医院静脉滴注清开灵，亦未见改善，遂住院治疗。诊见：左侧面部麻木，无肿胀，口眼㖞斜，左侧额纹消失，鼻唇沟变浅，左眼闭合不全，眼轮匝肌肌力减弱，口角向右㖞斜，鼓气不能，伸舌不歪，余无异常，舌淡红，苔薄白，脉浮。血、尿、大便常规，肝、肾功能检查均正常。诊断：Bell面瘫。

入院后经服中药牵正散加清热解毒之品，静脉滴注清开灵、香丹注射液及地塞米松，配合针灸治疗，未见明显效果，于7月9日请余会诊，症状同前，舌淡胖嫩，有齿印，苔薄白，脉浮。治以益气健脾，祛风通络。

处方：黄芪、党参各24克，白术、茯苓各15克，薏苡仁、五爪龙各30克，全蝎、僵蚕、川芎各10克，地龙12克，防风6克，甘草5克。

上方服8剂，诸症悉除，痊愈出院。

例2．梁某，男，47岁，2000年1月22日初诊

患者于1999年10月10日，去港演出喉痛，接着身痛，半边头痛，头痛如刀割，经服消炎药，口歪斜，目不能合，耳流水溃烂，已经1个月，诊断为带状疱疹，用止痛药4天，又用激素治疗，7天后开始针灸，耳肿甚，

又治以高压氧舱，光疗。到诊时，口歪，右面麻木。脉弦细数，舌胖嫩齿印，苔浊。

2000年1月22日，证见：舌胖嫩苔白厚，脉浮弦，感冒咳嗽3天，余邪未净。

处方：防风10克，薄荷叶（后下）6克，桃仁10克，冬瓜仁（打）30克，苇茎20克，羌活10克，僵蚕10克，全蝎10克，甘草6克，紫菀10克，百部10克，大枣3枚。4剂。

二诊：2000年1月26日。耳已不痛，右侧面仍有歪感，眼闭合，嘴已正。

处方：羌活10克，防风10克，蝉蜕6克，僵蚕10克，全蝎10克，桃仁10克，紫菀10克，百部10克，五爪龙30克，冬瓜仁30克，甘草6克，大枣（去核）3枚。7剂。

三诊：2000年2月21日。处方如下：全蝎10克，羌活10克，防风10克，黄芩10克，僵蚕10克，甘草6克，黄芪30克，五爪龙30克，薏苡仁30克，茯苓15克，太子参30克，鸡血藤30克，白术15克。7～14剂。

四诊：2000年4月2日。处方如下：全蝎10克，羌活10克，防风10克，黄芩10克，僵蚕10克，甘草6克，黄芪30克，五爪龙30克，茯苓15克，太子参30克，鸡血藤30克，白术15克。10剂。

2004年8月7日跟踪随访已愈。

［按语］面瘫也称面神经麻痹、面神经瘫痪，是面神经炎的俗称，是以面部表情肌群运动功能障碍为主要特征的一种疾病。它是一种常见病、多发病，不受年龄限制。一般症状是口眼歪斜，甚至连最基本的抬眉、闭眼、鼓嘴等动作都无法完成。

例1患者形体偏胖，营卫不固，复加冷风直吹，风中面部经络而致口眼㖞斜，邓老辨为营卫虚弱，风中经络。治以益气固表，祛风通络，予玉屏风散合牵正散加味。药后营卫得固，风邪得除，故八剂而愈。邓老经常强调凡遇此类患者，定要按中医理论辨证论治，切忌清热解毒、苦寒败胃

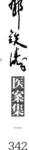

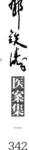

之剂，否则正气一伤，外邪深入，病难治矣。

例2为邓老追忆的病案，记述比较简单，从首诊舌脉可以看出，患者乃属表邪未净，故以防风、薄荷等解表祛风，表解后乃用牵正散加祛风药治疗。

对于面瘫患者，邓老喜用牵正散加味进行治疗，对全蝎和僵蚕这一对药，邓老体会尤深，认为二药配合，可祛风痰通经络，对于经络有风痰为患者用之皆效。

截　瘫

医案

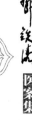

曾某，女，22岁。

患者于1948年冬病后发生截瘫，就诊时已卧床数月，望其两腿消瘦，自膝以下只余皮包骨头，需人推扶才能起坐，坐亦不能久，面目虚浮，月经3个月未行，唇舌色黯，苔白，脉细涩。予补阳还五汤，黄芪用120克，家人见方，初不敢服，后试配半剂，服后翌日月经得通，始有信心，连服10多剂。二诊自觉精神较好，月经已净，腰部稍有力。

处方：黄芪200克，全当归30克，川芎10克，赤芍12克，桃仁12克，红花5克，地龙10克，桂枝10克，黑老虎12克。

上方服10剂后，已能自动起坐，胃纳甚佳，面色无虚浮，面色转红活，上半身转胖，腿肉稍长。照方再服10多剂，能下床稍站一会。嘱其注意锻炼学站，进而拄双拐学步。照上方加减，服药8个多月，并经艰苦锻炼，已能扶一拐杖缓慢行进，新中国成立后参加教学工作，1953年已能丢掉手杖跛行。

[按语] 截瘫是瘫痪的一种类型，脊柱压缩性骨折、脊髓损伤、横断性脊髓炎、脊髓肿瘤、椎骨结核和脊髓空洞症等，是造成截瘫的常见原因。现代西医的治疗一般以在脊髓损伤的急性期采用手术治疗，术后通过护理、药物治疗、康复治疗、心理治疗等对患者进行治疗。

本例患者面目虚浮，月经3个月未行，唇舌色黯，苔白，脉细涩，一派气虚血瘀征象，故用补阳还五汤为主益气活血而效如桴鼓。

对于截瘫及各种脑血管意外后遗症属气虚血瘀之偏瘫者，邓老喜用王清任之补阳还五汤加味，以益气活血。基本方组成：黄芪120～240克，赤芍15克，归尾10克，川芎10克，桃仁10克，红花5克，地龙10克，丹参24克，水蛭10克。其中黄芪必须重用至120克，至少不宜少于60克，其他药量也可略为增加，但决不能轻重倒置，缘气为血帅，气行则血行，故活血与理气相连，理气又常与祛瘀结合，祛瘀方中重用黄芪，往往能取得较好的疗效。

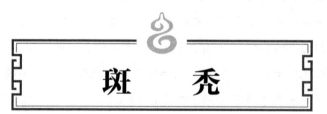

斑　秃

一、医案

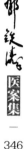

例1. 黄某，男，14岁。

患者于1976年8月间，因尿频尿急而饮服清凉药数剂后，发现脱发并形成斑秃，经西医中医治疗数月未见效果，于1977年4月上旬前来就诊。

证见：患者头部脱发斑4块，如银圆大，余无其他症状，面白、唇淡、舌嫩红，脉虚。治法：滋补肝肾，养血益气生发。

处方：黄芪15克，当归9克，熟地12克，黄精12克，黑豆30克，何首乌12克，桑椹子12克，茯苓9克，白芍9克。

经服上方14剂后复诊，见斑秃已有细发生长，仍见秃痕，但已不易脱发，未见新脱发区，原来脱发斑已缩小，舌嫩红，唇红，苔薄白，脉缓寸弱。治守前法。

处方：黄芪15克，太子参15克，茯苓12克，熟地9克，生地15克，黑豆30克，黄精9克，当归5克，桑椹子12克，何首乌15克。

如此治疗两个月余，患者的脱发斑由大变小，斑内长出的毫毛由细变粗，由棕黄变黑色，直至秃痕完全消失，斑秃痊愈。1年后随访，未见复发。

例2. 关某，男，14岁。

患者于1977年2月某天早上起床偶然发现斑秃，先在左耳之后出现斑秃，继则在后枕部、右耳前3处出现脱发斑，每处斑痕大小如拇指大，经用中西药治疗1个多月无效，前来诊治。

诊见：除上述的见症外，并见唇红舌红，舌尖边见有突起的小红点，舌根部薄白苔，脉虚寸弱。

治法：滋养肝肾，补血益气。

处方：五爪龙30克，鸡血藤24克，白芍15克，何首乌15克，黑豆30克，生地12克，桑椹子30克，黄精12克。

1周后复诊，见舌前半部仍有红点，脉虚寸弱，余症同前。考虑患者阴虚生内热，血燥而发失所养，故在原方的基础上加强养阴清热之品，配合使用了二至丸（女贞子15克，旱莲草15克），同时用毫针表浅平压挑刺患部。

如此治疗了3个月，患者的斑秃完全治愈，随访3年，未见复发。

例3．梁某，女，8岁。

患儿于1974年初因感冒，咳嗽、发热，服草药数剂后，发现前额有一小块地方头发脱落如指头大，后渐发展为大片脱落，头皮光秃，发痒，但没有皮屑，余无其他不适。曾用生姜及白酒外搽，不见效，后在当地找医生诊治，服用中西药达1年多，病情未见好转，于1976年3月前来就诊。

诊见：面色青白，头发全秃，皮肤光亮，仅后枕有一处如手指头大的一撮头发，色尚黑，无皮屑，舌质嫩红，苔薄白，脉虚。

治法：滋补肝肾，养血生发。

处方：熟地15克，当归9克，白芍9克，川芎9克，枸杞子9克，桑椹子9克，何首乌9克，黑豆30克，甘草5克。

配合压刺法，先刺百会，留针，然后用毫针平压挑刺整个头部，隔天1次，同时用白兰地酒遍搽头部。

经用上方治疗1个月后，头顶部开始有少许毛发长出，守上方，再治疗两个月后，除枕部左侧有铜钱大小的头发仍光滑未见毛发外，头部其他地方均已长出毛发，新长的毛发大部分已变长，呈棕黑色，渐变粗硬，遂改用八珍汤加减，调补气血，停用针刺。如此再治疗1个月余，至1976年7月底，头发已全部长出，长约3厘米，色棕黑，粗硬。至11月随访，停药已3个月，头发已全部长出，继续增长，达9厘米，1978年中已能梳成长辫，秋后又见少许头发脱落，再依前法服药1个月，至今未见再脱发。

[按语]斑秃属于后天性秃发，指局限性大小不等圆形或椭圆形斑片状秃发，骤然发生，经过徐缓，可自行缓解和复发。病变处头皮正常，无炎症，也无自觉症状。但由于影响美观，所以给患者带来很多生活上的问题。

病案中3例斑秃患者，都有肝肾不足，气血亏虚之象。治疗选用邓老脱发方，结合患者个体情况进行加减。以滋补肝肾，养血益气生发为法。通过上述几例斑秃患者的治验，可见"肾为精血之藏，发者，血之余"的理论是有临床实用价值的。

二、评析

（一）辨证要点

邓老认为本病的主要病机为肝肾不足，气血亏虚。肝藏血，肾藏精，肝肾互为子母，精血互生，当肝肾得养，精足血旺，毛发则生长旺盛，反之，如果肝不藏血，肾精耗伤，则毛发失其滋养，故发枯脱落。这就是为何脱发者都有肝肾不足见证的内在依据。

（二）方药特色

邓老在临证中以六味地黄汤加减以养血生发，治疗斑秃、脱发、白发等。

基本方：何首乌30克，黑豆30克，大枣4枚，甘草5克，黄精15克，熟地黄24克，桑椹子12克，五爪龙30克，鸡血藤24克。

治法：滋肾养肝、养血生发。

方解：方中用地黄、黄精、桑椹以滋肾益精，用当归、黑豆、何首乌、鸡血藤、桑椹以养肝生血，特别是黑豆、何首乌、地黄、桑椹在治脱

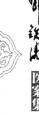

发中为必用之药。在益精补血之药中，加入鸡血藤之类活血之品，使滋而不腻，活血生新。

加减：兼见气虚加黄芪、太子参、茯苓以补益肺脾之气；如有阴虚内热者，加"二至丸"养阴清热。

（三）临证体会

脱发者在出现血虚的同时兼见气虚证候。气为血帅，血为气母，血虚则气亦虚，气虚则血更虚，当肺气虚时，则宣发无权，"外合皮毛"的功能也就低下，这就更易导致脱发，同时亦是头发难以复长的原因之一。故此，在治疗脱发一证中，除了抓住补血之法外，还应紧密配合补气。补血能为头发的生长提供了物质基础，补气则为头发的生出提供了推动力。只有既补精血，又补气分，才能相得益彰。邓老常用黄芪、五爪龙、太子参、茯苓以补益肺脾之气以达补气之目的。

还有一点需要强调的是，临床肝肾不足者，易导致阴虚内热，多表现为失眠多梦，易烦躁，脉细数，舌红，舌尖有大头针帽样的红点。特别是最后一体征，是邓老判断患者有否阴虚内热的关键。如有阴虚内热者，除用上述治法外，还应养阴清热，常用"二至丸"以达至目的。为了防止阴虚内热的出现，补血不宜太温热，补气不宜太温燥，所以在补血药中除喜用温热之性不大的药物外，有时还用生地易熟地，补气药中喜用太子参和五爪龙。

除内服中药外，还要配合外治法：①每天晨起用白兰地酒擦全头发脚，脱发处多擦；②脱发处配合运用毫针平压挑刺患部。其针法是：先用1寸毫针向后斜刺百会穴，并留针至结束；继而选用1寸毫针3～5枚，并排摄在拇、示指间，然后平压在患部皮肤上，再一齐平提起，此时患部的皮肤则被轻轻挑起，如此往返操作，把整个患部的皮肤平压挑刺一遍，每天或隔天1次。针刺，酒搽患部，目的全在于通过局部性的刺激，增强局部的血液循环，改善气血运行，促其发生。

失　音

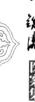

医案

尹某，女，56岁。1998年7月9日初诊。

音暗不能言，有声气而无音，脉沉细，短气或胸痛，舌胖嫩，白薄苔。

处方：黄芪15克，党参24克，茯苓12克，白术12克，桔梗9克，归头9克，千层纸9克，浙贝母18克，玄参12克，陈皮3克，甘草4.5克，薄荷1.5克。10剂。

二诊：1998年7月21日。声音已开，但时觉喉间有痰，面色润，唇稍淡，苔薄白，舌胖嫩，脉细沉。

处方：黄芪18克，党参24克，茯苓12克，白术12克，桔梗9克，归头9克，千层纸9克，浙贝母18克，玄参15克，陈皮3克，山药15克，甘草4.5克，橘络6克，蝉蜕3克。10剂。

三诊：1998年7月30日。

处方：黄芪24克，太子参30克，茯苓12克，白术12克，桔梗9克，归头9克，千层纸9克，浙贝母18克，玄参15克，橘络6克，甘草6克，牡蛎（先煎）24克。10剂。

四诊：1998年8月13日。咽痛，扁桃体红肿，但声音响亮，舌嫩胖，苔白脉浮数。

处方：

先服方：山豆根6克，马勃9克，牛子9克，桔梗9克，旱莲草12克，千层纸9克，太子参24克，茯苓12克，甘草6克，桑叶9克，浙贝母12克。后服方：太子参30克，茯苓12克，白术12克，桔梗9克，千层纸9克，玄参15克，浙贝母12克，甘草3克，橘络3克，牡蛎（先煎）30克。

[按语] 失音一证，有外感所致，也有内伤引起。有声气无音，多为内伤。患者气短、舌胖嫩、苔薄白、脉沉细。以脉测证，应属内伤气虚，胸痛多为痰湿内阻之征象。治当益气祛痰，利咽开音，方用四君子汤配伍黄芪以益气健脾，桔梗、甘草利咽，千层纸、玄参、浙贝母、陈皮既祛痰，又能开音利咽喉，全方功能益气养阴、利咽开音。邓老常以本方加减治疗慢性咽炎患者，获效甚显。二诊证见外感邪气，故见咽痛、乳蛾红肿加之声音响亮、苔白、脉浮数，一派外邪袭表之象，故先清解外邪为先，牛子、马勃、山豆根、桔梗、甘草、桑叶、千层纸皆为既能疏解外邪且能利咽的要药；后以益气祛痰收功，而邓老常用程氏消瘰丸（玄参、浙贝母、生牡蛎）祛痰散结治疗咽喉疾患，配以蝉蜕、千层纸、桔梗、甘草以利咽开音，故声音得开而愈矣。

弄舌身摇

医案

叶夫人，女，63岁，1999年10月21日初诊。

主诉：不自主咀嚼，磨牙，弄舌，腰腹摇摆3年余。

简要病史：1996年下半年无特殊诱因出现不自主咀嚼磨牙，伤及牙齿，遂在当地（香港）某西医私家诊所诊治无效。1997年初找脑专科医生检查，疑为帕金森病，服用治疗帕金森病西药半年未效。1997年下半年至1998年先后转诊于内科、神经科及精神病科，曾作脑部CT、MRI等多项检查均未见异常，加服精神科药物后，上症未减，并出现嗜睡，不能持续作算术加减法运算，同时逐渐出现吐舌弄舌，右上肢前臂掌腕部震颤摇摆等症。1999年4月因白内障作左眼玻璃体消除术，术后醒来护士更衣时发现其腹部不自主运动，坐起时伴腰腹前后轻微摆动，以后症状日渐加重，凡坐姿或站姿均腰腹不自主地前后摆动，行走平卧时得以减缓。此时西医又增加治疗癫痫之药，但症状仍未能控制。患者苦不堪言，不思茶饭，日渐消瘦。1999年9月经友人建议前往澳大利亚某医院诊治，专家会诊后排除帕金森病，对咬牙、吐弄舌、手震、腰腹摇摆未能确诊，并建议其减停所服的西药，保留服Sinemet（复方卡比多巴）1片，每天2次，手震逐渐缓解。10月中旬回家，患者对服西药失去信心，遂求中医治疗。

诊查：患者除不自主咀嚼咬牙、吐弄舌头、腰腹摆动等主要症状外，还症见口腔溃疡，言语不畅，思睡，记忆力下降，不能写字，不能作加减运算，纳呆，消瘦，大便秘结，情绪低落，时而烦躁，眼花，头痛，气促，喉间有痰。舌黯红，苔黄浊稍腻，脉弦稍数。

神经检查肌张力正常，腱反射正常，未引出病理性神经反射。颅脑CT、MRI等检查均未见异常。

辨证：肝风内动，痰热上扰，腑气不通。

治则：平肝熄风，清热通腑，除痰醒窍。

处方：钩藤12克（后下），蒺藜12克，蝉花10克，防风12克，木香6克（后下），丹参10克，天竺黄10克，石菖蒲10克，大黄6克（后下），琥珀末6克（冲服），甘草3克，天麻10克，川连3克。21剂。

二诊：1999年11月11日，患者服上药3周，口腔溃疡接近愈合，疼痛缓解，大便已通，唯时有干结，咬牙弄舌程度减轻，腰腹部摇动幅度减少，情绪转佳，纳增。药已对症，效不更方，只是以赤芍12克易丹参，另加僵蚕10克，意在加强疏肝熄风之力。

三诊：1999年12月20日，患者服上药1个多月，其中因宗教信仰问题自动除去僵蚕，后因睡眠不佳，曾通过电话联系作部分药物调整，丹参易赤芍，加龙齿30克。现患者咬牙弄舌、腰腹摇摆等主要症状明显减轻接近缓解，口腔溃疡愈合并无复发，对答主动切题，精神转佳，与服药前判若两人，胃纳正常，体重增加，眼已不花，唯觉眼朦，气短，睡眠不宁，舌稍黯红，苔白浊，脉弦稍数。

处方：天麻12克，钩藤12克（后下），蝉花10克，蒺藜12克，甘草6克，防风12克，大黄6克（后下），天竺黄10克，丹参12克，白芍10克，太子参30克，象牙丝15克（先煎），楮实子12克，磁石15克（先煎）。

患者一直服药至2000年3月初，其中过节喜庆或外感小恙时间有停服。经过上药近3个月的治疗，弄舌咬牙身摇等症状消失且无再发，言语思维如常人，追踪至今，病无复发。

[按语] 以咬牙弄舌、腰腹摇摆为主症，西医诊断不明确，历经数年难愈的疾病确实罕见。中医如何诊治，还是要靠"审证求因""辨证论治"这一法宝作指导。患者身摇、咬牙及早期手震，此乃"风胜则动"之

候，《素问·至真要大论》云："诸风掉眩，皆属于肝。"掉即摇摆摇动貌，可见患者腰腹摇摆，咀嚼咬牙，头痛眼花，心烦气躁，皆因肝气郁结，肝风内动所致。患者舌头上下左右不停伸缩，中医称之为弄舌，弄舌之症多见于小儿，成人间有发生。《中医临证备要》："小儿时时伸舌，上下左右，有如蛇舔，多因心胃蕴热，夹有肝风。"《小儿卫生总微论》："弄舌者，其证有二，一者心热，心系舌本，热则舌本干涩而紧，故时时吐弄舒缓之。二者脾热，脾络连舌，亦干涩而紧，时时吐弄舒缓之，皆欲饮水。因心热则发渴，脾热则津液耗，二者虽引饮相似，唯心热面赤，睡即口中气热，时时烦躁，喜冷咬牙，治宜清心经之热。脾热者，身面微黄，大便稠硬，赤黄色，治宜微导之。"以此分析，本病例不但夹有肝风，且有心脾胃热。此外，脾胃蕴热，故使患者口腔溃疡，大便秘结，腑气不通，反过来又更阻障脾胃的受纳与运化，故见纳呆，消瘦，湿聚成痰，苔黄浊腻等症。心有热，肝有风，风火相煽，引动痰湿上扰神明，故见言语不畅，神疲思睡，运算不能，舌红，脉弦数等证。总的来看，本例病位与肝、心、脾胃相关，病机为肝风内动，挟痰上扰，湿热内蕴，腑气不通。

治法上，根据上述的辨证，执平肝熄风，清热通腑，除痰醒窍之法。

处方中，钩藤、天麻同能入肝熄风，治肢体挛急，前人认为："钩藤去风甚速，有风症者必宜之""天麻为治风之神药""风虚内作，非天麻不能治。"钩藤兼清肝热，"舒筋除眩，下气宽中"（《本草征要》），两者合用，相得益彰；再加刺蒺藜、蝉花、防风以疏肝明目，祛风通络，不但能协助钩藤、天麻平肝熄风，且能兼治患者的目疾。针对痰热上扰之病机，处方中选用了天竺黄和石菖蒲，干祖望教授认为天竺黄既能清化热痰又能安神镇惊，滋补五脏，是一味有百利而无一弊之药；石菖蒲除湿豁痰，通心辟浊，两药合用，除痰醒窍相得益彰。根据痰瘀相关的理论认识，除痰不忘理血，故用丹参活血通心，琥珀安神化瘀。腑气不通，也是本病不可忽视的病理变化，不然，热难清泻，气失流畅，肝失疏泄，风痰外煽内窜，更生他变，则难收拾矣，故选用泻下力雄的大黄以走气血而推陈出新。此外，方中还有川连与木香，此为香连丸，治痢之方，根据邓老经验，此方可治急慢性口腔溃疡，川连能清心火，木香能理气止痛，配甘草为佐使之品。后期加入太子参以益气健脾，楮实子以滋水涵木柔肝熄风，用象牙丝与磁石镇惊安神。总之此病在肝，辨证用药不离治肝，但肝之失调往往与五脏相关，随证治之，都没有离开中医的理论指导。若舍中医之理论而从微观理论从脑、从神经去思维，千方百计要去辨属西医何病，则理法方药何所依从？欲愈此病难矣！

这一医案充分说明了邓老在《硺石集》第三集序中所说的——"微观（西医）是科学，宏观（中医）也是科学"的论断。本病例为西医典籍所无，历经中国香港与澳大利亚的著名西医治疗无效，中国香港西医之治疗用药，如果不是澳大利亚名医纠正，可能把患者治坏，按微观研究，可以说是无法可施，故西医治疗3年多无效，而根据中医宏观的理论，认定病本在肝，五脏相关之理辨证论治，坚持治疗，终于取得治愈的效果。

弄舌身摇

深部霉菌病

医案

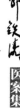

隋某，女，2岁。

因发热腹痛3周，排黏液大便10天，于1974年12月1日初诊。

患儿3周前开始低热，流涕，5天后高热，腹痛，即到某西医院留医治疗，曾用四环素、红霉素、卡那霉素、庆大霉素等，治疗期间相继出现呕吐，大便带黏液，口腔黏膜有白色分泌物，外阴部有白膜样物被覆等症状。后因大便培养发现念珠菌，喉液涂片霉菌（+），而作二重感染治疗，停用上述抗生素而改用制霉菌素，未见明显好转，遂于1974年11月18日转我院留医。

当时除上述症状外，并见高热（T 39.9℃），精神疲惫，面色潮红，唇干裂，渗血，咽稍红，时有腹痛，但不剧烈，全腹未见明显压痛及反跳痛，大便每天2~3次，带有黏液，心、肺、肝、脾未见明显病理体征，舌质稍红，苔少，脉濡数。血常规：白细胞22.1×10⁹/L，分类：中性粒细胞0.74，中性杆状核粒细胞0.04，淋巴细胞0.19，大单核细胞0.03。

诊断为黏膜及内脏型念珠菌病。辨证为湿温证（邪在气分）。

初用中药及西药制霉菌素，第8天后改用克霉唑、苯甲异恶唑霉素、氨苄青霉素、磺胺甲基异噁唑及其他对症治疗。经上述治疗体温曾一度降至37.5℃，大便每天1~2次，外阴还有少许白膜样被覆，大便常规仍发现念珠菌（12月2日）。随即体温有逐渐升高达38.8℃，并见咳嗽，口不渴，大便每天9次，质同前。

诊查：舌质红，苔黄黑，脉数。双肺呼吸音粗，右肺可闻湿罗音。颈部及上胸有斑丘疹。X线胸片为右上肺炎（院外会诊：肺部炎性灶考虑为霉菌所致，但不排除细菌感染）。血常规：白细胞16.55×10^9/L，中性粒细胞0.80，淋巴细胞0.11，中性杆状核粒细胞0.01，大单核细胞0.04。

辨证：温热之邪壅郁三焦。

治法：清上下焦温热。

处方：白头翁15克，秦皮12克，川连3克，桃仁6克，薏苡仁15克，冬瓜仁10克，鱼腥草15克，苇茎15克，甘草4.5克，小叶凤尾草15克。

西药仍用克霉唑，抗生素则用庆大霉素、红霉素。

二诊：1974年12月8日。用上药治疗8天后（12月8日），除大便次数减为每天二三次，小便频急有所改善，体温稍下降（38.3～39℃）外，咳嗽等其他症状无改善，颈及胸部皮疹稍增，皮肤粗糙，苔转薄黄，病有好转之机，但上焦湿热仍明显，且有伤津现象，中药改拟苇茎汤合泻白散加减专理上焦。

处方：竹叶6克，钩藤10克，蝉蜕3克，桑白皮10克，地骨皮10克，苇茎10克，桃仁6克，冬瓜仁10克，薏苡仁10克，甘草1.5克，西洋参4.5克（另炖冲服）。

西药单用克霉唑，停用抗生素。

用上药的第3天（12月11日）体温下降至37.4℃。咳嗽明显减轻，精神、胃纳稍好，之后体温一直稳定于36.5～37.5℃，其他症状逐步减轻，第5天（12月13日）肺部啰音消失，仍用上方加减出入。其后大便逐步转正常，外阴部白膜消失，体温正常。

12月23日胸透示肺部炎性灶消失（1月6日停用克霉唑），后期根据病情，曾分别予四君子汤合苇茎汤加减及桑螵蛸散加减。1975年2月5日诸症消失，各种检查均在正常范围而痊愈出院。

［按语］本例为深部霉菌病，霉菌侵犯黏膜及消化系、泌尿系、呼吸系等多个系统。中医辨证属湿温证，邪气充斥上、中、下三焦，病虽错综

复杂，由于采取中西医结合，共同努力，终得治愈。本例中医治疗经过反复辨证，最后用清热利湿之剂，并根据湿热在上、中、下三焦的不同，而选择不同方。如初以上、下二焦为主，则用苇茎汤合白头翁汤；后邪偏重于上焦，且有湿热化燥伤及肺阴之征象，故用苇茎汤合泻白散。于是病情得以逐步改善。邪退以后，由于大病伤正，故较长一段时间予以健脾及补肾之品收功。

　　此外，观本例病情演变及中西用药经过，可看到除西药的治疗作用外，中医的疗效是肯定的。1977年夏天于某医院会诊一深部霉菌病（侵犯脑组织），经予苇茎汤加味，通过中西医结合治疗，亦获痊愈。故我认为千金苇茎汤对深部霉菌病似有一定疗效。

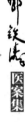

烧 伤

医案

彭某，男，23岁，炼钢工人。

1958年10月23日因转炉喷钢水事故引致全身严重烧伤，烧伤总面积达60%（其中Ⅱ度烧伤40%，Ⅲ度烧伤20%）。10月26日会诊，症见：神志尚清，呼吸促迫，面赤唇红，发热，呕吐，呼痛，脉弦数，舌无苔有裂纹，舌干而红。

处方：熊胆1.5克，砂糖30克开水冲服。

11月11日会诊，发热、胃纳转佳，背部烧伤创面疼痛，腹胀腹泻，大便每天2次，绿色黏稠，脉数，舌绛而干，病情严重。

处方：西洋参（另炖和服）9克，熊胆（冲服）1克，连翘15克，金银花30克，木通9克，花粉15克，麦冬12克，丹皮12克，陈皮4.5克，小生地15克，甘草6克。

11月12日会诊：症状：仍发热（因输血反应），气促，腹胀，腹泻，神志清醒，舌绛而干，脉滑数。照前方西洋参加至12克。

11月13日会诊：仍发热，气促、腹胀、腹泻减轻，有皮疹出现，舌绛干，脉洪大而数。

处方：西洋参（另炖和服）12克，三七片（先煎）15克，熊胆（冲服）1克，连翘心15克，金银花30克，知母12克，黄柏9克，麦冬18克，枳壳9克，小生地18克。

11月14日会诊：一般情况安定，患者要求左右翻身和起坐，大便两次绿色，仍发热，嗜食甜粥，舌色脉象无大变化。体温39～39.4℃。

处方：西洋参（另炖和服）9克，三七（先煎）9克，金银花30克，连翘15克，花粉15克，小生地15克，麦冬12克，陈皮4.5克，冬瓜皮30克，丹皮12克，甘草6克。

11月15日会诊：腹胀减少，欲食，情况比前较好，仍发热，脉数（体温38～39℃）。

处方：西洋参（另炖和服）9克，熊胆（冲服）3克，金银花30克，连翘15克，花粉15克，小生地15克，麦冬12克，丹皮12克，冬瓜皮30克，陈皮4.5克，甘草6克。

11月16日会诊：微热，胃口佳，大便4次，成形量少，小便如常，舌色、脉象无大变化。体温37.6～38.2℃。

处方：西洋参（另炖和服）9克，金银花30克，连翘15克，麦冬12克，小生地15克，天花粉15克，陈皮3克，甘草6克。

11月17日会诊：眼明神旺，腹胀减少，大便4次黑绿色，欲食，尿多，自汗多，微热，脉数。体温37.5～38℃。

处方：西洋参（另炖和服）9克，金银花30克，连翘15克，花粉15克，小生地15克，麦冬12克，陈皮3克，糯稻根30克，甘草6克。

11月18日会诊：神志清爽，睡眠欠宁静，大便两次量少，胃口佳，出汗少，舌色、脉象无大变化。体温38℃。

处方：西洋参（另炖和服）9克，金银花30克，连翘15克，麦冬12克，小生地15克，川黄连9克，陈皮3克，糯稻根30克，鸡子黄（冲服）1个，甘草6克。

11月20日会诊：精神佳，食欲好，小便多，出汗止，舌苔薄白，舌有裂纹，脉数。体温37.8℃。

处方：西洋参（另炖和服）12克，麦冬9克，干地黄12克，金银花15克，浮小麦30克，连翘12克，陈皮3克，谷芽12克，甘草6克。

11月22日会诊：精神清爽，胃口好，口渴减，小便多，脉有缓象，舌苔薄白，舌上裂纹减少。体温37～38℃。

11月24日会诊：胃口好，大便成形黄色，小便量多，脉数。体温38℃。

处方：西洋参（另炖和服）12克，麦冬9克，干地黄15克，白芍9克，丹皮9克，金银花15克，连翘12克，蒲公英15克，紫地丁12克，甘草6克。

11月26日会诊：胃口好，大便4次成形，小便频多，脉数，体温37.8～38.6℃。

处方：西洋参（另炖和服）12克，麦冬12克，大枣4枚，炙甘草6克。

11月29日会诊：胃痛，消化不良，大便成形，口渴，小便多（7 000毫升），脉数。体温38℃。

11月30日会诊：小便仍频多，大便4次成形，脉数。体温37.6～38.8℃。

处方：熟地24克，山药24克，莲须9克，山萸肉9克，覆盆子9克，生牡蛎30克，生龙骨30克，谷芽15克，鸡内金9克，陈皮3克。

12月1日会诊：精神平常，已无腹痛，能安静入睡，胃口较好，大便每天2次，成形量少，口干，喜热饮，味觉差，自觉上腹部有发热感，脉数。体温38.1℃。

处方：熟地黄24克，山药24克，覆盆子9克，莲须9克，龙骨30克，生牡蛎30克，谷芽15克，陈皮3克，鸡内金9克，当归9克。

12月2日会诊：病情稳定。

处方：熟地黄24克，山药24克，覆盆子12克，莲须9克，菟丝子9克，鳖甲18克，龟板18克，鸡内金9克，谷芽15克。

12月3日会诊：胃口欠佳，大便1次，小便多，脉微数。体温37～38℃。

处方：熟地黄15克，山药15克，覆盆子9克，菟丝子9克，鸡内金9克，谷芽12克，陈皮7克。

12月8日会诊：数天来病情平稳，处方服药大致如前，今诊，患者胃口较好，大便两次黄色成形，昨夜睡眠欠佳，脉微数，体温37℃。

处方：生石决（先煎）30克，生牡蛎（先煎）30克，熟地15克，山药

15克，莲须9克，牛膝6克，鸡内金9克，谷芽12克。

12月10日会诊：胃口平常，尿多，脉微数，体温38℃。

处方：熟地15克，生牡蛎30克，山药15克，山萸肉9克，菟丝子9克，浮小麦24克，桑螵蛸3克，谷芽15克，鸡内金9克。

12月11日会诊：精神甚佳，血压正常，胃口佳，体温37～38℃，小便如常略黄浊，脉微数，舌色淡薄，舌有津液无苔。患者一般情况好转，至此渐康复。

处方：熟地15克，山药15克，山萸肉9克，菟丝子9克，谷芽15克，茯苓12克，鸡内金9克，沙苑子9克，浮小麦24克。

西医曾采用氯丙嗪、各种抗生素、输液、植皮等法，但未曾采用中医的外治法。

[按语]患者于1958年，因转炉喷钢水事故引致全身严重烧伤，总面积达60%（其中Ⅱ度烧伤40%，Ⅲ度烧伤20%），是邓老早期医案中记载最为完整的医案，该案1天1诊1方，复诊极多，近30多次，记录十分详尽，其用药和煎服都十分讲究，如熊胆1.5克，砂糖30克开水冲服，西洋参另炖和服等，细细读案，颇有吴鞠通医案之似曾相识，用药组方无不与温病名家一脉相承。从中可以看出邓老崇尚温病学说之渊源，邓老认为烧伤属于火邪，火邪容易耗伤津阴，故一直用西洋参，处处顾护生机，温病常有存得一份津液，便有一份生机之说；后期自汗、盗汗以当归六黄汤收功，又恐当归有温燥之嫌，故去之。本病的治疗始终以温病卫气营血辨证为指导，奏效甚显。通过如此完整翔实的资料，可以看出邓老当时处理烧伤患者全过程的思路方法，使极少接触此类患者的医生对该病的中医治疗有了比较深刻的印象，从而培养和提高临床对危急重症的应变能力。

一氧化碳中毒

医案

吴某，男，26岁。

患者于1983年9月16日上午6时30分，在清理砖窑时，突然晕倒在地，50多分钟后，被工友发现时已昏迷不醒，8时30分送至我附院急诊室。

体查摘要：血压140/70mmHg，脉搏120次/分，呼吸28～40次/分，体温37.6℃。神志昏迷，体位被动，双瞳等圆等大，对光反射迟钝，颈软，呼吸浅促，节律快慢不等，心率120次/分，律整，双肺闻及痰鸣音，肝脾未触及，生理反射（角膜、腹壁、提睾、腱反射）均减弱，但未引出病理神经反射。

诊断：一氧化碳中毒。

病势危急，立即抢救。给予吸氧、气管插管、吸痰、停留尿管、心电监护、冰敷头部、开两条管补液，先后使用了呼吸兴奋剂（洛贝林、尼可刹米）、脱水剂（甘露醇、呋塞米）、能量合剂（三磷腺苷、肌苷、辅酶A、细胞色素C、维生素B₆、维生素C、激素（地塞米松）、抗生素（青霉素、链霉素，后用氨苄西林）、冬眠合剂（氯丙嗪、异丙嗪）、强心剂（去乙酰毛花苷注射液）、输A型血600毫升、纠正电解质平衡（氯化钾、乳酸钠）等。

虽经上述抢救，但患者仍呈深昏迷状态且从当天下午（9月16日）起，持续高热39.8℃，双瞳不等，左侧4毫米，右侧2毫米，对光反射及生理反射均消失。患者痰涎壅盛，双肺布满湿啰音，四肢不时抽搐。心电图报告：心肌损害。血检白细胞$30.7 \times 10^9/L$。因输液不入，作周围静脉压测定，数值为$200mmH_2O$，后请外科施行腹股沟大隐静脉切开术，测定中心静脉压掌握补液量。

9月17日上午9时，病情仍无起色，急诊室邀余会诊。

初诊检查：患者昏迷不醒，呼之不应，面色瘀黯，全身肿胀，肌肤灼热，呼吸喘促，痰涎壅盛，戴眼反折（瞳仁瞧下瞧内，仅见瞳仁边缘），口气臭秽难闻，二便闭塞不通。舌瘀黯，苔厚浊，脉洪大而数。

辨证：煤气乃温毒之气，此乃温邪毒气上侵肺系，逆传心包，致使患者痰毒蒙心，闭塞清空，昏迷不醒。

治法：因患者喉头水肿痉挛，吞咽反射消失，无法插胃管鼻饲中药。根据中医学理论，舌乃心之苗，给药于舌，其作用可通过经络到达于心；肺与大肠相表里，灌药入大肠，可收通利泻肺热之效。

拟处方如下：①点舌法。用安宫牛黄丸1丸，溶水10毫升化开，棉签蘸之，不停点于舌面上，通过舌头吸收药物。②灌肠法。生大黄30克，崩大碗30克，苏叶15克，煎水200毫升，紫金锭3片研细入药，保留灌肠，每天两次。

从9月17日至9月19日3天内，共用安宫牛黄丸9丸，灌肠6次。

二诊：1983年9月20日早晨，患者体温下降至37.5℃，痰涎明显减少，吸痰机停止使用。解除心电监护。检查患者，压迫眶上神经有痛苦表情，角膜反射存在，瞳孔对光反射存在，从深昏迷转为浅昏迷。再次会诊，安宫牛黄丸改为牛黄粉每天1克溶水点舌，灌肠方同前。

三诊：1983年9月21日，患者小便常规发现真菌，加大牛黄粉用量，每天3克，溶水点舌。灌肠易方：上午用苇茎30克，桃仁12克，冬瓜仁30克，薏苡仁20克，丹参20克，红花6克；下午用生大黄30克，崩大碗30克，鲜车前草30克。9月22日处理同上。

9月23日，患者已有吞咽反射，插胃管鼻饲中药：陈皮6克，法半夏10克，胆南星12克，竹茹10克，枳壳6克，菖蒲6克，远志8克，郁金10克，桃仁10克，羚羊角骨25克（先煎）。灌肠药同前。

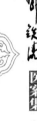

从9月26日起，患者体温37℃，双肺啰音全部消失，能够睁开双眼，辨认家人，神志渐渐苏醒。9月26日拔除氧管，停止吸氧；拔除胃管，自行吞食全流质饮食。小便常规正常，血K⁺、Na⁺、Ca2⁺、CL⁻、CO_2CP、NPN等生化检验正常，心电图正常，血检：白细胞$14.8 \times 10^9/L$。患者病情日趋稳定，遂转送入病房。继续调治，未再会诊。

[按语] 本案客观记录了抢救昏迷患者的中西医治法。初次会诊时，因喉头水肿，吞咽反射消失，无法鼻饲，似已无法下手使用中药（注：当时因体内静脉压高于体外压力，西药也无法通过静脉输液进入体内）。但细分析，中医认为"心主神明""舌为心之苗"，况且五脏六腑都通过经脉直接或间接与舌相连，于是确定舌上给药法；又因患者是吸入煤气而中毒，煤气乃温毒之邪气，温邪上受，首先犯肺，再逆传心包，蒙蔽心窍；肺与大肠相表里，若能打通腑气，使邪毒从下而解，有助于通窍，方选用中药灌肠之法。

患者面色瘀黯，全身肿胀，痰涎壅盛，高热、昏迷，这是毒盛病危之重候，急需清热解毒，祛痰通窍，安宫牛黄丸实为首选。故令其用水化开点舌给药，这是多年之经验。又因患者二便闭塞不通，全身肿胀，舌苔厚浊，这是湿毒之邪弥漫三焦，充斥脏腑内外之恶候，若不迅速排解，邪无出路，正亦难复，故重用大黄、崩大碗灌肠，意在去菀陈莝，通利三焦，清热解毒。加入苏叶一味，在于上应肺系，开发水之上源，疏利上下，使热毒痰湿从下而解。经过3天抢救，病者由深昏迷转为浅昏迷，痰涎壅盛之候消除，此时改用单味牛黄粉重用点舌，是因病已有转机，如再过用芳香走窜之药，有伤其正气之弊，一味牛黄，药重力专，足能解神明之困。与此同时，将重点转移到灌肠用药上，并加大量淡渗利湿、活血通腑之药，意在通利下阴二窍，使湿邪热毒从下而出。当病者进一步苏醒、能鼻饲给药时，则用温胆汤以清化热痰，合菖蒲、远志、羚羊角骨以通心辟浊。证治相合，故效。

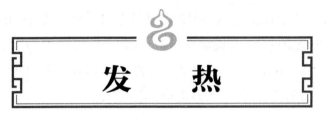

发 热

医案

黄某，男性，20岁，工人。

患者于1966年8月6日恶寒发热，体温在39.8℃上下，历经几家医院治疗，曾用青霉素、链霉素、氯霉素、四环素、激素等治疗无效，经各种检查未能明确诊断。入院时症见发热（发热时手足冷），怠倦，心悸，盗汗，腰酸软无力，小便淡黄，形体瘦弱，面白微黄无华，唇淡白，肌肤甲错，言语声低，舌质淡红，尖稍红，苔薄白，脉弦略数，夜晚体温38.2℃，中午体温36.2℃，血压90/60mmHg，白细胞数12.9×10^9/L。经过集体会诊，分析此证怠倦，腰酸，心悸，言语声低，面色无华，舌质淡，是气虚不足所致，舌尖红，脉弦略数是阴分不足之证。此种发热，是气阴两虚的虚劳发热。

治法：益气养血，滋阴清热。

处方：清骨散加减。黄芪30克，当归12克，白芍12克，糯稻根30克，胡连6克，生地30克，鳖甲45克，银柴胡6克，地骨皮15克，知母12克。

服药3剂，盗汗减少。后再加白薇、石斛，服2剂而发热全退。住院治疗27天，精神体力恢复出院。但患者于1967年11月7日又再发热，县医院又介绍来附院治疗。主要症状为发热，体温39℃，病情与上一年发病大致相同，但精神与体力较上一年为好。我们犯了唯心主义的错误，便照搬上一次的治疗方法，用清骨散加减，无效。于是改用抗生素加激素治疗，其间先后调换了几种抗生素（青霉素、链霉素、氯霉素、金霉素、四

环素等），用药当天体温下降，但翌日体温又复上升。中西药治疗10多天无效，后从中医仔细辨证，患者除发高热，日间为甚，夜多盗汗，每夜更衣七八次，面色黯滞少华，形体不瘦，舌胖淡嫩，脉大稍数而无力，胃口尚好。此属脾虚内伤的发热，治以甘温健脾。处方用归脾汤（黄芪25～30克），头两天体温仍在38～39℃，盗汗逐渐减少，乃坚持用归脾汤，体温逐步下降，观察10余天，精神体力恢复出院，并嘱其继续服归脾丸1个月。

　　[按语]发热是内科疾病中常见症状之一，有外感发热和内伤发热之分，外感发热与"风、寒、暑、湿、燥、火"六淫及疫毒有关，起病急骤；内伤发热则由脏腑功能失调、气血阴阳亏虚为基本病机，一般起病较缓，病程较长，临床多表现为低热，但有时可以是高热。此例患者为脾虚内伤发热，故用甘温除大热的方法。本例本身就是一个同病异治的，患者首次发热辗经西医治疗，未查明原因，经集体会诊确定为气阴两虚的虚劳发热，经用清骨散效果显著。但当患者第二次因发热就诊时，由于症状体征相似，在定势思维下再用不对证的清骨散自然效果几无，后经仔细辨证后终定为脾虚内伤的发热，治以甘温健脾的归脾汤，终获佳效。不过在这其中也走了不少弯路，可见辨证论治的重要性。

　　对于甘温除大热法，邓老认为其有特定的含义，即指气虚或阳虚所引起的发热。其发热程度可随阳气虚衰、虚阳亢奋的程度不同而不同，亢奋程度重的则发高热，否则发低热。因此，体温表上是否显示发热或高热，不能作为我们是否采用甘温除大热法的依据，关键在抓住气虚或阳虚这一本质。

自觉性冷症

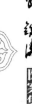

医案

李某，男，71岁，印度尼西亚华侨。1999年6月14日初诊。

患者30年前无明显诱因下出现下肢发冷，后逐渐发展至全身畏寒，怕风，每天早晚自觉从身体内部向外透寒气，饭后稍有缓解。曾在印度尼西亚、新加坡、美国、加拿大等多个国家求医无效，病症未改善。经实验室检查：抗链球菌溶血素"O"阴性，类风湿因子阴性。X线检查：心肺无异常，腰椎退行性病变；主动脉硬化。B超示：左肾囊肿，胆囊较小，肝脾无异常，前列腺肥大。体温、血压均正常。诊见：面色黯红，流涕，头戴双层帽子，内为羊毛，外为太阳帽。时至6月却身着羊毛衣裤并带护膝，纳差，大便干，小便频，夜尿多。舌胖嫩，色暗瘀，苔淡黄厚润，舌下络脉充盈，脉数，右寸浮滑，尺无力，左脉沉细尺弱。从病史知其阳气素虚，症见流清涕而右寸浮滑，乃兼外感所致。治疗宜先治标后治本。予桂枝汤加减，处方：桂枝、白芍各15克，生姜3片，大枣（去核）4枚，五爪龙50克，甘草6克。4剂，每天1剂，水煎服。

二诊：患者自述用药后有一股暖流从腹部向上涌动，畏寒怕风症状减轻。诊其脉已不浮滑，表邪已解，苔稍薄。证属脾肾阳虚，治以潜阳健脾法。

处方：桂枝、白术、白芍各15克，甘草6克，生龙骨（先煎）、生牡蛎（先煎）、党参、茯苓各30克，五爪龙50克，神曲10克。5剂。

三诊：患者已除去羊毛帽和羊毛衣，身觉温暖，但下肢寒冷仍未减轻，舌嫩，色淡红，苔薄白，脉沉细，两尺弱，夜尿减少。续守前法，温补脾肾。

处方：茯苓、白术、桂枝、白芍各15克，黄芪、党参、生龙骨（先煎）、生牡蛎（先煎）各30克，炙甘草10克，巴戟天12克，牛膝9克，干姜6克。7剂。

药后全身及下肢寒冷感已除，续服10剂，身体继续好转，已近正常。

[按语] 自觉性冷症为近年来现代医学的病名，且有增加的趋势，应该视为一种心身病，其原因是多种多样的。一般女多于男，而更年期患者较其他年龄段的发病率为高，有的患者冷感与烘热感交替出现。其病机认为是自主神经功能失调，血管运动功能障碍者居多。

本病例患者为脾肾阳虚证，其30年之顽疾，缠绵不愈，根据中医辨证，患者阳虚证候甚为明显，初诊兼外感，脉右寸浮滑而两尺弱，并见流涕，故选用桂枝汤。又因其体虚正不足以胜邪，故加五爪龙益气扶正祛邪。五爪龙为广东草药，素有南方黄芪之称，虚有外感时加此味。本案之脉数者主虚而不主热，舌苔淡黄，厚而润者亦非热，因舌质胖嫩应是脾阳不运化所致。所见大便干者，乃小便多所致也。因肾主骨，腰为肾之府，腰椎退行性变，可责之于肾虚，左肾囊肿亦病在肾，前列腺肥大亦与肾虚有关。主动脉硬化，病在心系，与脾阳虚有关。故二诊时治肾阳虚选用桂枝加龙骨牡蛎汤，患者数十年恶风寒，故用桂枝汤以和营卫，自觉从身体内部向外部透寒气，则加龙骨、牡蛎以收敛阳气，再合四君子汤加五爪龙补脾气，脾肾双补，先后天并调，用神曲代生姜，取其既可解未净之外邪，又可疏导肠胃，反佐之意也。三诊已无余邪未尽之虑，故加重双补脾胃之药，并以干姜易生姜。所以加牛膝者，乃下肢冷未减，以之引药下行。未用大枣者，则因已用黄芪也。

中医在诊断中有恶寒证，根据病因可区分为外感恶寒与内伤恶寒两大类。在内伤恶寒中复分为阳虚恶寒、痰郁恶寒、郁火恶寒等证型。本人认为本病当属阳虚内寒范畴，它既有卫外的阳气受损，又有肾阳亏虚，复应考虑到经络有寒，所以常用玉屏风散加温经散寒、温肾补阳方剂。南方气候暑热，附子、桂枝、当归之类量宜控制，需要时逐步加大剂量，以患者无内热感为度。根据药理实验，桂枝能解除红细胞和血小板聚集，改善组织循环和微循环，消除水肿，促进病变组织逆转，使降低的体温恢复正常，因此我将肉桂改用桂枝，同时也考虑到南方气候温热的特点，它与附子均属大温大热的药物，用量以患者适应为度。有报告对人造冷症大鼠模型筛选药物与处方，以当归与芍药为最好，它们可以改善循环，扩张血管，增加血流，能使大鼠尾温明显升高。

子 宫 肌 瘤

一、医案

例1. 李某，女，40岁，教师。

经产3胎健在，月经不正常已4～5年，最近月经早期，腰痛、腹痛，月经量多，经前后头痛、白带多。经某人民医院妇科检查：宫颈糜烂（++），肥大（++），子宫水平位，增大如鹅蛋大，后壁隆起，活动良好，附件未扪及肿物及包块。诊其人瘦，面白，舌边红，苔白，脉弦细，治拟活血祛瘀，用桂枝茯苓丸汤改为汤剂，芍药用赤芍，每味各3钱煎服，服40剂后，妇检子宫有所缩小。服53剂后，月经过期未至，改用少腹逐瘀汤去肉桂加黄精，4剂而月经至，月经至后仍服桂枝茯苓丸（改汤）前后共110剂，再经某人民医院妇科医生检查结果为：子宫后倾较正常稍大稍硬，右侧缘稍突出，附件（-），宫颈轻度炎症，稍红；外阴道（-）。该医生认为经产3胎，子宫大小属正常范围，子宫肌瘤已消失。月经亦正常，乃停药。追踪1年，精神体力日佳。

例2. 莫某，女，45岁，干部。

初诊：1985年7月5日。

病史：患者于1985年3月间因月经过多，在某地区医院妇检发现子宫增大，继做B型超声波检查，见子宫前位，明显增大，长径6.1厘米，厚径6.8厘米，宫体中部见三个强回声光团，大小分别为2.4厘米×2.3厘米、1.9厘米×2厘米、1.8厘米×1.5厘米，其边沿光滑规则，双侧附件未见异常反射，提示为子宫肌瘤。患者在当地就医3个月，仍经量甚多，经色瘀黑，夹带血块，经期腰酸，少腹坠痛，平时白带量多，做B超复查，子宫继续增大，长径8.5厘米，厚径5.7厘米，子宫前壁见一强回声光团大小为5厘米×3厘米，其内回声光点粗大，边沿尚光滑，双侧附件无异常。患者因在当地医院治疗无效，又惧怕手术，故前来诊治。

诊查：面色暗滞，情绪郁郁不乐，舌淡黯，苔白浊，脉弦细，尺涩。

辨证：癥瘕病（肝郁气滞血瘀）。

处方：桂枝、茯苓、赤芍、桃仁、丹皮、蒲黄、五灵脂，各等份为末，炼蜜为丸，每丸3克。每晚服3枚。

二诊：患者经服上药后白带减少，8月上旬月经来潮，经量较前明显减少，但夹有血块，经期已无腰酸疼痛之感。药已见效，嘱其继续用上法治疗。

9月19日B超复查，子宫已缩小，长径为6.5厘米、厚径6厘米，子宫肌瘤之光团缩小，约2厘米×2厘米，双侧附件未见异常，患者心情舒畅，精神转佳，月经正常。1985年11月3日患者再做B超复查，子宫前位，长径6.5厘米、厚径5厘米，宫内回声光点稀少，未见明显光团，附件未见异常，提示子宫未见异常。至此，经约4个月的治疗，病已告愈，为了巩固疗效，尚嘱其减量，每晚服1丸，继续服用2个月后停药。追踪至今，其身体健康，病无复发。

[按语] 例1为血瘀成结所致，用桂枝茯苓丸汤改为汤剂，芍药用赤芍，活血祛瘀，削坚散结。例2患者面色暗滞，情绪郁郁不乐，舌淡黯，苔白浊，脉弦细，尺涩，属肝郁气滞血瘀，投宫肌瘤丸为治。两例均为子宫肌瘤患者，但根据病情及辨证，或改丸为汤，或丸剂缓图，均取得满意疗效。

二、评析

（一）辨证要点

子宫肌瘤是女性生殖器最常见的良性肿瘤，由平滑肌及结缔组织组成，故又称子宫平滑肌瘤。常见于30～50岁女性，40～50岁为高峰年龄

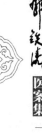

组，20岁以下少见。因肌瘤多无或很少有症状，临床报道发病率远低于肌瘤真实发病率。

本病属中医的癥瘕病范围，根据生长的部位不同，亦有不同的名称。《灵枢·水胀》云："石瘕生于胞宫中，寒气客于子门，子门闭塞，气不得通，恶血当泻不泻，衃以留止，日以益大，状如杯子，月事不以时下，皆生于女子。"

大凡肿块的形成，中医认为气滞、血瘀、痰结是其发生的主要病理变化。《医林改错》指出："无论何处，皆有气血。气有气管，血有血管。气无形不能结块，结块者，必有形之血也。"妇女病，更是以血瘀成结为重要病理机制。

（二）方药特色

本病治疗邓老临床常采用桂枝茯苓丸改汤内服。

基本方：桂枝12克，茯苓12克，赤芍12克，桃仁10克，丹皮12克，三棱10克，莪术10克，炒山甲12克。

治法：活血化瘀，削坚散结。

加减：月经过多或经期延长可先服胶艾四物汤以止血。腹痛甚可加服失笑散或五灵止痛散。

但攻伐太过，则为本病治疗所忌。邓老临床常采用丸剂取缓图之意，选用桂枝茯苓丸合失笑散制成宫肌瘤丸治疗本病。宫肌瘤丸组成：桂枝、茯苓、赤芍、桃仁、丹皮、蒲黄、五灵脂，各等份为末，炼蜜为丸，每丸6克，每晚服3丸。

方解：桂枝茯苓丸载于《金匮要略》，原书谓："妇人宿有癥病，经断未及三月而得，漏下不止，胎动在脐上者，此为癥痼害，……当下其癥，桂枝茯苓丸主之。"方中以辛温的桂枝为主药，能温经散寒、和营通脉而利消瘀血；茯苓导水气，祛痰湿，益心脾而安正气；白芍调营敛肝，解郁缓急；桃仁、丹皮祛瘀破结，引药下行，直达病所。再加上失笑散的蒲黄、五灵脂，既能活血行瘀，又能止血止痛。故宫肌瘤丸既能重点针对血瘀成征进行施治，又能兼治痰结，并且无犯攻伐太过之忌。在临床中取得较为满意的疗效。

子宫脱垂

医案

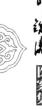

张某，女，62岁。

患者患有子宫脱垂症，妇科检查：子宫Ⅲ^{0}脱垂合并阴道壁高度膨出，后壁中度膨出。已作术前准备，因患者有心悸气短，乃作心电图检查，诊断为：（1）频发多源室上性期前收缩；（2）阵发性室上性心动过速；（3）窦房结内游走节律。血三脂、肝功、抗链"O"、血常规、尿常规均正常范围。因心律失常，未作手术治疗。来诊时主要症状除子宫脱垂外，觉心悸、气短，疲乏，四肢关节疼痛，诊其面白少华，唇淡，舌胖起皱纹而淡嫩，苔薄白，脉细结，患者一派虚象。如子宫脱垂，中医病名阴挺，多由脾虚中气下陷所致，心悸、气短病属心气不足，结合脉舌症来看，心气之虚与脾虚有关，治则以大补元气为主。

处方：吉林参18克（炖服），当归12克，熟地20克，枣仁15克，麦冬10克，柏子仁12克，远志6克，党参18克，丹参15克，沙参10克，茯苓15克，五味子8克，甘草6克。

二诊：心悸、气短稍好，关节疼痛缓解，舌胖嫩起皱纹而淡润，苔薄白，脉浮细时结，兼感外邪之征，乃予补中益气汤加减。

处方：当归12克，柴胡10克，白术10克，陈皮3克，升麻10克，杏仁10克，丹参15克，桑叶10克，甘草3克，菊花10克，太子参15克，3剂。

三诊：诸症减轻，子宫脱垂稍在回缩，微咳，舌胖、淡嫩、皱纹，苔白，脉细稍浮。外邪未净，治守前方仍予补中益汤气加减，4剂。

四诊：心悸、气短等症大为好转，子宫下垂回缩明显，舌淡嫩、皱纹变浅，脉细弱。仍予补中益汤气加减。

处方：黄芪30克，太子参30克，白术15克，枳实5克，柴胡10克，升麻10克，当归10克，何首乌20克，石斛15克，甘草3克。3剂。

另炖生晒参18克，1剂。

五诊：已无何症状，但走路稍远或登楼3层以上则觉子宫下坠，但已不脱出。舌淡嫩，皱纹减少，苔白，脉细。复查心电图诊断为：（1）心肌劳损；（2）节律不整消失。仍予前方，以茯苓12易当归，4剂。

六诊：子宫下垂基本治愈，全身精神力气明显改善。舌淡红嫩，舌上皱纹明显减少，苔薄白，脉细弱。治守前方：

方一：黄芪30克，柴胡10克，升麻10克，白术20克，枳实5克，何首乌20克，茯苓12克，太子参30克，甘草3克。4剂。

方二：白术20克，黄芪30克，茯苓15克，远志6克，当归10克，党参20克，广木香3克，熟枣仁15克，龙眼肉10克，炙甘草6克，麦冬10克，五味子10克。4剂。

上两方交替服。

1982年1月8日来诊，自诉子宫脱垂已完全治愈，上三四层楼亦不觉阴部有下坠感，气力亦足，心悸未再发作。诊其面色尚属少华，唇仍淡，舌嫩稍胖（已无皱纹），苔白，脉左细右弱，乃处八珍汤重加黄芪，嘱其再服一二十剂，以培补气血。

[按语] 子宫脱垂是指子宫从正常位置沿阴道下降，宫颈外口达坐骨脊水平以下，甚至子宫全部脱出阴道口以外。邓老认为本病乃中气下陷所致，临床常用补中益气汤加减以补气固脱。基本方组成：黄芪30克，党参18克，白术15克，柴胡10克，升麻10克，当归10克，枳实5克，何首乌30克，甘草5克。邓老根据个人经验，认为子宫脱垂与肝经有关，因肝绕于阴器，故用何首乌作引经药，此其一；凡气虚而脉细者阴分亦多虚，舌苔薄可作旁证，故用何首乌、石斛以顾其阴分，此其二。凡内脏下垂者喜以轻量之枳实以配重量之黄芪，攻补同用，攻少补多，相辅相成，反佐之意也。此案始终以补气法为主，虽有感冒仍予补气，以补中益气汤加减补其中气得到较好的效果。

月经不调

医案

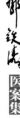

徐某，22岁，学生，2001年7月10日初诊。

月经周期延后5月。患者既往月经规则。末次月经2001年1月20日。2月时患者因家人病故，情绪抑郁，劳累过度致月经不至。曾于4月时服行气活血，养阴清热中药未效。5月初又服甲羟孕酮，5月20日月经来潮。后继续服滋补肾阴，养血活血中药，效果欠佳。现月经近2个月未至，精神抑郁，颜面痤疮，纳呆，寐差，二便尚调，舌尖红、苔白厚微黄，脉缓尺弱。诊断：月经后期。证属肝郁脾虚，阴血不足。治疗先以清胆和胃，理气化痰；再予疏肝健脾，养血调经。方以温胆汤合逍遥散加减。先服处方一3剂。再服处方二2剂。

处方一：竹茹、胆南星、蚕沙各10克，枳壳、橘红、法半夏、甘草各6克，旱莲草15克，五爪龙30克，茯苓12克。每天1剂，水煎服。

处方二：当归、柴胡、素馨花、地骨皮各10克，白芍15克，白术、蚕沙各12克，薄荷5克，甘草6克。

二诊：2001年7月15日。月经未至，精神有所好转，舌淡、苔白滑，脉滑尺偏弱。拟益气健脾和胃法，以补中益气汤合四乌贼骨一蘆茹丸加味。

处方：黄芪、党参各30克，茯苓、白术、乌贼骨各15克，柴胡、升麻、当归头、茜草根各10克，蚕沙12克，陈皮、甘草各5克。7剂。

三诊：2001年7月22日。月经来潮第3天，量少、色鲜红，腰酸痛。面部痤疮减少，脉微涩、尺脉弱。继续以益气健脾和胃之法。守7月15日方去茯苓、升麻，茜草根、蚕沙、乌贼骨，加玄参、白芍各15克，桑寄生30克。7剂。

四诊：2001年7月28日。月经来潮4天，现已干净，无不适。舌嫩，苔白略厚，脉滑，尺脉稍弱。经期后治宜健脾补肾，益气养血为法，方选四君子汤合逍遥散加减。

处方：黄芪、麦芽、桑寄生各30克，山药20克，茯苓、白术、白芍、楮实子、菟丝子各15克，当归头10克，大枣4枚，甘草5克。7剂。

五诊、六诊均同四诊方，共服21剂。

七诊：2001年9月22日。9月7—14日月经来潮，量多、色鲜红。舌嫩红。根部浊黄，脉虚、左脉弦右关涩。患者至此月经已通，气血初顺。治宜补肾行气，养血调经巩固。

处方一：黄芪20克，山药24克，茯苓、牡丹皮、泽泻各10克，山茱萸、生地黄、熟地黄、桑椹、菟丝子各12克，甘草5克，月经后服10剂。

处方二：桑寄生、续断、黄芩、泽兰、益母草、白芍、菟丝子各15克，莲须、当归、柴胡各10克，生地黄20克，甘草5克。（此方为我校妇科专家欧阳惠卿教授所拟）。月经前服10剂。共服2月，后随访1年，月经每月按时而至。

[按语] 邓老认为，本例患者月事不以时下，乃因亲人病故而抑郁，情志不遂，忧思惊恐过度而诱发。忧思伤脾，恐则伤肾，肝气郁结，气不宣达，横逆脾土，故脾更虚，脾虚则生化乏源，气虚血少，冲任不足，血海不能按时满溢，遂致经行错后。四诊合参，证属肝郁脾虚，阴血不足。病位在肝、脾、肾，病性本虚标实。患者虽脾肾虚，但独补肾养血而忽略诱发疾病的根本原因，乃治标不治本，所以早期治法只重通经而难获良效。邓老针对患者精神因素这一诱因用药，选温胆汤和逍遥散加减。以温胆汤理气化痰，清胆和胃，切中其胆怯易惊，虚烦失眠之证；逍遥散乃养血调经之方，方中柴胡疏肝解郁，当归、白芍养

血柔肝，白术、茯苓健脾实脾生血，薄荷助柴胡疏肝解郁，甘草缓急调和诸药。患者颜面痤疮，舌尖红乃阴虚火旺之象，故加旱莲草、地骨皮滋阴清热，加五爪龙行气活血，诸药相合，使郁得解，肝得舒，血得养，恢复木疏土，血养肝的正常功能。复诊易补中益气汤加味以健脾养胃，合茜草根、乌贼骨、蚕沙通经，后天之源得以充实则气血自生，月经乃至。七诊以六味地黄丸滋肾养血，先天后天相辅相成，益气养血。本例治疗过程为疏肝—健脾—补肾，符合肝郁—脾虚—血虚的病机。治法则顺应病机，切合病情，因而获救。

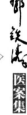

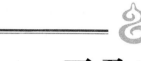

不孕不育

医案

例1. 李某,女。

患者先是阴道有隔膜,经手术治疗,发现双子宫,手术者告诉患者,隔膜虽除不易受孕,来诊时已婚10年未孕。诊其面色白、唇淡,舌嫩苔白,脉虚迟弱,拟补脾肾为治。

处方:党参12克,黄精15克,巴戟9克,枸杞子9克,山药15克,云茯苓12克,羊藿叶6克,仙茅6克,黄芪12克,甘草6克。

隔天1剂,共服6剂,受孕,约7个半月早产一女婴,重1.7千克,住温箱40天,后发育如常,聪慧可人。

例2. 王某,女,25岁,结婚两年多未孕。

方用:小茴香2克,炒干姜6克,元胡10克,五灵脂10克,没药6克,当归10克,蒲黄10克,赤芍12克,川芎10克,熟地20克,肉桂心(后下)3克。煎服法:月经干净后第5天开始服用,1天1剂,复渣再煎,连服5~7剂。

二诊处方:黄芪20克,山萸肉12克,山药15克,丹皮10克,茯苓10克,艾叶6克,熟地24克,菟丝子15克,白术10克,炙甘草6克,泽泻10克。每天1剂,连服15剂。

两个月后怀孕。

[按语]凡夫妇结婚3年以上,并长期同居,性生活正常,也未避

孕。而女方不妊娠，可称为不孕不育症。"不孕"一词见于《素问·骨空论》："督脉为病，其女子不孕。"唐代《千金方》中指出，男女皆有"五劳七伤、虚羸百病"，则"无子"。从以上的论述中可知，历代医家多从肾来论治不孕不育证。中医学认为，受孕的机理主要在于肾中精气旺盛，天癸至而成熟，任通冲盛，月经调和，男女生殖之精相搏，合而成形，发育于胞宫中，乃成胎孕。肾主生殖，所藏先天之精是构成胎孕的原始物质。故不孕与肾的关系密切。现代亦重视肾脏在本病中的重要性，同时，又认为不可忽视脾的作用。在治疗时往往脾肾双补以达到补虚养精的目的。例1患者即是由于脾肾阳虚所致的不孕，应用温补脾肾的方药而愈。

例2医案是邓老追忆的医案，处方由患者反馈提供。记载虽不详细，但根据《邓铁涛医话集》不孕篇所说："凡月经不调，或并无症状而舌脉有瘀征者，我每用王清任之少腹逐瘀汤治疗，有一定的效果。王氏说：此方治少妇积块疼痛，或疼痛而无积块，或少腹胀满，或经血见时，先腰酸少腹胀，或经血一月见三五次，接连不断，断而又来，其色紫或黑或块，或崩漏见少腹疼痛，或粉红兼白带，皆能治之……更出奇者，此方种子（即能怀孕）如神，每经初见之日吃起，一连五付，不过四月必成胎。"故以方测证，患者当有瘀证之舌脉。邓老认为本方只适宜于有瘀证之不孕。据邓老介绍，友人何氏其妹在天津某学院任教，结婚6年未孕，身体健康尚可，月经时有不调，问治于予。考虑可能瘀血为患，乃书王氏少腹逐瘀汤予之。小茴香用2克，炒干姜用3克，另加生地9克。为什么加生地，因未见患者，不知其属寒属热，故加生地养血活血并制肉桂之温燥。用少腹逐瘀汤凡舌上少苔、舌质偏红者，邓老常用生地以易肉桂心。患者服药10剂后得孕。本方对痛经、慢性盆腔炎有效，习惯性流产之属瘀者、少腹肿块（良性肿瘤）等亦有一定的效果。

笔者跟师随诊多年，曾见邓老用此方治疗一青年女性，患卵巢多发性囊肿、痛经、慢性盆腔炎，邓老见其体质虚弱，采用补虚法，配合祛瘀法，交替使用，一直坚持服药治疗2~3年，B超复查卵巢囊肿已消，患者婚后育有三女，均正常。

难　产

医案

例1. 陈某，35岁，女，农民。

妊娠8个月，胎动消失7天入院，胎心音消失。西医诊断：过期流产。诊其舌苔白薄，中有剥苔，舌质淡嫩，脉大而数。问知其妊娠反应较甚，呕吐较剧，故伤津、耗气，是患者病实之证。经用一般下死胎法如平胃散加芒硝及脱花煎（川芎，当归，牛膝，车前，桂枝）等攻之无效。乃采用开骨散（当归一两，川芎五钱，龟板八钱，血余一团烧炭）加黄芪四两（龟板缺药未用），1剂煎服，下午3时许服药，6时多开始宫缩，10～20分钟1次，是夜8时为之按摩三焦俞、肾俞以行脏腑之气，但按摩后，宫缩反而减慢减弱，显然用泻法与体虚病实证情不符，乃改用艾灸足三里以强壮体力，灸30分钟宫缩加强。继而针刺中极每二三分钟捻转1次，针后每1～3分钟宫缩1次，甚有力，共5分钟左右，停止针灸治疗。晚11时，死胎产下，为脐带缠颈致死。

例2. 邓某，农妇。

妊娠7个月，胎动消失，住某西医院诊断为过期流产。入院后曾用多种非手术治疗，最后用胎膜剥离术，仍未能效。苦于此时手术难过感染关而邀余会诊。诊其舌质红苔黄兼白腻，脉沉数有力，此实证实脉，按常法用平胃散加芒硝，再加枳实治之。

处方：苍术9克，甘草4.5克，厚朴、陈皮、玄明粉（冲服）、枳实各

12克。下午2时左右服药，6时宫缩，晚上9时30分产程开始，后完全排出死胎。查其原因，乃被奔走之小孩碰撞腹部所致。

［按语］难产又称异常分娩，主要特征为产程进展异常及分娩过程受阻。导致难产的原因主要包括产力、产道、胎儿及产妇精神心理等因素。严重者会直接危及母儿生命。

邓老治疗难产及胎死腹中常从瘀血论治，方用开骨散加黄芪，基本方组成：当归30克，川芎15克，龟板25克，血余炭（一团），黄芪120克。用之效佳。

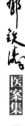

处女膜伞症

胡某，女，20岁，未婚。

患者尿频每三五分钟便要小便1次，尿量不多，个子中等而小腹隆起如球。经医院外科诊断为处女膜伞症，因而施手术治疗。术后病不见好转，来诊时已术后数月，主要症状仍为尿频，无其他不适。

诊其面色稍黄，唇如常，舌胖嫩齿印、苔白厚润，两手脉虚。来诊之前除了手术治疗之外，服中药亦未稍停，其中有补有消，或攻补兼施多作中医之淋证治疗，终未见效。处方用四君子汤加黄芪、五爪龙各30克，并加枳壳6克以为反佐。

初服7剂效果不明显，但精神稍佳胃纳稍佳，舌脉同前，促其继续服药，仍宗上法随证加减，治约半年病有好转，小便时间延长，尿量稍多，小腹虽不如球但仍松大于同龄少女。除继续用上方加减之外，另加食疗，用黄芪30克，枳壳6克煮猪膀胱，每周二三次。治约年余，小便大为改善，但仍稍多于正常人。后结婚生子，疾愈至今数年未发。

[按语] 根据证脉分析，面黄而苔白厚润为下焦湿困，但前医屡用去湿之法而湿不去；两手脉虚是体质已虚，结合舌胖嫩齿印，非尺脉独虚，则其虚在肺脾为主，当然肾司二便，与肾虚亦有关。其所以湿困不解主要是肺气不足脾不运化，故膀胱气化无力，小便次数多而量不多，尿液积蓄故小腹如球，治疗原则不治其肾而重在肺脾，故治以益气补脾，以四君子汤为主方。此后，坚持此法治疗，终于痊愈。纵观此证，疗效较慢，若不根据辨证坚持治疗，患者没有信心不予配合，恐难治愈。

附录

邓铁涛教授临证常用经验方

强肌健力饮（补中益气汤加味）

【组成】黄芪30～60克，五爪龙30～60克（或千斤拔、牛大力），党参30克，白术15克，甘草5克，升麻10克，柴胡10克，当归10克，陈皮5克。小儿常加用枸杞子、独脚金。

【功效】补脾益损，强肌健力。

【主治】重症肌无力。

强肌灵（自拟方）

【组成】黄芪45克，五爪龙30克，太子参30克，白术15克，肉苁蓉10克，紫河车10克，杜仲15克，山萸肉10克，当归10克，何首乌15克，土鳖虫5克，全蝎6克，甘草5克。

【功效】健脾补肾养肝，强肌健力治萎软。

【主治】运动神经元疾病。

软皮汤（六味地黄汤加味）

【组成】熟地黄24克，山药30克，茯苓15克，山萸肉12克，泽泻10克，丹皮10克，阿胶10克（烊化），百合30克，太子参30克。

【功效】补肾健脾养肺，活血散结以治皮。

【主治】硬皮病。

治皮肌炎方（青蒿鳖甲汤加减）

【组成】青蒿10克，鳖甲30克（先煎），地骨皮30克，知母10克，丹皮10克，红条紫草10克。

【功效】滋阴清热。

【主治】皮肌炎，红斑性狼疮。

治多发性硬化方（四君合黄芪桂枝五物汤加减）

【组成】党参（或太子参）24克，白术15克，甘草3克，茯苓12克，黄芪60克，桂枝10克，白芍10克，生姜12克，大枣4枚，何首乌20克，枸杞子10克，鸡血藤24克，黄精15克。

【功效】补中益气，养血益精。

【主治】多发性硬化。

邓氏温胆汤（温胆汤加参）

【组成】党参（或太子参）18克，竹茹10克，法半夏（或胆南星）10克，云茯苓15克，橘红10克，枳壳6克，甘草6克，丹参18克。

【功效】益气除痰，祛瘀通脉。

【主治】冠心病。

治风湿性心脏病方（四君子汤加味）

【组成】太子参30克，白术15克，云茯苓15克，甘草5克，桃仁10克，红花5克，五爪龙30克，鸡血藤24克，桑寄生30克。

【功效】益气活血。

【主治】风湿性心脏病。

治慢性心衰方（黄省三强心有效汤方）

【组成】花旗参（另炖）10克，麦冬10克，炙甘草6克，大枣4枚，太子参30克。

【功效】益气生脉，化浊行瘀。

【主治】慢性心功能衰竭。

石决牡蛎汤（自拟方）

【组成】石决明（先煎）30克，生牡蛎（先煎）30克，白芍15克，牛膝15克，钩藤15克，莲子心6克，莲须10克。

【功效】平肝潜阳。

【主治】高血压病之肝阳上亢型。

莲椹汤（自拟方）

【组成】莲须10克，桑椹子12克，女贞子12克，旱莲草12克，山药30克，龟板（先煎）30克，牛膝15克。

【功效】滋肾养肝。

【主治】高血压病之肝肾阴虚型。

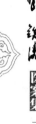

肝肾双补汤（自拟方）

【组成】桑寄生30克，何首乌24克，川芎9克，淫羊藿9克，玉米须30克，杜仲9克，磁石（先煎）30克，生龙骨（先煎）30克。

【功效】补肝肾潜阳。

【主治】高血压病之阴阳两虚型。

赭决九味汤（六君子汤加味）

【组成】黄芪30克，党参15克，陈皮3克，法半夏10克，茯苓15克，代赭石（先煎）30克，草决明30克，白术15克，甘草3克。

【功效】益气祛痰。

【主治】高血压病之气虚痰浊型。

羚羊角骨汤（自拟方）

【组成】羚羊角骨25克，钩藤15克，白芍12克，地龙12克，石决明30克，天竺黄10克，杜仲12克，牛膝15克。

【功效】平肝熄风。

【主治】中风病中腑之肝阳亢盛型。

秦艽牵正汤（牵正散加味）

【组成】秦艽18克，川芎10克，当归10克，白芍15克，生地20克，茯苓15克，白附子10克，僵蚕10克，全蝎10克，羌活10克，防风6克，白术12克。

【功效】养血祛风通络。

【主治】中风病中经络之风痰阻络型。

钩藤饮加减（天麻钩藤饮加减）

【组成】钩藤12克，牡蛎30克，牛膝15克，天竺黄12克，全蝎10克，石决明30克，天麻10克，何首乌20克，杜仲12克。

【功效】滋阴平肝潜阳。

【主治】中风病中经络之阴亏阳亢型。

治偏瘫截瘫方（补阳还五汤加味）

【组成】黄芪120～240克，赤芍15克，归尾10克，川芎10克，桃仁10克，红花5克，地龙10克，丹参24克，水蛭10克。

【功效】益气活血。

【主治】卒中后遗症，外伤性截瘫。

治股动脉硬化方（效法王清任之《医林改错》）

【组成】黄芪30克，太子参30克，丹参15克，赤芍12克，归尾6克，牛膝15克，威灵仙9克，桃仁9克，红花6克，土鳖虫6克。

【功效】益气活血，祛瘀通脉。

【主治】股动脉硬化症。

治神经官能症方（甘麦大枣汤）

【组成】甘草10克，大枣5枚，面粉1汤匙（冲熟服）。

【功效】养心安神，甘缓和中。

【主治】神经官能症，失眠。

慢肝六味饮（四君子汤加味）

【组成】党参或太子参15～30克，云茯苓15克，白术12～15克，甘草5克，川萆薢10克，黄皮树叶（或珍珠草）15～30克。

【功效】健脾补气，扶土抑木。

【主治】慢性肝炎。

软肝煎（四君子汤加味）

【组成】太子参30克，白术15克，茯苓15克，川萆薢10克，楮实子12克，菟丝子12克，鳖甲（先煎）30克，土鳖虫（研末冲服）3克，丹参18克，甘草6克。

【功效】健脾护肝补肾，活血化癥软坚。

【主治】早期肝硬化。

甘草甘遂煎（民间验方）

【组成】甘草、甘遂等量。用等量之甘草煎浓汁浸泡已打碎之甘遂，共泡3天3夜，去甘草汁，将甘遂晒干为细末，每服1～2克，用肠溶胶囊装吞，于清晨用米粥送服。

【功效】攻逐泻水。

【主治】肝硬化腹水。

治低白蛋白症方（自拟方）

【组成】山药30克，薏苡仁15克，鳖或龟约500克许。

【用法】煲汤或炖服。每周1～2次。

【功效】健脾填精。

【主治】低白蛋白症或A/G比值倒置者。肝硬化腹水。

肝吸虫一方（四君子汤加味）

【组成】党参（或太子参）12克，茯苓12克，白术10克，扁豆12克，山药15克，郁金10克，枣子槟榔（切）25克，使君子10克，甘草5克。

【功效】健脾驱虫疏肝。

【主治】肝吸虫病。

肝吸虫二方（自拟方）

【组成】郁金10克，苦楝根白皮15克，榧子肉25克，枣子槟榔（切）25克。

【功效】健脾驱虫疏肝。

【主治】肝吸虫病。

治肝癌方（四君子汤加味）

【组成】太子参30克，白术15克，茯苓15克，楮实子12克，菟丝子12克，丹参18克，土鳖虫6克，鳖甲30克，三棱10克，莪术10克，白花蛇舌草30克，半枝莲30克，药汁送服六神丸，每次15粒。

【功效】健脾护肝，软坚消癥，活血抗癌

【主治】肝癌

胆蛔汤（自拟方）

【组成】乌梅10克，槟榔12克，使君子（打）12克，榧子（炒）15克，苦楝根白皮15克，郁金12克。

【功效】驱虫，安蛔，止痛。

【主治】胆道蛔虫，肠道蛔虫，亦可治蛔虫性肠梗阻。

治胆囊炎与胆石症方（自拟方）

【组成】柴胡10克，太子参15克，金钱草30克，郁金12克，白芍15克，蒲黄6克，五灵脂6克，甘草3克。

【功效】疏肝利胆排石，健脾活血。

【主治】胆囊炎，胆石症。

治萎缩性胃炎的基本方（自拟方）

【组成】太子参30克，茯苓12克，山药12克，石斛12克，小环钗9克，麦芽30克，甘草5克，丹参12克，鳖甲30克（先煎），甘草5克。

【功效】健脾养胃，益阴活络。

【主治】萎缩性胃炎，慢性浅表性胃炎。

治胃、十二指肠溃疡方（四君子汤合左金丸加味）

【组成】党参18克，白术12克，茯苓15克，柴胡9克，佛手片5克，乌贼骨（或煅瓦楞子）15克，甘草5克。

【功效】健脾益气，舒肝和胃。

【主治】胃、十二指肠溃疡，慢性胃炎，胃肠神经官能症。

治上消化道出血方（自拟方）

【组成】阿胶10克（烊化），三七末（炒黄）3～5克（冲服）。

【功效】养血止血。

【主治】上消化道出血。

治吐血咯血方（自拟方）

【组成】用5岁以下之健康男孩之中段尿，送服止血散（血余炭、煅花蕊石、白及末、炒三七末，等分共为极细末）1~3克。

【功效】引火归原，血归其位。

【主治】肺病大咯血或胃病大吐血。

治胆汁反流性胃炎方（四君子汤加味）

【组成】吴茱萸1~3克，川连3~5克，太子参30克，白术15克，茯苓15克，甘草5克，威灵仙15克，桔梗10克，枳壳5克。

【功效】健脾疏肝，降逆止呕。

【主治】胆汁反流性胃炎，反流性食管炎、胃溃疡、胃窦炎。

治食管贲门失弛缓症方（四君子汤加味）

【组成】太子参30克，白术15克，茯苓15克，甘草5克，白芍15克，台乌12克，威灵仙15克。

【功效】健脾益气，缓急进食。

【主治】食管贲门失弛缓症。

治慢性结肠炎方（四君子汤加四逆汤加减）

【组成】木香（后下）5克，川连5克，柴胡10克，白芍15克，枳壳6克，甘草5克，太子参30克，白术15克，茯苓15克。

【功效】健脾舒肝，行气止痛。

【主治】慢性结肠炎。

治泄泻方（自拟方）

【组成】新鲜番石榴叶20片（15~30克）

【功效】收涩止泻。

【主治】泄泻、细菌性痢疾。

治阿米巴痢疾方（自拟方）

【组成】鸭胆子肉20粒生用。

【用法】①以滑石粉为衣，空腹吞服。②远年旧熟地30克，山药18克，白芍15克，药汁送服鸭胆子。

【功效】清热解毒，杀虫止痢。

【主治】阿米巴痢疾，噤口痢、久痢。

治肠套叠方（旋覆代赭汤）

【组成】旋覆花5克，代赭石15克（先煎），党参9克，炙甘草5克，生姜2片，大枣3枚，法半夏9克。上药慢煎，服后半小时，继用下法：用蜂蜜100毫升，加开水200毫升，待温度为37℃时，灌肠。与此同时，用梅花针叩击腹部肿块。

【功效】降逆理肠，调畅气机。

【主治】小儿肠套叠。

慢性肾炎基本方（参苓白术散加味）

【组成】党参15克，白术12克，茯苓皮25克，甘草4克，山药12克，薏苡仁15克，黄芪20克，牛膝12克，猪苓15克，桂枝12克（或肉桂1.5克焗）。

【功效】健脾化湿，利水。

【主治】慢性肾炎脾虚湿阻型。

治泌尿系感染方（自拟方）

【组成】珍珠草（鲜用）30克，小叶凤尾草（鲜用）30克。

【功效】清热利尿。

【主治】急性泌尿系感染。

珍凤汤（四君子汤加味）

【组成】太子参15克，白术12克，茯苓12克，小甘草5克，百部9克，桑寄生18克，珍珠草15克，小叶凤尾草15克。

【功效】清热利尿，健脾利湿。

【主治】泌尿系感染、慢性肾盂肾炎。

邓氏通淋汤（导赤散加减）

【组成】金钱草30克，生地15克，广木香5克，鸡内金10克，海金砂3克（冲服；或琥珀末、砂牛末，交替使用），小甘草3克，木通9克。

【功效】利水通淋，化石排石。

【主治】泌尿系结石。

治血尿方（自拟方）

【组成】三叶人字草30克。

【功效】止血，利尿。

【主治】血尿。

治尿毒症方（真武汤加味）

【组成】熟附子10克，肉桂心2克（焗服）（或桂枝10克），白芍15克，茯苓15克，白术15克，生姜10克，猪苓30克，茯苓皮30克，益母草30克。

【功效】温阳利水。

【主治】尿毒症。

灌肠方（自拟方）

【组成】大黄30克，槐花30克，崩大碗30克，苏叶10克，益母草30克。煎至200毫升，紫金锭3片，熔化，保留灌肠。

【功效】清热解毒。

【主治】尿毒症，昏迷，脓毒血症。

附录　邓铁涛教授临证常用经验方

消尿蛋白饮（自拟方）

【组成】黄芪30克，龟板30克（先煎），山药15克，薏苡仁15克，玉米须30克。

【功效】健脾固肾，利湿化浊。

【主治】蛋白尿。

治乳糜尿方（四君子汤加味）

【组成】太子参15克，白术15克，茯苓15克，甘草6克，川草薢30克，百部12克，台乌15克，广木香3克（后下），丹参15克，珍珠草15克，桑寄生30克，石菖蒲10克。

【功效】健脾祛湿。

【主治】乳糜尿。

治前列腺肥大方（自拟方）

【组成】黄芪30克，荔枝核10克，橘核10克，王不留行12克，滑石20克，木通10克，茯苓15克，炒山甲15克，甘草5克，两头尖10克，玉米须30克。

【功效】益气行气，通利水道。

【主治】前列腺肥大。

治睾丸炎方（大黄附子汤加味）

【组成】生大黄10克，熟附子10克，黄皮核10克，荔枝核10克，柑核10克，芒果核10克，橘核10克，王不留行15克。

【功效】寒温并用，行气止痛。

【主治】慢性睾丸炎，附睾炎，睾丸痛。

降气化痰汤（自拟方）

【组成】百部10克，紫菀10克，橘络10克，浮海石10克，冬瓜仁10

克，北杏10克，五爪龙20克，苏子10克，莱菔子10克，甘草5克。

【功效】降气化痰，宣肺止咳。

【主治】咳嗽。

邓氏咳嗽方（自拟方）

【组成】金银花15克，桑叶10克，连翘10克，玄参10克，百部10克，冬瓜仁6克，苇茎30克，千层纸10克，仙鹤草15克，芒果核30克，薏苡仁30克，甘草5克。

【功效】清肺止咳、除痰化湿。

【主治】上呼吸道感染（上炎）、下呼吸道感染（支气管炎、肺部感染）证属内热（包括湿热）者。

治肺气肿方（四君子汤合三子养亲汤加减）

【组成】五爪龙30克，太子参30克，白术15克，云茯苓15克，甘草5克，苏子10克，莱菔子10克，白芥子10克，鹅管石30克。

【功效】培土生金，降气除痰。

【主治】肺气肿，哮喘之缓解期，慢性支气管炎。

支扩方（百合片）

【组成】百合30克，百部15克，海蛤壳30克，白芨30克。

【功效】固肺敛肺，止咳止血。

【主治】支气管扩张症，肺结核，百日咳，久咳，咳唾痰血。

治肺结核方（十全育真汤加减）

【组成】党参15克，黄芪15克，山药15克，知母15克，玄参15克，生龙骨15克，生牡蛎15克，丹参9克，三棱10克，莪术10克。

【功效】补气养阴，活血化瘀。

【主治】肺结核。

金福安汤（自拟方）

【组成】生南星（先煎1小时）15克，生半夏（先煎1小时）15克，太子参30克，苇茎30克，生薏苡仁30克，桃仁10克，浙贝母15克，守宫6克，山慈姑10克，丹参15克。

【功效】化痰祛瘀，散结抗癌。

【主治】肺癌。

预防甲流基本方（自拟方）

【组成】桑叶10克，菊花10克，金银花10克，连翘10克，葛根20克，大青叶15克，淡竹叶10克，芦根15克，薏苡仁15克，甘草5克。

【功效】疏风清热，清轻宣透，化湿解肌。

【主治】预防甲型流感。

治地中海贫血方（八珍汤加味）

【组成】一方：吉林参6克，鹿茸片3克，炖服。

二方：党参18克，白术12克，茯苓15克，炙甘草6克，归头12克，熟地24克，川芎10克，花生衣10克，白芍12克，淫羊藿6克，补骨脂10克，枸杞子10克。

【功效】大补气血。

【主治】地中海贫血、再生障碍性贫血。

治血小板减少症方（补中益气汤加味）

【组成】黄芪15克，党参15克，白术12克，柴胡9克，升麻5克，陈皮3克，炙甘草5克，黄精12克，仙鹤草30克，何首乌15克。

【功效】益气养血。

【主治】血小板减少症。

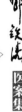

治糖尿病方（六味地黄汤加味）

【组成】熟地12克，生地12克，山药60～90克，黄芪30～60克，山萸肉15克，泽泻10克，云茯苓15克，丹皮10克，玉米须30克，仙鹤草30克。

【功效】益气养阴，降糖止渴。

【主治】糖尿病。

加味消瘰丸（生脉散合消瘰丸加减）

【组成】太子参30克，麦冬10克，五味子6克，浙贝母10克，玄参15克，生牡蛎30克，白芍15克，山慈姑10克，甘草5克。

【功效】益气养阴，化痰散结。

【主治】弥漫性甲状腺肿伴甲亢。

甲状腺机能减退症甲乙方（补中益气汤加味）

【组成】甲方：黄芪30克，党参18克，白术24克，当归12克，炙甘草6克，柴胡6克，升麻6克，巴戟9克，枸杞子9克，陈皮3克。

乙方：黄芪18克，茯苓30克，白术24克，何首乌24克，泽泻9克，桂枝9克，山药9克，淫羊藿9克，菟丝子12克。

【功效】固冲任，调气血，扶脾温肾。

【主治】甲状腺机能减退症。

治急性阑尾炎方（大黄牡丹皮汤加味）

【组成】生大黄9～15克（后下），蒲公英15克，冬瓜仁30克，桃仁9～12克，丹皮9克，皂角刺12克，芒硝6～9克（冲服）。

【功效】清热泻下。

【主治】急性阑尾炎；阑尾脓肿（药物组成中去芒硝）。

治慢性阑尾炎方（大黄牡丹皮汤）

【组成】生大黄9克，丹皮9克，冬瓜仁30克，桃仁9克，芒硝6克。

【功效】清热泻下。

【主治】慢性阑尾炎。

治癫痫方（自拟方）

【组成】荆芥8克，全蝎10克，僵蚕10克，浙贝母10克，橘络10克，白芍15克，甘草6克，茯苓15克，白术12克，丹参15克，黄芪15克，蜈蚣2条。

【功效】益气祛痰，镇痫安神。

【主治】癫痫。

治眩晕方（加减防眩汤）

【组成】黄芪24克，党参15克，茯苓12克，白术12克，川芎9克，天麻9克，枸杞子9克，钩藤12克，白芍9克，生地12克，甘草3克。

【功效】益气养阴，熄风定眩。

【主治】前庭神经炎性眩晕症。

头痛方（选奇汤加味）

【组成】防风9克，羌活9克，黄芩9克，甘草6克，白芍12克，白蒺藜12克，菊花9克。

【功效】祛风，清热，止痛。

【主治】头痛，偏头痛，眉棱骨痛，三叉神经痛。

治风湿性关节炎方（自拟方）

【组成】：豨莶草15克，老桑枝30克，宣木瓜12克，晚蚕沙10克，威灵仙15克，赤芍15克，甘草5克，宽筋藤24克，络石藤24克，金银花藤24克。

【功效】祛风清热，通络止痛。

【主治】热痹，风湿性关节炎。

肢节疼痛外洗方（家传方）

【组成】海桐皮12克，细辛3克，祈艾12克，荆芥9克，吴茱萸15克，红花9克，桂枝9克，川断9克，归尾6克，羌活9克，防风9克，生川乌12克，生姜12克，生葱连须5条。煎水加米酒30克，米醋30克，热洗患处。

【功效】祛风活血，通络止痛。

【主治】肢节疼痛，风寒湿痹，瘀痹。

治腰腿痛方（自拟方）

【组成】当归15克，丹参15克，乳香5克，没药5克，生地25克，赤芍15克，白芍15克，甘草5克。

【功效】活血化瘀，通络止痛。

【主治】腰腿痛，坐骨神经痛。

治血痹方（黄芪桂枝五物汤加味）

【组成】桂枝10克，生姜3片，大枣3枚，白芍15克，黄芪30克，甘草5克。

【功效】温通血脉，调和营卫。

【主治】血痹。

生发方（六味地黄汤加味）

【组成】何首乌30克，黑豆30克，大枣4枚，甘草5克，黄精15克，熟地黄24克，桑椹子12克，五爪龙30克，鸡血藤24克。

【功效】滋肾养肝、养血生发。

【主治】斑秃，脱发，白发等。

治慢性咽喉炎方（自拟方）

【组成】五爪龙30克，玄参15克，千层纸6克，桔梗10克，乌梅6克，甘草6克。（如无五爪龙，可用太子参15克代）

【功效】益气养阴，利咽止痛。

【主治】慢性咽喉炎。

治过敏性鼻炎方（自拟方）

【组成】五爪龙30克，木贼12克，菊花10克，玄参15克，白芍15克，白蒺藜12克，桔梗10克，甘草6克，辛夷花10克，太子参15克，大枣4枚。（如无五爪龙，可用黄芪15克代）

【功效】益气固表，疏风通窍。

【主治】过敏性鼻炎。

治牙痛方（自拟方）

【组成】旱莲草15克，侧柏叶15克，细辛6克，海桐皮30克。

【功效】滋阴降火，消肿止痛。

【主治】牙龈肿痛，牙痛，牙周炎。

治子宫肌瘤方（桂枝茯苓丸加味）

【组成】桂枝12克，茯苓12克，赤芍12克，桃仁10克，丹皮12克，三棱10克，莪术10克，炒山甲12克。

【功效】活血化瘀，削坚散结。

【主治】子宫肌瘤。

宫肌瘤丸（桂枝茯苓丸加味）

【组成】桂枝、茯苓、赤芍、桃仁、丹皮、蒲黄、五灵脂，各等份为末，炼蜜为丸，每丸6克，每晚服3丸。

【功效】活血化瘀，削坚散结。

【主治】子宫肌瘤。

治子宫脱垂方（补中益气汤加味）

【组成】黄芪30克，党参18克，白术15克，柴胡10克，升麻10克，当归10克，枳实5克，何首乌30克，甘草5克。

【功效】补气固脱。

【主治】子宫脱垂。

治闭经方（四乌贼骨一藘茹丸加味）

【组成】晚蚕沙10克，王不留行15克，益母草30克，牛膝15克，海螵蛸18克，茜草根15克。

【功效】行血通经。

【主治】闭经，月经愆期未至，月经不调。

治血崩方（自拟方）

【组成】血余炭3～9克（冲服）。

【功效】收敛止血。

【主治】妇女崩漏。

治难产方（开骨散加味）

【组成】当归30克，川芎15克，龟板25克，血余炭9克，黄芪120克。

【功效】补气行气，养血活血。

【主治】难产。

治不孕方（少腹逐瘀汤加减）

【组成】小茴香1克，炒干姜2克，延胡6克，没药6克，当归10克，川芎10克，赤芍12克，蒲黄6克，五灵脂6克，肉桂心3克（后下），生地18克。

【功效】活血调经。

【主治】不孕，月经不调，痛经，慢性盆腔炎，少腹肿块（良性肿瘤）。

治遗精方（桂枝甘草龙骨牡蛎汤加味）

【组成】桂枝15克，白芍15克，生姜3片，大枣4枚，生龙骨30克（先煎），生牡蛎30克（先煎），黄芪30克。

【功效】交通心肾，水火交泰。

【主治】遗精，阳痿，早泄，性功能低下。

治外痔方（自拟方）

【组成】榕树须60~100克，苏木20~30克。煎水熏洗患处。

【功效】活血，软坚，消肿。

【主治】外痔。

治肛裂方（自拟方）

【组成】煅炉甘石研末3份，珍珠层粉1份和匀，凡士林适量，调搽。

【功效】收敛生肌。

【主治】肛裂。

治烧伤方（自拟方）

【组成】熊胆1.5克，砂糖30克，温开水冲服。

【主治】烧伤。

治皲裂方（自拟方）

【组成】猪肤（鲜用）60克，百合30克，黄芪15克，山药15克。

【功效】益气润肺，生肌养皮。

【主治】手足皲裂。

治痤疮外洗方（自拟方）

【组成】大青叶30克，野菊花30克，金银花15克，苦瓜干15克，冬瓜皮60克，绿豆30克，煎水外洗患处。

【功效】清热解毒。

【主治】痤疮。

治神经性耳聋方（温胆汤加减）

【组成】竹茹10克，枳壳6克，橘红6克，茯苓15克，法半夏10克，甘草6克，黄芪30克，泽泻10克，地龙12克，丹参24克，何首乌20克，桔梗10克。

【功效】益气祛痰。

【主治】神经性耳聋。

附录　邓铁涛教授临证常用经验方

国医大师邓铁涛学术传承研究系列·代跋

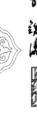

2017年中秋节后，时年101岁的国医大师邓铁涛教授服从组织安排入院调养。

记得邓老102岁、103岁生日祝寿会都在广州中医药大学第一附属医院心血管病区进行。103岁生日那天晚上邓老幽默地说："我又迈进104岁人生旅途。"

邓老次子邓中光（广东省名中医）与邓中光妻子陈安琳（邓老秘书）、大儿媳黄燕莊护士长一起照料邓老生活起居、日常饮食，安排陪同前来探望邓老的各级领导、学者与弟子门生。邓中光理解医护人员责任重大、工作艰辛，多次安抚说："你们不要压力太大，顺其自然。"

邓老2018年下半年反复对我说过几句话。一是"置生死于度外"，源于他对中医坚定的信仰，他说中国共产党五代领导人都支持中医，这些大的问题都解决了，生死对于我又算得了什么呢？二是"问心无愧方乃真君子"，君子坦荡荡，邓老为党和人民中医学事业奋斗终生，仰不愧于天，俯对得起地，其中培育中医英才无数。三是"为人民服务"，邓老常说"恫瘝在抱"，把患者的疾苦像自己的病痛一样放在心上，这就需要"为人民服务"的思想境界。大师之言，铭记于心。

邓老乃中医之泰斗，2019年1月10日安然长逝。高山仰止，景行行止，虽不能至，然心向往之。吾辈学生弟子，虽然不能达到像邓老那样至高至上的思想境界，但内心仍然努力向往，薪火相传，生生不已。

以上是一年前对《中国中医药报》记者采访追思邓老回忆。时光荏苒又一载，睹物思人音容在。在邓老逝世一周年纪念日之际，虽然带着淡淡忧伤，但更坚定了实践"铁涛理想"信念。本项目出版并仍然署名邓铁涛著，是我们对敬爱老师培养教育之恩的怀念。元代砚坚《东垣老人传》记述："临终，平日所著书检勘卷帙，以类相从，列于几前，嘱谦父（注：罗天益）曰：此书付汝，非为李明之（注：李杲，字明之，晚年号东垣老人）、罗谦父，盖为天下后世，慎勿湮没，推而行之。"东垣逝世后，罗天益整理出版老师李东垣《兰室秘藏》《医学发明》《活法机要》《东垣先生试效方》。"君所期者可知矣"，学生罗天益明白老师东垣老人临终所托；"君之学，知所托矣"，李东垣的学术，可知的确是找到了可以依托传承的人。

中医学术优秀的文化传承体系，正是通过无数个像砚坚、李东垣、罗天益事例及著述中形成的。"铁涛理想"传承东垣老人传内涵，成为当代中医优秀传承体系内容之一，是我们文化自信、理论自信、制度自信、道路自信的思想源泉及行为准则与前行指南，其与当前党和国家提倡"传承发展中医药事业"的目标方向是一致的。在邓老逝世一周年纪念日的今天，一批践行"铁涛理想"的人已经从各个不同的方位角度进行工作，如广东科技出版社继出版《国医大师邓铁涛师承团队学术精华》后，今又出版《邓铁涛医论集》《邓铁涛医话集》《邓铁涛医案集》，新南方朱拉伊校友资助，是为典范。

刘小斌